Peter O. Oberender
Rainer Schommer
Patrick Da-Cruz
(Herausgeber)

Zukunftsorientiertes Management in der Medizinprodukteindustrie

Verlag P.C.O. Bayreuth

Bibliografische Information Der Deutschen Bibliothek

Die Deutsche Bibliothek verzeichnet diese Publikation in der Deutschen Nationalbibliografie; detaillierte bibliografische Daten sind im Internet über http://dnb.ddb.de abrufbar.

Peter O. Oberender, Rainer Schommer, Patrick Da-Cruz (Hrsg.):
Zukunftsorientiertes Management in der Medizinprodukteindustrie /
Peter O. Oberender et al. – Bayreuth : Verl. PCO, 2004
   (Schriften zum Gesundheitsmanagement; Bd. 2)
   2004
   ISBN 3-936299-33-1

Schriften zum Gesundheitsmanagement, Band 2

Herausgeber: Oberender & Partner
                 Unternehmensberatung im Gesundheitswesen
                 Bayreuth

ISBN 3-936299-33-1

Produktion: Verlag P.C.O.
Umschlaggestaltung: Pocino Pocobo
Druck und Bindung: Rosch-Buch, Scheßlitz

Printed in Germany

Zum Geleit

Die Medizinprodukteindustrie ist ein weltweiter Wachstumsmarkt. Der medizinisch-technische Fortschritt, die demographische Entwicklung mit immer mehr älteren Menschen und der erweiterte Gesundheitsbegriff werden dafür sorgen, dass der Bedarf an Gesundheitsleistungen weiter steigen wird.

Globale Einordnung des deutschen Medizinproduktemarktes

Der Weltmarkt für Medizintechnologien betrug im Jahr 2002 rund 170 Mrd. Euro. Das durchschnittliche Wachstum des Weltmarktes für Medizinprodukte betrug 7 %. Deutschland ist mit einem Inlandsmarkt (Ausgaben für Medizinprodukte aller Ausgabenträger) von rund 19 Mrd. Euro nach den USA und Japan der drittgrößte Markt für Medizinprodukte der Welt und mit Abstand der größte und wichtigste Markt Europas. Der deutsche Markt ist doppelt so groß wie Frankreich, drei Mal so groß wie Italien und vier Mal so groß wie Großbritannien.

Von den 19 Mrd. Euro entfallen 12 Mrd. Euro auf den ambulanten Bereich (Hilfsmittel, sonstiger medizinischer Bedarf) und 7 Mrd. Euro auf den stationären Bereich (Sachkosten im Krankenhausbereich). Die Hersteller von Medizinprodukten beschäftigen in Deutschland rund 108.000 Menschen.

Bedeutung von Medizinprodukten im deutschen Gesundheitswesen

Medizintechnologien sind unentbehrlich für die Gesundheit und die Lebensqualität der Menschen. Sie retten Leben. Sie helfen heilen. Sie sorgen dafür, dass Millionen von Patienten in Deutschland ihre Vitalität und Mobilität zurückgewinnen. Medizintechnologien spielen eine wichtige Rolle in allen Bereichen des Gesundheitswesens: in der Prävention, der Diagnostik, der Therapie und der Rehabilitation (Reha). Sie begleiten uns durch alle Lebensphasen und helfen bei den unterschiedlichsten Krankheitsbildern. Vom Pflaster bis zum Herzschrittmacher. Von der Spritze bis zum Navigationssystem für das Einsetzen eines Hüftimplantats.

Medizinprodukte leisten einen wichtigen Beitrag zum Fortschritt im Gesundheitswesen. Der Bereich unterliegt sowohl einem hohen Innovationsniveau als auch starkem
Wettbewerb.

Es gibt kaum eine innovativere Branche: Mehr als die Hälfte des Umsatzes erzielen
die Unternehmen der Medizintechnologie mit Produkten, die nicht älter als zwei Jahre sind! Durchschnittlich werden rund 7 % des Umsatzes in F&E investiert. Der Forschungsstandort Deutschland spielt damit eine besonders wichtige Rolle. Aufgrund
steigender Investitionskosten, kürzer werdender Produktlebenszyklen und der z. T.
langen Dauer bis zur Markteinführung bzw. Erstattungsfähigkeit, ist aber auch das
Forschungsrisiko gestiegen.

Innovationshemmnisse und -bremsen

Deutschland braucht innovationsfreundliche Rahmenbedingungen, damit neue Behandlungsmethoden und Produkte entwickelt werden können. Innovationen in der
Medizintechnologie müssen stärker gefördert und schneller in die Leistungskataloge
der Krankenkassen aufgenommen werden. Ziel muss es sein, Innovationen der Medizintechnologie allen Patienten, die sie benötigen, ohne Verzögerung zur Verfügung
zu stellen.

Dieses notwendige innovationsfreundliche Klima haben wir heute in Deutschland
nicht. Die einnahmenorientierte Ausgabenpolitik ist der größte Bremsklotz. Budgetie-
rungen sind innovationshemmend und bergen die Gefahr der Rationierung. Im System selbst sind weitere Innovationsbremsen eingebaut.

- Das neue Fallpauschalensystem im Krankenhaus, das 2004 obligatorisch eingeführt wurde und 2008 „scharf" geschaltet werden soll, birgt die Gefahr, Innovationen zu hemmen bzw. erheblich zu verzögern. Nach dem derzeitigen
  Stand dauert es rund vier Jahre, bis ein neues Verfahren der Medizintechnologie mit einer eigenen Fallpauschale im System abgebildet werden kann. Wir
  benötigen deshalb flexible Lösungen für die Einführung von Innovationen im
  Krankenhausbereich. Hier sind v. a. die Universitätskliniken bzw. die Kliniken

der Maximalversorgung zu nennen, die in der Vergangenheit stets die „Treiber" von Innovationen waren.

- Eine weitere Innovationsbremse sind die Technologiebewertungsverfahren
  nach dem bisher praktizierten Muster. Es geht also um das Thema - „Health
  Technology Assessment" (HTA). Technologiebewertung ist aus Sicht der Industrie richtig und wichtig. Was wir benötigen sind eindeutige, aber auch
  sachgerechte Vorgaben, was man wie bewerten will. Wir brauchen Transparenz, keine Diskussion hinter verschlossenen Türen. Bei den Beratungen des
  Gemeinsamen Bundesausschusses zu neuen Verfahren der Medizintechnologie, fordert die Medizinprodukteindustrie, eine Antrags-, Mitwirkungs- und
  Einspruchsmöglichkeit.

- Große Sorge bereitet der Industrie beim Thema Sponsoring im Gesundheitswesen das restriktive Vorgehen der Staatsanwälte bei der notwendigen und
  politisch gewünschten Zusammenarbeit von Industrie, Krankenhäusern und
  Ärzten. Dies hat bereits zu einem Rückzug der Industrie aus der Drittmittelför-
  derung und der Unterstützung von Fortbildungsveranstaltungen geführt. Das
  schadet dem Forschungsstandort Deutschland insgesamt. Das Gesundheitswesen ist auf die Zuwendungen der Industrie angewiesen. Teilweise 30 bis
  40 % des Forschungsetats einer Universität stammen aus Drittmitteln der Industrie. Die medizinische und medizintechnische Forschung läuft Gefahr, zu-
  sammenzubrechen, wenn die Drittmittel nicht mehr eingeworben werden können. Das Problem ist die Abgrenzung des zulässigen Sponsorings zu unzu-
  lässiger Korruption im Einzelfall. Hier ist der Gesetzgeber gefordert, eine kla-
  rere Linie als bislang zu ziehen.

Massiver Preis- und Margendruck/Konzentrationsprozesse

Die Gewinnsituation der Unternehmen bleibt stark angespannt. Zwar zeigt die Ab-
satzentwicklung ein erfreuliches Bild durch die steigenden Fallzahlen aufgrund der
demographischen Entwicklung und der neuen medizinischen Möglichkeiten. Dagegen sinkt der Preis, v. a. durch die Budgetrestriktionen und die Bündelung von Ein-

kaufsmacht auf der Klinikseite. Außerdem steigen die Kosten durch höhere Ver-
triebsausgaben und steigende Rohstoffpreise.

Die Deckungsbeitragsrechnungen der Unternehmen werden damit zunehmend
schwieriger. In solchen Abschwungphasen stehen Unternehmenszusammenschlüs-
se auf der Tagesordnung. Diese Konzentrationsprozesse finden z. Z. in der Medizinprodukteindustrie statt und sind noch nicht abgeschlossen.

2004 ist von der Bundesregierung zum „Jahr der Technik" ausgerufen worden.
Gleichzeitig hat Deutschland eine „Innovationsoffensive" gestartet. Forschung und
Innovationen in Zukunftsbranchen sollen stärker gefördert werden. Gute Voraussetzungen für die Medizintechnologie, eine der innovativsten Branchen überhaupt? So
sollte man meinen ... die Realität sieht anders aus.

- Der Anteil der Ausgaben, für F&E am Umsatz der Unternehmen der Medizintechnologie, ist in den letzten fünf Jahren von 10 % auf 7 % gesunken.
- F&E in der Medizintechnologie finden fast kaum noch in Deutschland statt. So
  herrscht bspw. in den USA ein wesentlich innovationsfreundlicheres Klima.
- Der Trend zur Verlagerung von Produktionsstätten ins Ausland - Osteuropa
  und Asien seien exemplarisch genannt - setzt sich fort. In Deutschland ist die
  Zahl der Arbeitsplätze in der Medizintechnologie mit 108.000 Stellen erstmals
  leicht rückläufig.
- Der Preisdruck auf die Unternehmen nimmt weiter zu. Bspw. durch die DRGs
  im Krankenhaussektor oder überbürokratische Preissenkungsmechanismen
  im Hilfsmittelbereich.
- Eine sich immer weiter nach unten drehende Preisspirale hat auch Einfluss
  auf die Qualität der Patientenversorgung und den Umfang der Dienstleistungen und Bildungsangebote, die die Industrie anbietet.
- Starre sektorale Budgets, Fehlanreize im Vergütungssystem und intranspa-
  rente Technologiebewertungsverfahren führen dazu, dass Innovationen der
  Medizintechnologie kaum noch oder nur verzögert eingeführt werden.

Wir brauchen eine neue Gesundheitswirtschaft

Wenn Deutschland seinen Menschen Gutes tun und wieder Kompetenzzentrum Gesundheit für die Welt werden will, muss es viel mehr Raum für Investitionen und Innovationen geben. Wir brauchen dringend neue Lösungsansätze.

Die Gesetzliche Krankenversicherung (GKV)-Finanzierung baut im Wesentlichen auf dem Sachleistungsprinzip auf, d. h. eine Sache wird entweder übernommen oder eben nicht; Mischformen existieren hier nicht. Diese radikalen Entweder-Oder-Entscheidungen sind nicht mehr zeitgerecht und müssen überdacht werden.

Gleiches gilt für das neue DRG-System im Krankenhaus. Anderes als im bisherigen Finanzierungssystem der Pflegesätze, das einen relativ flexiblen Rahmen für die Finanzierung von Innovationen bot, sind die Möglichkeiten, Neuerungen im DRG-System sachgerecht vergüten zu können, erheblich eingeschränkt. Das liegt v. a. in der Systematik der fallpauschalierten Entgelte selbst, die nur das Leistungsspektrum und die tatsächlichen Kosten der Vergangenheit abbilden können. Aber auch die Vorgehensweise, wie Innovationen abgebildet bzw. neu ins DRG-System aufgenommen werden sollen, bedeutet für Krankenhäuser wie Industrie größte Probleme.

Unproblematisch sind solche Innovationen, die bei gleichen Kosten das Behandlungsergebnis verbessern oder bei gleichem Behandlungsergebnis die Kosten senken, da diese Innovationen aus Sicht des Krankenhauses nicht mit einem finanziellen Nachteil verbunden sind.

Problematisch sind die Innovationen, die zwar das Behandlungsergebnis verbessern, aber auch mehr Kosten verursachen als das bisherige Standardverfahren. I. d. R. trifft diese Feststellung allerdings auf fast alle Innovationen zu.

Zusätzliche Kosten bedeuten für die Krankenkassen zusätzliche Ausgaben. Woher die Mittel aber nehmen, in einem budgetierten System, bei dem die Einnahmenseite durch Stagnation gekennzeichnet ist. Kein Gesundheitssystem, auch nicht das deutsche, kann mit endlichen Mitteln unendliche Gesundheitsleistungen erbringen.

Wir brauchen daher dringend eine neue Gesundheitswirtschaft mit mehr wettbewerblichen Elementen, mehr Eigenverantwortung und einem innovationsfreundlicherem Umfeld.

Herausgeber und Autoren dieses Buches wollen Ansatzpunkte insbesondere für das Management in den Medizinprodukteunternehmen aufzeigen, wie - auch in einem zunehmend schwierigeren Marktumfeld - bestehende Chancen des Marktes zu nutzen sind. Ziel muss es sein, im Wachstumsmarkt Gesundheit auch künftig auf globaler Ebene mitzuspielen und den Zugang zu Innovationen einer breiten Kundenbasis zu ermöglichen.

Berlin, im August 2004   Joachim M. Schmitt

Vorwort der Herausgeber

Das Gesundheitswesen ist in den letzten Jahren aufgrund seiner enormen volkswirtschaftlichen Bedeutung zunehmend in den Fokus von Managementliteratur und –lehre gerückt. Insbesondere für die Sektoren Krankenhaus oder Pharma gibt es mittlerweile zahlreiche Fachbücher, Management-Magazine oder auch universitäre Lehrstühle. Aus nicht unmittelbar einsichtigen Gründen ist dies im Bereich der Medizinprodukteindustrie nicht der Fall.

Der vorliegende Band möchte einen Beitrag dazu leisten, diese Lücke in der bestehenden Managementliteratur zu schließen. Hierzu wurden renommierte Experten aus der Gesundheitswirtschaft und speziell der Medizinprodukteindustrie gewonnen, die die vielseitigen Herausforderungen dieser Branche und mögliche Ansätze zur Meisterung dieser Herausforderungen praxisorientiert vermitteln.

Der vorliegende Sammelband wurde „aus der Praxis für die Praxis" verfasst und soll für die in der Medizinprodukteindustrie Verantwortlichen Denkanstöße für die zukünftige Ausrichtung ihrer Unternehmen liefern. Des Weiteren eignet er sich auch für Quereinsteiger aus anderen Branchen, Politiker, Berater oder Vertreter von Kassen und Leistungserbringern, die sich einen Überblick über diese Branche und ihre Herausforderungen verschaffen möchten. Wir würden uns freuen, wenn wir mit dem Vorliegenden auch einen Beitrag zur Vertrauensbildung und zum Ausbau kooperativer und wettbewerblicher Strukturen im Gesundheitswesen leisten könnten.

Nachdem einleitend im *ersten Kapitel* die gesundheitspolitischen Herausforderungen und die Bedeutung der Medizinprodukteindustrie sowie deren Marktstruktur und -entwicklung dargelegt werden, befasst sich das *zweite Kapitel* des Buches mit dem Supply Chain Management. Dabei werden Fragen zum Aufbau und Management weltweiter Netzwerke in den Bereichen Produktion, F&E sowie zur Logistik und zum Einkaufsmanagement beleuchtet.

Die Bedeutung von Marketing und Vertrieb für die Medizinprodukteindustrie steht im Mittelpunkt des *dritten Kapitels*. Dabei wird zunächst auf den Patienten als neue Zielgruppe im Medizinprodukte-Marketing eingegangen. Zusätzlich werden Fragen zu aktuellen Trends im Krankenhauseinkauf sowie eine Betrachtung des strategischen Vertriebs aus Sicht der Industrie erörtert. Eine Darstellung des indischen Marktes als neues Wachstumssegment rundet diesen Abschnitt ab.

Aspekte des Innovationsmanagements stehen im Mittelpunkt des *vierten Kapitels*. Einleitend wird zunächst auf die generelle Bedeutung von Innovationen für die Medizinprodukteindustrie Bezug genommen. Darauf aufbauend wird die Problematik der Innovationsfinanzierung in DRG-Zeiten erläutert.

Das *fünfte Kapitel* beschäftigt sich mit dem Ressourcenmanagement. Dabei werden die Bedeutung von Wissensmanagement und Führungskräfteentwicklung für die Medizinprodukteindustrie herausgearbeitet.

Das Wachstumsmanagement steht im Fokus des *sechsten Kapitels*. Hier werden die Chancen, die sich durch das Eingehen von Allianzen und Akquisitionen sowie im Rahmen der integrierten Versorgung für die Medizinprodukteindustrie im Besonderen eröffnen können, dargelegt.

Die Weiterentwicklung des Gesundheitswesens wird im *siebten Kapitel* betrachtet. Hier wird zum einen Bezug auf die Entwicklung der Vergütungssysteme genommen, zum anderen mit den medizinischen Versorgungszentren eine ausgewählte neue Form der Leistungserbringung durch das GKV-Modernisierungsgesetz mit seiner Bedeutung für die Medizinprodukteindustrie vorgestellt. Beiträge über die Bedeutung klinischer Behandlungspfade runden diesen Abschnitt ab.

Der Sammelband schließt mit Ausführungen zum Medizinproduktestandort Deutschland, der sich auch weiterhin als Innovationsmotor für das Gesundheitswesen entwickeln kann.

Besonderer Dank gilt unseren Gastautoren, die trotz straffen Zeitplans mit Engagement und inhaltlicher Tiefe auf die von uns aufgeworfenen Fragestellungen eingegangen sind und wertvolle Hinweise für weitere Themenfelder gegeben haben. Ohne deren Unterstützung wäre dieses Projekt nicht möglich gewesen.

Die Herausgeber danken Frau Christine Kern, Herrn Philipp Schwegel, Herrn Thomas Hoffmann und dem Redaktionsteam des PCO Verlages.

Bayreuth, im August 2004

Peter O. Oberender   Rainer Schommer   Patrick Da-Cruz

Inhaltsverzeichnis

Abkürzungsverzeichnis

AAFP	American Academy of Family Physicians
Abs.	Absatz
AG	Aktiengesellschaft
AOP	Ambulantes Operieren
ASP	Application Service Provider
Aufl.	Auflage
Bd.	Band
BGB	Bürgerliches Gesetzbuch
bIT4health	„Bessere Informationstechnologie für bessere Gesundheit"
BMGS	Bundesministerium für Gesundheit und soziale Sicherung
bn	Billion
BPflV	Bundespflegesatzverordnung
bspw.	beispielsweise
BVMed	Bundesverband Medizintechnologie e. V.
bzgl.	bezüglich
bzw.	beziehungsweise
ca.	cirka
CIO	Chief Information Officer
CMIE	Centre for Monitoring Indian Economy
CRM	Customer Relationship Management
CSCW	Computer Supported Cooperative Work
DCF	Discounted Cash Flow
d. h.	das heißt
DICOM	Digital Imaging and Communication in Medicine
DIMDI	Deutsches Institut für Medizinische Dokumentation und Information
DKB	Krankenhaus Sachbedarfs Studie
DKG	Deutsche Krankenhausgesellschaft
DMPs	Disease Management Programs
DRG	Diagnosis Related Groups
DSL	Digital Subscriber Line

EBIT	Earnings before Interest and Taxes
EBM	Einheitlicher Bewertungsmaßstab
EDV	Elektronische Datenverarbeitung
em.	emeritierter
et al.	et alii
etc.	et cetera
ETIG	Economic Times Intelligence Group
EU	Europäische Union
e. V.	eingetragener Verein
evtl.	eventuell
f.	folgende
F&E	Forschung und Entwicklung
ff.	fortfolgende
FMCG	Fast Moving Consumer Goods
G-BA	Gemeinsamer Bundesausschuss
GbR	Gesellschaft bürgerlichen Rechts
ggf.	gegebenenfalls
ggü.	gegenüber
GKV	Gesetzliche Krankenversicherung
GmbH	Gesellschaft mit beschränkter Haftung
GMG	Gesundheitssystemmodernisierungsgesetz
GPI	Gesellschaft für Pharma-Informationssysteme mbH
grds.	grundsätzlich
GSG	Gesundheitsstrukturgesetz
GOÄ	Gebührenordnung der Ärzte
GOZ	Gebührenordnung der Zahnärzte
GWB	Gesetz gegen Wettbewerbsbeschränkung
HL-7	Health Level 7
HMO	Health Maintenance Organisation
Hrsg.	Herausgeber
HTA	Health Technology Assessment
HWG	Heilmittelwerbegesetz
i. d. R.	in der Regel

IDS	Integrated Delivery System
IGel	Individuelle Gesundheitsleistung
InEK	Institut für das Entgeltsystem im Krankenhaus
inkl.	inklusive
IT	Informationstechnologie
i. V. m.	in Verbindung mit
Jg.	Jahrgang
JV	Joint Venture
KHEntG	Krankenhausentgeltgesetz
KHG	Krankenhausfinanzierungsgesetz
KIS	Klinikinformationssystem
KMMU	kleine und mittelständische Medizinprodukteunternehmen
KV	Kassenärztliche Vereinigung
LKW	Lastkraftwagen
M&A	Merger & Acquisition
MBA	Master of Business Administration
MEMO	Memorandum
MCOs	Managed Care Organisations
MDK	Medizinischer Dienst der Krankenkassen
Mio.	Million
Mrd.	Milliarde
MSA	Medizinischer Sachbedarf in der Apotheke
MTD	Medizin-Technischer-Dialog
MVZ	Medizinische Versorgungszentren
NHS	National Health Service
NPA	National Prescription Analysis
OP	Operationssaal
OPS	Operationsschlüssel
PAC	Patienten Care Report Apotheke
PHO	Physician Hospital Organisation
Reha	Rehabilitation
ROI	Return on Investment
S.	Seite

SGB	Sozialgesetzbuch
sog.	sogenannt
St.	Sankt
TCO	Total Cost of Ownership
TIM	Total Imaging Matrix
u. a.	unter anderem
u. ä.	und ähnlich
US	United States of America
u. U.	unter Umständen
u. v. m.	und vieles mehr
UWG	Gesetz gegen unlauterer Wettbewerb
v. a.	vor allem
vgl.	vergleiche
vs.	versus
z. B.	zum Beispiel
z. T.	zum Teil
z. Z.	zur Zeit

Abbildungsverzeichnis

Tabellenverzeichnis

1. Einleitung

Peter O. Oberender, Marc Jasper

1.1 Aktuelle Herausforderungen und Konsequenzen der Gesundheitspolitik für die Medizinprodukteindustrie

Die Diskussion um eine Reform des deutschen Gesundheitssystems beherrscht seit nahezu 20 Jahren in unterschiedlicher Intensität die öffentliche Diskussion. Auch nach der Anfang 2004 in Kraft getretenen Gesundheitsreform mit dem Gesundheitssystemmodernisierungsgesetz (GMG) verstummte die öffentliche Diskussion nicht. Vielmehr wird nun schon die nächste Gesundheitsreform herbeigerufen, die - je nach den dann vorliegenden Mehrheitsverhältnissen - entweder die Einführung einer Bürgerversicherung oder einer Gesundheitsprämie vorsieht. So sehr die weitere Ausgestaltung unseres Gesundheitswesens offen erscheint, so herrscht bei allen Beteiligten Einigkeit über die Gründe, die zu steigenden Beitragssätzen und Leistungsausschlüssen führen.

Auf der Einnahmenseite besteht ein strukturelles Problem durch die Koppelung der Beiträge an die Löhne, die auf hohem Niveau stagnierende Arbeitslosigkeit und die zunehmende Zahl an Rentnern. Die Höhe der Leistungsausgaben in der gesetzlichen Krankenversicherung wird maßgeblich bestimmt durch den medizinisch-technischen Fortschritt, die demographische Entwicklung und die Erweiterung des Gesundheitsbegriffes - hin zu mehr Lebensqualität. Die sich hieraus ergebende steigende Nachfrage nach Gesundheitsleistungen ist somit Ausdruck individueller Nachfragepräferenzen. So muss der Gesundheitsmarkt als volkswirtschaftlicher Wachstumsmarkt verstanden werden (aufgrund eines positiven Netto-Beschäftigungseffekts von ca. 6.000 Beschäftigten bei einer Erhöhung der Gesundheitsausgaben um 1 Mrd. DM laut Schätzung des Sachverständigenrates für die Konzertierte Aktion im Gesundheitswesen, Sondergutachten 1996). Insbesondere vor diesem Hintergrund und unter Berücksichtigung der arbeitsmarktpolitischen Situation erscheinen eine

Politik der Kostendämpfung und das im SGB V verankerte Postulat der Beitragssatz-
stabilität mehr als nur fragwürdig.

Die Ära der Kostendämpfung hat ihre zeitliche Grenze erreicht, vielmehr ist nun eine
Politik gefragt, die sich an den künftigen Herausforderungen im Gesundheitswesen
messen lassen muss. Dabei ist insbesondere von Interesse, wer die Finanzierung
des medizinisch-technischen Fortschritts sowie der demographischen Entwicklung
übernimmt und wie diese ausgestaltet werden soll. Hier nimmt v. a. die Frage nach
Kapitalrückstellungen im Gesundheitswesen an Bedeutung zu. Werden diese im
Rahmen einer individuellen Versicherungslösung zum Einsatz kommen und nicht
unter dem Deckmantel eines GKV-Umlagesystems, so können gesellschaftspoliti-
sche Verschiebebahnhöfe vermieden und individuell faire Versicherungsverträge
kalkuliert werden. Dieser Paradigmenwechsel vom System der einkommensabhän-
gigen Beiträge und beitragsunabhängigen Leistungen hin zu einem System der ak-
tuarischen - also versicherungstechnisch fairen - Prämie stellt eine weit reichende
Reformoption für das deutsche Gesundheitswesen dar, vor deren Notwendigkeit sich
die Politiker in Zukunft bei anhaltendem Beitragssatzdruck und Effizienzmängeln
nicht mehr verwehren können. Der Wechsel zu einem solchen privaten Versiche-
rungsmarkt allein stellt für sich genommen aber noch keinen Weg zur erfolgreichen
Bewältigung der gegenwärtigen und zukünftigen unserer Herausforderungen dar.
Während die Finanzierungsfrage unseres Gesundheitswesens noch lange Gegenstand gesundheitspolitischer Debatten bleiben wird, ist eine Individualisierung und
damit auch Liberalisierung der Vertragsbeziehungen zwischen Krankenkassen und
Leistungserbringern eine kurzfristig zu bewältigende Herausforderung.

Das GKV-Modernisierungsgesetz 2004 stellt in großen Teilen eine Fortführung der
bisherigen erfolglosen Bemühungen einer Kostendämpfung dar. Jedoch gibt es auch
Ansätze, die zu einer Neugestaltung der Versorgungsstrukturen führen können. Gelten insbesondere die unsystematischen Kommunikations- und Kooperationsbezie-
hungen zwischen ambulantem und stationärem Sektor als problematisch, so können
durch die Regelungen zur integrierten Versorgung sowohl Effizienz- als auch Quali-
tätspotenziale realisiert werden. In dem die gesetzlich gebotene Form des einheitlichen und gemeinsamen Kontrahierens zu Gunsten des selektiven Kontrahierens

aufgeweicht wird, erhalten Leistungserbringer und Krankenkassen erstmalig echte Stellschrauben zur Differenzierung in einem Qualitäts- und Preiswettbewerb um die Gunst der Patienten/Versicherten.

Der Wandel zu einem zukunftsfähigen, marktwirtschaftlich ausgerichteten Gesundheitssystem käme einer radikalen ordnungspolitischen Kehrtwende gleich. Bestehende Strukturen können aufgebrochen werden, gewachsene informelle und formelle Institutionen verlieren an Bedeutung. Die politische Umsetzung dieser Kehrtwende kann sowohl ad hoc im Rahmen einer Schocktherapie oder sukzessive durch eine graduelle Therapie vollzogen werden. Beide Umsetzungsvarianten stellen hohe Anforderungen an den Veränderungswillen in unserer Gesellschaft. Angesichts der gegenwärtig vielfältigen Probleme und der zukünftigen Herausforderungen muss mit einem grundlegenden Systemwechsel schnellstmöglich begonnen werden, um eine Orientierung der Bürger an veränderte Rahmenbedingungen herbeizuführen und eine tragfähige sowie nachhaltige solidarische Gesundheitsversorgung für alle Bürger sicherzustellen.

Die volkswirtschaftlichen Herausforderungen, denen sich unser Gesundheitswesen in naher Zukunft stellen muss, sind enorm. Auch die Medizinprodukteindustrie als ein volkswirtschaftlich bedeutsamer Akteur in diesem Markt erhält angesichts sich verändernder Marktstrukturen neue Gestaltungsoptionen. Insbesondere der Globalisierungsdruck wird zunehmend auch in der bisher eher mittelständisch geprägten Medizinprodukteindustrie spürbar. So finden laut Angaben von Verbands- und Firmenvertretern immer weniger Forschungs- und Entwicklungsaktivitäten in Deutschland statt; der Trend zur Verlagerung von Produktionsstätten ins Ausland setzt sich vehement fort. Beschäftigung und der Anteil der Ausgaben für F&E am Umsatz der Unternehmen in Deutschland sind rückläufig. Dies sind Vorboten für einen stark wachsenden Handlungsdruck für das operative und strategische Management in diesem Industriezweig. In den Hochlohnländern gilt es, neue Effizienzpotenziale und Dienstleistungen als Bestandteile der Wertschöpfungskette zu definieren, für deren Mehrwert der Kunde auch künftig bereit ist zu bezahlen.

Unabhängig von den großen ordnungspolitischen Herausforderungen haben die Hersteller von Medizinprodukten bereits heute die Chance, die Veränderungen in der stationären und ambulanten Leistungserbringung mitzugestalten und neue Geschäftsmodelle/Partnerschaften zu etablieren. In der stationären Leistungserbringung z. B. vollzieht sich seit dem Jahr 2000 eine tief greifende Reform im Krankenhausbereich. Die Entscheidung, das bisherige Finanzierungssystem bestehend aus tagesgleichen Pflegesätzen sowie Fallpauschalen und Sonderentgelte nahezu vollständig auf ein Fallpauschalensystem umzustellen, wird zu großen Marktbereinigungen führen. Seit 2003 werden die Krankenhausleistungen den Kostenträgern auf Basis der G-DRG in Rechnung gestellt. Diese setzen bei den Krankenhäusern verstärkt Anreize für wirtschaftliches Verhalten. Der dadurch entstehende Kostendruck wird versucht, z. B. durch die Bildung von Kooperationsmodellen im Einkauf, an die Hersteller weiterzuleiten.

Diese Entwicklung belegt, dass eigentliche Effizienzreserven im Krankenhausbereich, freigesetzt durch Schließungen oder Privatisierungen von unrentablen Kliniken sowie interne Maßnahmen zur Prozessoptimierung, noch nicht vollzogen wurden. Der Margenverfall der letzten Jahre im deutschen Markt zeigt, dass die Medizinprodukteindustrie (ähnlich wie die Pharmaindustrie) damit zum reinen Co-Finanzier ineffizienter Leistungsstrukturen wird; diese Tendenz zur Quersubventionierung gilt es zu stoppen bzw. durch die Etablierung eines marktwirtschaftlichen Umfeldes umzukehren. Es liegt daher im eigenen Interesse der Medizinprodukteindustrie, stabile Partnerschaften und Kooperationen zu gesunden und innovativen Kliniken zu gestalten

Des Weiteren stellt sich unter G-DRG-Bedingungen auch die Frage, wie medizintechnische Innovationen in das Vergütungssystem aufgenommen werden können. In dem bei der Einführung der G-DRG nahezu vollständig auf das australische Vorbildsystem zurückgegriffen wurde, konnte keine adäquate Abbildung deutscher Verhältnisse erfolgen. Dies spiegelt sich in dem so genannten „Kompressionseffekt" wieder, bei dem die Spannweite der Relativgewichte deutlich geringer ausfällt als sie der Realität entsprechen. In dem schwere Fälle zu niedrig und leichte Fälle tendenziell zu hoch bewertet werden, können so medizintechnische Innovationen nicht adäquat über DRG vergütet werden. Die Ausgestaltung der G-DRG als „lernendes System" kann zu einer Abschwächung des „Kompressionseffektes" führen. Wie die aktuelle Diskussion um das 2. Fallpauschalenänderungsgesetz jedoch zeigt, sind die gesetzgeberischen Maßnahmen stets politischem Kalkül unterworfen und damit langwierig und nicht ausschließlich von Rationalität geprägt. Für die Übergangszeit gilt es daher aber als unerlässlich, durch die Vereinbarung krankenhausindividueller Zusatzentgelte oder durch Abschluss selektiver Verträge Innovationen in den Markt zu tragen. Andernfalls würden - wie in der Pharmaindustrie bereits beobachtbar - deutlich weniger Innovationen in Diagnostik und Therapie der Allgemeinheit zur Verfügung gestellt werden und damit eine Rationierung des medizinischen Fortschritts erfolgen.

Die aktuellen und zukünftigen Herausforderungen in der Medizinprodukteindustrie sind vielfältig. Nutzen wir die Chancen und verwenden die Energien auf die konstruktive Neugestaltung des deutschen Gesundheitswesens. Gesundheitsdienstleistungen sollten national und international weiterhin ein Aushängeschild des Standortes Deutschland und damit ein Exportschlager „MED-IN-GERMANY" sein.

Roman Ziegler, Susanne Kellner

1.2 Der medizinische Sachbedarf in deutschen Akutkrankenhäusern und in niedergelassenen Apotheken

Bedeutung des Medizinproduktemarktes

Das deutsche Gesundheitswesen befindet sich heute mehr denn je im Spannungsfeld zwischen optimaler Versorgung der Leistungsempfänger und Schonung von Ressourcen bei gegebener Mittelknappheit. Seit den 1990er Jahren hat sich eine Wettbewerbssituation für die Institutionen und Unternehmen des deutschen Gesundheitswesens von vorher nie gekanntem Maße eingestellt. Die gesundheitspolitischen Rahmenbedingungen tragen maßgeblich dazu bei, dass sich sowohl betriebswirtschaftliches als auch qualitätsorientiertes Denken etabliert.

Gesellschaftliche Einflusskriterien

Das Gesundheitswesen birgt aus ökonomischer Sicht große Potenziale und kann als boomende Branche beschrieben werden. Der Bedarf an Medizintechnik und -technologien wird anhand gesamtgesellschaftlicher Einflüsse kurz skizziert:

- Bevölkerungsstruktur und Lebenserwartung

Zwar ist Bevölkerungsprognosen des Statistischen Bundesamtes zufolge mit einem Rückgang der Einwohnerzahl im Jahr 2010 von 83,4 Mio. auf 72,4 Mio. im Jahr 2040 zu rechnen, jedoch ist gleichzeitig eine deutliche Zunahme des Anteiles alter und hochbetagter Menschen zu beobachten. Der Trend der Alterung der Gesellschaft wird also weiter fortschreiten.

•   Chronische Krankheiten und Multimorbidität

Dies ist ein weiterer Trend, der die Notwendigkeit hoch spezialisierter und intensiver
Behandlungsmethoden nach sich zieht. Mit der steigenden Lebenserwartung steigt
gleichzeitig die Zahl multimorbider Patienten. Es kommt zwangsläufig zu einer Zunahme stationärer und ambulanter Behandlungserfordernisse. Chronische Krankheiten und degenerative Erkrankungen, die zunächst harmlos beginnen und mit zunehmen-
dem Alter zu teilweise beträchtlichen Behinderungen führen, werden mehr medizinische
Betreuung erfordern.

Aus den Quellen des Statistischen Bundesamtes geht ferner hervor, dass mehr als
40 % aller Krankenhaustage auf die über 64-jährigen entfallen. Besonders kostenintensiv
sind die Erkrankungen des Kreislaufsystems mit einem Anteil von 66,2 %. Die Ausgaben
für Gesundheitsleistungen steigen verschiedenen Studien zufolge v. a. in den beiden letzten Lebensjahren.

•   Medizinisch-technologische Entwicklung

Der Anstieg der Lebenserwartung wird zu einem nicht unerheblichen Teil durch den medizinisch-technischen Fortschritt ermöglicht. Dieser Fortschritt findet durch die wachsenden Möglichkeiten der Telemedizin und der Medienpräsenz immer schneller weltweite
Verbreitung. Aufgrund des erhöhten Wettbewerbsdruckes können sich neue Methoden
auch schneller in der Praxis etablieren. V. a. im stationären Bereich werden Produktinnovationen allerdings aus Sicht der Medizintechnikunternehmen nicht adäquat und schnell
genug im künftigen Fallpauschalensystem (DRGs) abgebildet.

Neue verbesserte diagnostische Geräte, revolutionäre chirurgische Techniken, Kombinationen aus Medizintechnik und pharmazeutischen Wirkstoffen und die Möglichkeiten der
Gentechnologie sowie der Organtransplantation tragen zur Verbesserung der Lebensqualität bei. Als Folge des Fortschritts werden zunehmend Krankheiten behandlungsfähig, für
die es früher keine oder nur ineffektive Methoden gab. Allerdings ist auch absehbar, dass
nicht mehr alles (solidarisch) finanziert werden kann, was technisch möglich wäre.

Marktgröße und -entwicklung

In Deutschland arbeiteten 2002 nach Angaben des Statistischen Bundesamtes über 100.000 Menschen in und für Unternehmen, die Medizinprodukte herstellen. Insgesamt wurden 19 Mrd. Euro ausgegeben. Dabei entfielen 12 Mrd. Euro (medizinischer Sachbedarf, Hilfsmittel) auf den ambulanten Bereich und 7 Mrd. Euro (Sachkosten im Krankenhaus) auf den stationären Bereich.

Der BVMed - Bundesverband Medizintechnologie e. V. beziffert den Weltmarkt für Medizintechnologien in 2002 mit rund 170 Mrd. Euro, wobei Deutschland der drittgrößte Markt nach den USA und Japan ist.

In seinem Jahresbericht 2003/2004 gibt der BVMed an, dass die rund 200 im BVMed zusammengeschlossenen Unternehmen in 2003 mit einer Umsatzsteigerung von 3,9 % unter der Weltmarktentwicklung von ca. 7 % lagen. Im Vorjahr erzielten diese Unternehmen noch eine Entwicklung von 6,5 %. Dies ist in den einzelnen Teilbereichen unterschiedlich stark ausgeprägt (Inkontinenz- und Stomaprodukte plus 5,9 %, Einmalprodukte, Intensivmedizin, Implantate etc. plus 4,1 %, Verbandmittel plus 1,8 %, Einweg-OP-Materialien plus 2,0 %). Aktuelle Meldungen aus dem ersten Quartal 2004 zeichnen ein noch dramatischeres Bild: das Umsatzplus wird mit nur noch 2,4 % beziffert (erstes Quartal 2003 plus 3,1 %). Problematisch sieht es hier bei den BVMed-Mitgliedern v. a. in den Bereichen Verbandmittel (+ 0,4 %), Einweg-OP-Materialien (-0,4 %) sowie Inkontinenz- und Stomaprodukten (-0,5 %) aus.

Insgesamt lässt sich der Rückschluss ziehen, dass v. a. aufgrund der derzeitigen politischen Veränderungen im deutschen Gesundheitswesen (Fallpauschalen, integrierte Versorgung, Ausschreibungen, Einzelverträge mit Leistungserbringern, etc.) ein massiver Preiswettbewerb im Gange ist, wobei sich stagnierende und sogar steigende Umsätze der Unternehmen oftmals und wenn überhaupt nur über eine Mengenausweitung erklären lassen. Die „Gewinner" am Markt bieten Produkte an, die eng an die oben beschriebenen Einflusskriterien auf unser Gesundheitswesen gekoppelt sind, z. B. Stoma- und Inkontinenzprodukte i. V. m. der demographischen Entwicklung, Produkte rund um operative

Verfahren, die zur Verkürzung der Liegezeiten im Krankenhaus beitragen (z. B. minimalinvasive Chirurgie).

Medizinischer Sachbedarf in deutschen Akutkrankenhäusern

Der Markt des medizinischen Sachbedarfes in deutschen Akutkrankenhäusern wird von IMS Health GmbH & Co. OHG, Abteilung Gesellschaft für Pharma-Informationssysteme mbH (GPI) Hospital Services (ehem. GPI Krankenhausforschung mbH) anhand der GPI® Krankenhaus Sachbedarfs Studie (DKB®) erfasst. Es handelt sich dabei um eine bereits seit den 1970er Jahren quartalsweise erhobene Panelstudie. Für den deutschen Akutkrankenhausbereich untersucht sie repräsentativ den Verbrauch von Produkten des medizinischen Sachbedarfes (überwiegend Einmalbedarf).

Die GPI® DKB® beobachtet über 100.000 Artikel von über 400 Herstellern und Händlern und weist für verschiedene Zeitperioden (z. B. Quartale, Jahre) wesentliche Kennzahlen wie Umsatz, Absatz und Marktanteile bis auf die Ebene des einzelnen Artikels aus. Darüber hinaus können die durchschnittlich im Krankenhaus erzielten Durchschnittspreise pro Artikel sowie der Verbrauch nach 15 Fachrichtungen analysiert werden. Die Artikel des medizinischen Sachbedarfes werden in der hierarchisch aufgebauten GPI-Klassifikation hersteller- und händlerkonkret in 13 verschiedenen Produktgruppen erfasst.

Die 13 Produktgruppen der GPI® DKB®:

C   Endotherapiebedarf und Zubehör

D   Verbandmittel und Pflaster

E   Infusions-, Transfusions-, Injektionszubehör und Gefäßkatheter

F   Beatmung, Katheter, Sonden und Drainagen

G   Funktionsdiagnostische Geräte und Elektrophysiologie

H   Implantate

N   Wundverschlussmaterialien

P   Handschuhe

R   Kleingeräte und Instrumente für die Station

S   Bekleidung, OP-Abdecksysteme und Wäsche

T Patientenpflege- und Hygienebedarf

U Desinfektions- und Reinigungsbedarf

W Sterilisation und Sterillagerung

- Gesamtmarktvolumen 2,435 Milliarden Euro Zeitraum Juli 2003 bis Juni 2004

Der Gesamtmarkt der 13 betrachteten Produktgruppen bildet im Zeitraum Quartal I-II/2003 bis Quartal II/2004 ein Gesamtumsatzvolumen von 2,435 Milliarden Euro ab. Als Basis zur Umsatzermittlung dienen bewertete, durchschnittlich im Krankenhaus erzielte Preise pro Artikel. Betrachtet man die Verteilung über die einzelnen Produktgruppen, wird der Bereich der Implantate mit 31,6 % als führende Produktgruppe ausgewiesen gefolgt vom Produktbereich für Infusions-, Transfusions-, Injektionszubehör und Gefäßkatheter mit 21,5 % Marktanteil.

Abbildung 1: Gesamtmarkt nach Umsatz und Marktanteilen 2,435 Mrd. Euro

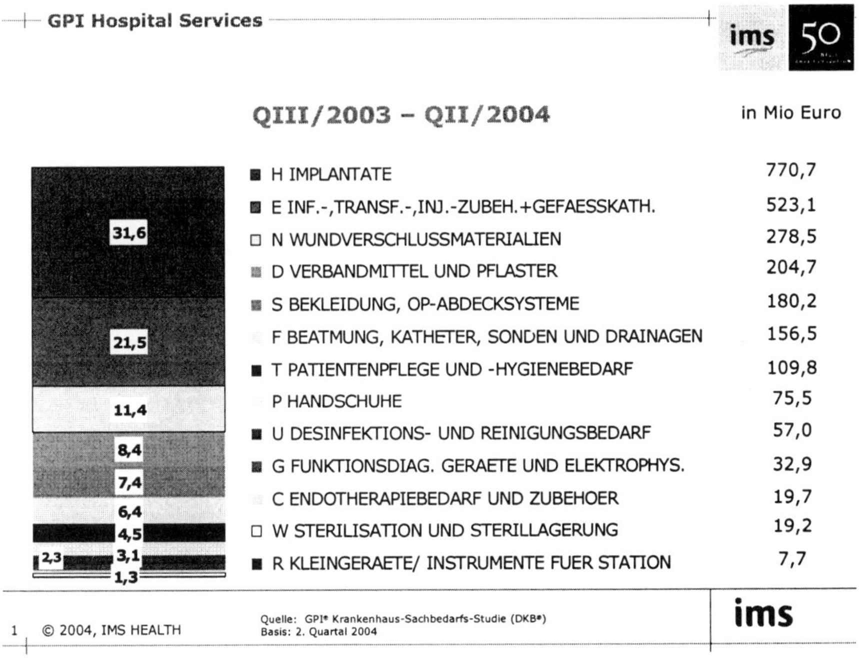
GPI Hospital Services
ims 50
QIII/2003 - QII/2004
in Mio Euro
31,6
21,5
11,4
8,4
7,4
6,4
4,5
2,3
3,1
1,3
H IMPLANTATE 770,7
E INF.-,TRANSF.-,INJ.-ZUBEH.+GEFAESSKATH. 523,1
N WUNDVERSCHLUSSMATERIALIEN 278,5
D VERBANDMITTEL UND PFLASTER 204,7
S BEKLEIDUNG, OP-ABDECKSYSTEME 180,2
F BEATMUNG, KATHETER, SONDEN UND DRAINAGEN 156,5
T PATIENTENPFLEGE UND -HYGIENEBEDARF 109,8
P HANDSCHUHE 75,5
U DESINFEKTIONS- UND REINIGUNGSBEDARF 57,0
G FUNKTIONSDIAG. GERAETE UND ELEKTROPHYS. 32,9
C ENDOTHERAPIEBEDARF UND ZUBEHOER 19,7
W STERILISATION UND STERILLAGERUNG 19,2
R KLEINGERAETE/ INSTRUMENTE FUER STATION 7,7
1 © 2004, IMS HEALTH
Quelle: GPI® Krankenhaus-Sachbedarfs-Studie (DKB®)
Basis: 2. Quartal 2004
ims

•   Die 10 führenden Hersteller vereinigen 41 % des Marktes auf sich

Betrachtet man den Gesamtmarkt der 13 Produktgruppen nach den führenden Herstellern für den Zeitraum Quartal III/2003 bis Quartal II/2004, so ergibt sich ein deutliches Bild: die führenden 10 Hersteller von Produkten des medizinischen Sachbedarfes teilten sich im Akutkrankenhausbereich, gemessen am Umsatz aller 449 geliste-
ten Hersteller, 41 % des Marktes. Die Top Ten sind: B. Braun Melsungen, Ethicon
Nahtmaterialien, Zimmer/Centerpulse, Medtronic, Tyco Healthcare, Paul Hartmann,
Boston Scientific, Guidant, Lohmann & Rauscher und Cordis. Alle Hersteller der
Ränge 51-449 zusammen erzielen mit 17,1 % Marktanteil 379,8 Millionen Euro Umsatz in diesem Zeitraum.

Abbildung 2: Führende Hersteller im Gesamtmarkt nach Umsatz und Marktanteilen:
            2,435 Mrd. Euro

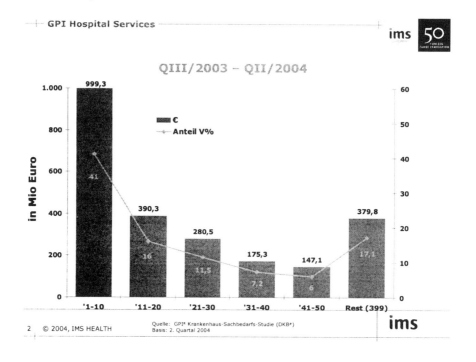

•   Analyse nach 15 Fachrichtungen

Die GPI® DKB® analysiert das Verbrauchsverhaltens deutscher Akutkrankenhäuser auch nach 15 Fachrichtungen. 66,6 % des medizinischen Sachbedarfes wird in den Fachrichtungen Chirurgie, Innere Medizin sowie Zentral-OP/Anästhesie verbraucht. Die chirurgischen Fachdisziplinen führen dabei das Feld an mit einem am Umsatz gemessenen Verbrauch von 30 %. Die Fachrichtungen Innere Medizin und Zentral-OP/Anästhesie machen einen Anteil von 21,9 % und 14,7 % des definierten Gesamtmarktes aus. Die weiteren Fachrichtungen sind Orthopädie, Diagnostik, Gynäkologie, Interdisziplinär, Pädiatrie, Urologie, Ophtalmologie, Hals-Nasen-Ohren-Heilkunde, Psychiatrie/Neurologie, Zahn-Mund-Kiefer, Dermatologie sowie Sonstige.

Abbildung 3: Gesamtmarkt nach Fachrichtungen und Marktanteilen

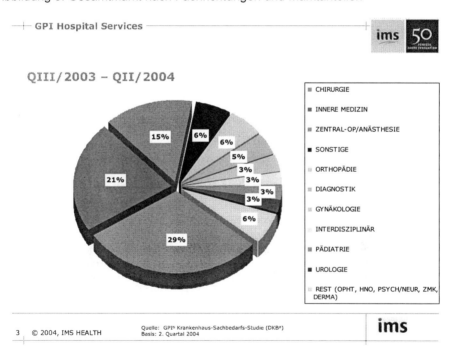

•   Trends

Im Zeitraum Quartal III/2003 bis Quartal II/2004 können in den klassischen C-Artikelmärkten, also den Bereichen mit niedrigpreisigen Produkten, welche den Markt recht homogen penetrieren, meist stagnierende oder sogar rückläufige Märkte beobachtet werden. Umsatzzuwächse sind oft nur durch Mengenausweitungen erzielt worden. Dies bekräftigen auch die Aussagen vieler Unternehmen, die über einen z. T. aggressiven und eskalierenden Preiswettbewerb am Markt klagen.

Beispielhafte Vertreter für solche Märkte sind OP-Bekleidung und -Handschuhe, die klassische trockene Wundversorgung oder auch Desinfektionsmittel. Ein z. T. deutlicher Einbruch bei den durchschnittlich erzielten Preisen kann beobachtet werden.

Aber auch Märkte, deren Dynamik eng an die demografische Entwicklung der Bevölkerung gekoppelt ist, stagnieren über die Quartale III/2003 bis Quartal II/2004. Diese Entwicklung wird sicherlich vom zunehmenden Bettenabbau bei gleichzeitigem Anstieg der Fallzahlen beeinflusst.

Der Bereich der modernen Wundversorgung, ein an sich wachsender Markt, musste Ende 2003 einen herben Umsatzeinbruch von rund 750.000 Euro vom III. auf das IV. Quartal hinnehmen. Dabei konkurriert die Vakuumtherapie zunehmend mit Produkten aus der hydroaktiven Wundversorgung (Hydrokolloide, Schaumstoffe, Alginate, Hydrogele, Kollagene).

Schließlich sei der Trend hin zu Wirkstoff beschichteten Produkten des medizinischen Sachbedarfes zu nennen. In den unterschiedlichsten Märkten findet massiv Forschungs- und Entwicklungsarbeit statt bzw. sind bereits geeignete Produkte erfolgreich im Einsatz (Gefäßkatheter, Stents, moderne Wundversorgung, urologische Katheter, etc.). Diese innovativen, aber auch höherpreisigen Produkte werden sich in der Zukunft wohl vermehrt durchsetzen, wenn es gelingt, bei gleichzeitiger Herausarbeitung von Qualitätsaspekten eine Kostenersparnis bei der Betrachtung der Gesamtprozesskosten der Patientenbehandlung nachzuweisen.

Medizinischer Sachbedarf in niedergelassenen Apotheken

Der Markt des medizinischen Sachbedarfes in niedergelassenen Apotheken Deutschlands wird von der IMS Health GmbH & Co. OHG, Abteilung Consumer Health anhand des IMS Medizinischer Sachbedarf in der Apotheke (MSA® - direkter und indirekter Einkauf in die Apotheke) und IMS® Patient Care Report Apotheke (Abverkauf aus der Apotheke) erfasst. Weiter zeigt der IMS® National Prescription Analysis (NPA) umfassende fachgruppenspezifische Analysen im nationalen Verordnungsmarkt auf Basis gesetzlicher Krankenversicherungen. Betrachtet werden dort 16 Facharztgruppen bundesweit sowie in 23 Kassenärztliche Vereinigungsgebiete segmentiert. Ein Datenpool von ca. 550 Millionen tatsächlich eingelöster GKV-Rezepte jährlich gewährt eine überdurchschnittliche Validität der Informationen. Selbst Produkte mit wenigen Verordnungen sowie Nischenprodukte werden durch IMS® NPA im Verordnungsmarkt exakt gemessen und bewertet.

Bei allen Berichten handelt es sich um repräsentativ erhobene monatliche oder quartalsweise Panelstudien des medizinischen Sachbedarfes in der Apotheke.

Der IMS MSA® beobachtet über 40.000 Artikel von beinahe 1.000 Herstellern und weist für verschiedene Zeitperioden (z. B. Monate, Quartale, Jahre) wesentliche Kennzahlen wie Umsatz - bewertet zu Grossopreisen - Absatz, Marktanteile und Veränderungsraten bis auf die Ebene des einzelnen Artikels aus. Darüber hinaus können die direkten (vom Hersteller) und indirekten (über den Pharmagroßhandel) Einkäufe der Apotheken analysiert werden. Alle Artikel sind in der hierarchisch aufgebauten MSA-Klassifikation nach der Produktpositionierung in 13 verschiedenen Produktgruppen einklassifiziert.

Die 13 Produktgruppen der MSA® -Studie:

A   Diagnostika

D   Verbandmittel und Pflaster

E   Infusions-, Transfusions-, Injektionszubehör

F   Katheter und Sonden

L   Inhalations- und Anästhesiebedarf

N   Wundverschluss-Material

P   Handschuhe

R   Diagnostische Instrumente + Therapiegeräte

S   Bekleidung und Wäsche

T   Patientenpflege- und Hygienebedarf

U   Desinfizientia und Seifen

X   Pessare

Z   Diätetika und Sondentechnik

•   Gesamtmarktvolumen 1,455 Milliarden Euro im Zeitraum Juli 2003 bis Juni 2004

Der Gesamtmarkt der 13 betrachteten Produktgruppen bildete im Zeitraum Juli 2003
bis Juni 2004 ein Gesamtumsatzvolumen von 1,455 Milliarden Euro ab, mit einer positiven wertmäßigen Entwicklung um 3,1 % und einem mengenmäßigen leichten Rückgang von 1,4 % gegenüber dem vergleichbaren Vorjahreszeitraum. Betrachtet man
die Umsatzverteilung einzelner Produktgruppen, wird der Bereich Diagnostika mit
36 % als führende Produktgruppe - hier nehmen Blutzuckertests den Hauptanteil ein -
ausgewiesen, gefolgt vom den beiden Produktbereichen Verbandmittel und Pflaster
(21,7 %) und Patientenpflege (21,3 %).

Betrachtet man die Entwicklung der führenden Produktgruppen noch detaillierter, so ergibt sich folgendes Bild:

Abbildung 4: Medizinischer Sachbedarf in Deutschland

Top-15 Warengruppen / Einkauf der Apotheken
Umsatz (Mio Euro) und Absatz (Mio Packungen) von 7/2003-6/2004 (MAT)

	PRODUKTE	Mio Euro	Mio Pack	+/-% Wert zur Vorjahresperiode	+/-% Menge zur Vorjahresperiode
	GESAMTMARKT	1.455	181	3	-1
1.	A01 DIAGNOSTIKA	518	24	6	5
2.	T03 INKONTINENZBEDARF	198	18	4	3
3.	D02 BINDEN UND VERBAENDE	92	20	-6	-10
4.	D04 SPEZIELLE WUNDAUFLAGEN	87	4	14	16
5.	D01 PFLASTER	82	29	7	-2
6.	Z02 HM DIAETETIKA FLUESSIG	45	5	-1	-3
7.	E07 PENS UND PEN-NADELN	44	2	12	11
8.	D03 VERBANDMATERIAL	42	12	-4	-6
9.	T01 STOMA-VERSORGUNG	41	1	-4	-3
10.	T02 URIN-AUFFANGSYSTEME	33	9	-1	-7
11.	F07 UROLOGISCHE KATHETER	30	8	14	0,3
12.	L02 INHALAT.GERAETE+ZUBEHOER	26	1	-2	-1
13.	R04 BLUTDRUCKMESSG.U.ZUBEH.	25	1	-17	-5
14.	R01 BLUTZUCKERMESSG.U.ZUBEH.	22	2	-2	-0,1
15.	E08 ZUB.ZU TRANSF..INF..INJ.	20	4	17	49
	Alle Ausgewählten (15)	1.305	139	4	-0,6
	Alle Übrigen (60)	150	41	-3	-4

Quelle: IMS MSA® - Medizinischer Sachbedarf in der Apotheke

1   © 2004, IMS HEALTH   ims

Die stärksten Zuwächse ergaben sich im Vorjahresvergleich bei Transfusions-/Infusions- und Injektionszubehör, bei speziellen Wundauflagen und bei Pens/Pensnadeln. Signifikante Rückgänge durch auffallende Preisentwicklungen sind dagegen bei Blutdruckmessgeräten und Zubehör zu verzeichnen. Aufschlussreich ist ein Blick in den IMS[®] Patient Care Report Apotheke, der den Abverkauf an Endverbraucher zeigt. Hier liegt eine internationale endverbraucherorientierte Klassifikation zugrunde, die z. Z. bereits in acht europäischen Ländern verfügbar ist. Der PAC (Patienten Care Report Apotheke) liefert quartalsweise Informationen zu rezeptfrei erhältlichen Hilfs- und Gesundheitsmitteln aus dem Bereich medizinischer Sachbedarf in öffentlichen Apotheken in Deutschland mit Absatz- und Umsatzinformationen, die zu effektiven Verkaufspreisen bewertet sind. Als Datenquelle dient die wöchentliche elektronische Erfassung des Apothekenwarenwirtschaftssystems von über 3.900 öffentlichen Panelapotheken (Stichprobe). Die Hochrechnung des größten A-pothekenpanels in Deutschland erfolgt repräsentativ geschichtet nach Gebieten und Umsatzgrößenklassen der Apotheken. IMS Patient Care Report Apotheke erfasst alle Verkäufe des medizinischen Sachbedarfes nach Verordnung (RX) und Selbst-medikation (SM) soweit eine gültige Pharmazentralnummer vorhanden ist.

Betrachtet man z. B. alleine den Bereich der Wundverbände so lassen sich auch hier deutlich positive Entwicklungen erkennen.

Abbildung 5: Umsatzentwicklung Wundverbände in der Apotheke

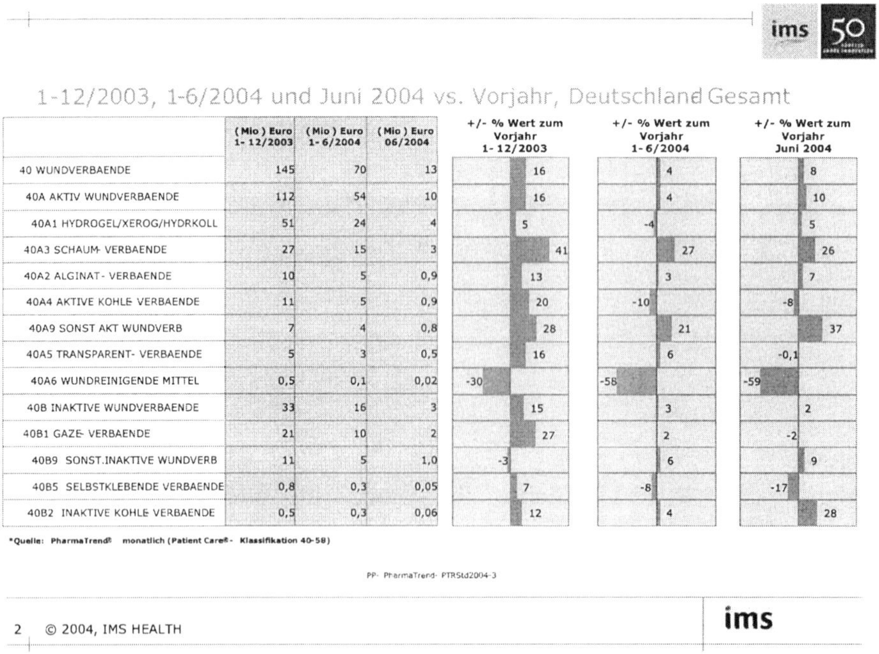

1-12/2003, 1-6/2004 und Juni 2004 vs. Vorjahr, Deutschland Gesamt

	(Mio) Euro 1-12/2003	(Mio) Euro 1-6/2004	(Mio) Euro 06/2004	+/- % Wert zum Vorjahr 1-12/2003	+/- % Wert zum Vorjahr 1-6/2004	+/- % Wert zum Vorjahr Juni 2004
40 WUNDVERBAENDE	145	70	13	16	4	8
40A AKTIV WUNDVERBAENDE	112	54	10	16	4	10
40A1 HYDROGEL/XEROG/HYDRKOLL	51	24	4	5	-4	5
40A3 SCHAUM- VERBAENDE	27	15	3	41	27	26
40A2 ALGINAT- VERBAENDE	10	5	0,9	13	3	7
40A4 AKTIVE KOHLE VERBAENDE	11	5	0,9	20	-10	-8
40A9 SONST AKT WUNDVERB	7	4	0,8	28	21	37
40A5 TRANSPARENT- VERBAENDE	5	3	0,5	16	6	-0,1
40A6 WUNDREINIGENDE MITTEL	0,5	0,1	0,02	-30	-58	-59
40B INAKTIVE WUNDVERBAENDE	33	16	3	15	3	2
40B1 GAZE- VERBAENDE	21	10	2	27	2	-2
40B9 SONST.INAKTIVE WUNDVERB	11	5	1,0	-3	6	9
40B5 SELBSTKLEBENDE VERBAENDE	0,8	0,3	0,05	7	-8	-17
40B2 INAKTIVE KOHLE VERBAENDE	0,5	0,3	0,06	12	4	28

*Quelle: PharmaTrend® monatlich (Patient Care® - Klassifikation 40-58)

PP- PharmaTrend- PTRStd2004-3

Die Wundverbände erzielen im Jahr 2003 einen Umsatz nach Apotheken-abgabepreis in Höhe von 145 Mio. Euro und entwickelten sich damit gegenüber 2002 um 16 %. Die zweitgrößte Produktgruppe Schaumverbände kann sich um 41 % gegenüber dem Vorjahr auf 27 Mio. Euro steigern. Lediglich die wundreinigenden Mittel verlieren stark an Bedeutung.

Der gesamte kassenärztliche Verordnungsmarkt kann anhand des IMS® NPA betrachtet werden. Der NPA zeigt in umfassenden fachgruppenspezifischen Analysen den nationalen und regionalen Verordnungsmarkt.

Die Märkte können auf Makro-Ebene genau analysiert, die Marktpotenziale im GKV-Verordnungsmarkt exakt bewertet und die Erfolge der Marketing-Maßnahmen beim Arzt auf bundesweiter Ebene präzise gemessen werden. Der IMS NPA® erhebt die abgerechneten GKV-Rezepte der 16 im NPA ausgewiesenen Facharztgruppen in 23 Kassenärztlichen Vereinigungsgebieten. Damit wird die Erfassung der Rezepte, die über die GKV laufen, zu über 99 % abgedeckt.

Betrachtet man den gesamten Markt der Wundversorgung inkl. Sprechstundenbedarf, der über die gesetzlichen Krankenkassen abgerechnet wurde, so ergibt sich für den Zeitraum Juli 2003 bis Juni 2004 ein Umsatz nach Apothekenabgabepreis von 335 Mio. Euro.

Abbildung 6: GKV-Verordnungen für den Markt Wundversorgung in Deutschland

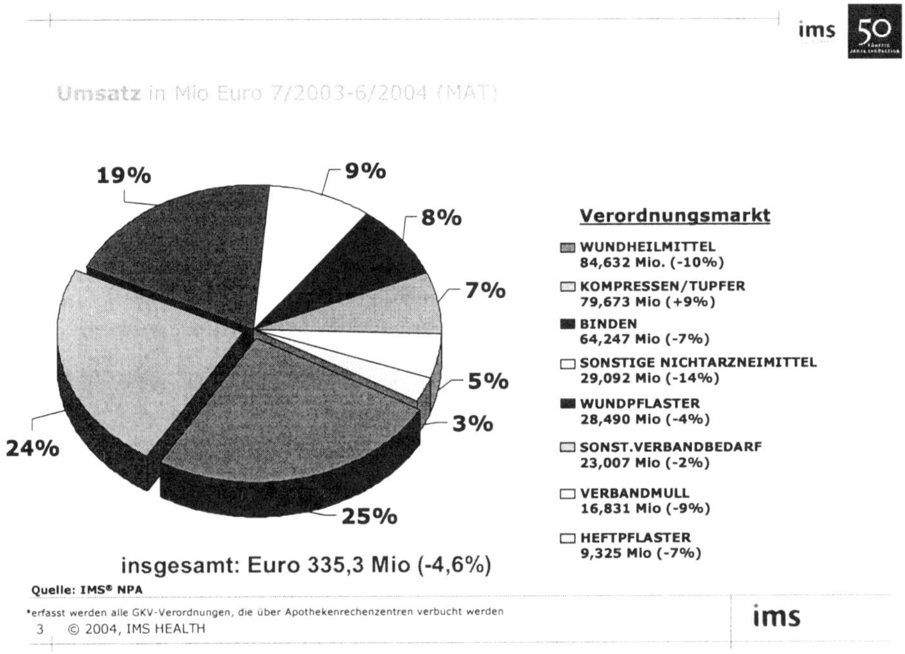

Umsatz in Mio Euro 7/2003-6/2004 (MAT)

ims

Verordnungsmarkt

- WUNDHEILMITTEL
  84,632 Mio. (-10%)
- KOMPRESSEN/TUPFER
  79,673 Mio (+9%)
- BINDEN
  64,247 Mio (-7%)
- SONSTIGE NICHTARZNEIMITTEL
  29,092 Mio (-14%)
- WUNDPFLASTER
  28,490 Mio (-4%)
- SONST.VERBANDBEDARF
  23,007 Mio (-2%)
- VERBANDMULL
  16,831 Mio (-9%)
- HEFTPFLASTER
  9,325 Mio (-7%)

insgesamt: Euro 335,3 Mio (-4,6%)

Quelle: IMS® NPA

*erfasst werden alle GKV-Verordnungen, die über Apothekenrechenzentren verbucht werden
3   © 2004, IMS HEALTH

ims

Nimmt man sich als Beispiel die wachsende Produktgruppe Kompressen und Tupfer heraus, so fallen knapp 57 % aller Verordnungen beim Praktiker und Allgemeinmediziner an, noch knapp über 14 % werden von Internisten verschrieben und Dermatologen und Chirurgen folgen mit 7 % und knapp 7 %. Weitere Facharztgruppen haben kaum noch eine Bedeutung für diese Produktkategorie.

Marktbeobachtung und Strategien

Für Hersteller und Händler des medizinischen Sachbedarfes ist es heute wichtiger denn je, den Markt und den Wettbewerb detailliert zu kennen, um operative und strategische Entscheidungen treffen sowie vertriebliche Aktivitäten effektiv steuern zu können.

Die IMS Health Studien GPI® DKB®, IMS® MSA®, IMS® Patient Care Report Apotheke und IMS® NPA analysieren den Markt des medizinischen Sachbedarfes in deutschen Akutkrankenhäusern und niedergelassenen Apotheken detailliert und beantworten für essentielle Fragestellungen wie z. B.:

- Welches sind die wachstumsstärksten Märkte des medizinischen Sachbedarfes in Klinik und Apotheke?
- Welches sind die führenden Hersteller im Markt?
- Wie ist die Positionierung meines Produktes?
- Wie entwickelt sich mein Produkt im Vergleich zum Wettbewerb?
- Wie viele Krankenhäuser setzen meine Produkte ein?
- Wie wird mein Produkt in den niedergelassenen Apotheken nachgefragt und wie hoch ist der Rezeptanteil?
- Wie ist das Produktportfolio bestimmter Hersteller im Krankenhaus- und Apothekenmarkt ausgerichtet?
- Wie hoch ist das Direktgeschäft meiner Wettbewerber in die Apotheke?
- Welche Durchschnittspreise werden für meine Wettbewerberprodukte erzielt?
- Welches sind die führenden Fachrichtungen für Medicalprodukte in der Klinik?
- Welche Fachbereiche sind für mein Produktportfolio relevant?
- Wie viele Rezepte werden von welcher Facharztgruppe in welchen Regionen ausgestellt und in der niedergelassenen Apotheke eingelöst?

2. Supply Chain Management

Patrick Da-Cruz

2.1 Aufbau und Steuerung internationaler F&E- und Produktions- netzwerke

Abstract

Der Aufbau von F&E-/Produktionsstandorten in anderen Ländern ist ein immer häufi-ger zu beobachtendes Phänomen, auch in der Medizinprodukteindustrie. Der folgen-de Beitrag beschreibt, welche grds. Fragen sich in diesem Zusammenhang stellen und wie man in einem derartigen Projekt vorgehen kann. Abschließend werden Aus-führungen zur Steuerung von F&E-/Produktionsnetzwerken sowie zum interkulturel-len Management gemacht.

1. Einleitung

Die Internationalisierung der Medizinprodukteindustrie schreitet weiter voran. Wäh-rend die deutschen Hersteller mit ihren Produkten zunehmend neue Märkte in Euro-pa, Asien oder den USA erschließen, drängen auf der anderen Seite auch verstärkt „Billiganbieter" im Bereich der „commodity Produkte" auf die europäischen Märkte. Die deutschen Medizinprodukteunternehmen müssen sehr sorgfältig prüfen, wie sie

auf diese Entwicklungen reagieren. Neben der reinen Markterschließung zu Absatz-
zwecken tritt dabei zunehmend auch die Ansiedlung von
F&E-/Produktionsstandorten an internationalen Standorten in den Vordergrund der
Überlegungen.

Agiert ein Unternehmen im Segment von commodity Produkten, wo ein Wettbewerb
mit ausländischen Billiganbietern bereits existiert bzw. in naher Zukunft absehbar ist,
kann der Aufbau neuer Produktionsstandorte an eben solchen Niedriglohnstandorten, v. a. aus Kostengesichtspunkten, erforderlich sein, sei es als Greenfield-
Investition, durch eine Akquisition oder in einem Joint-Venture. Nur so kann oftmals
gewährleistet werden, dass das betreffende Unternehmen mit wettbewerbsfähigen
Herstellkosten agiert. Abbildung 7 zeigt mögliche Kooperationsmodelle auf.

Abbildung 7: Mögliche Kooperationsmodelle

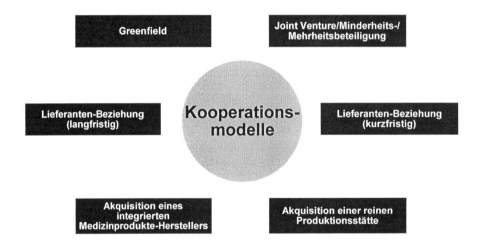

Auch für die Ansiedlung von F&E-Aktivitäten kann jedoch ein derartiger Schritt loh-
nenswert sein, da der Zugang zu gut ausgebildeten Fachkräften mittlerweile auch
verschiedenen Niedriglohnstandorten vergleichsweise einfach ist und, falls erforderlich, eine Entwicklungseinheit unmittelbar mit dem für die Serienfertigung erforderlichen „upscaling" verknüpft werden kann. Die modernen Kommunikationsmöglichkei-

ten machen es dabei auch im Mittelstand zunehmend zum Standard, dass in länder- und funktionsübergreifenden Teams geforscht und entwickelt wird. Internationale Logistik-Konzepte können wesentlich dazu beitragen, ein hohes Maß an Versorgungssicherheit in den Heimatmärkten zu gewährleisten.

2. Internationalisierung verschiedener betrieblicher Funktionen

Betrachtet man die verschiedenen betrieblichen Funktionen innerhalb der Medizinprodukteindustrie, so ist der Bereich Marketing/Vertrieb (z. T. auch noch der Einkauf) in Bezug auf Internationalisierung sicherlich am weitesten fortgeschritten. Zahlreiche Medizinprodukteunternehmen haben frühzeitig eigene Vertriebsstrukturen aufgebaut bzw. lassen ihre Produkte über lokale Händler vertreiben, um in wachstumsstarken Gesundheitsmärkten frühzeitig Marktanteile zu sichern. Auch kleinere Hersteller können sich dieser Entwicklung immer seltener entziehen. Hält man sich vor Augen, dass das Wachstum der letzten Jahre zu einem nicht unbeträchtlichen Teil aus dem Auslandgeschäft resultiert, dann wird schnell deutlich, wie wichtig derartige Schritte für die Erhaltung der Wettbewerbsfähigkeit sind. Die Präsenz auf verschiedenen Märkten bietet zum einen eine gewisse Risikodiversifizierung. Änderungen, z. B. im Bereich Reimbursement, die das Betriebsergebnis einer Landesgesellschaft evtl. negativ beeinflussen, können so ggf. durch andere Regionen aufgefangen werden. Zum anderen sorgen höhere Produktionsmengen für Skalenvorteile in der Produktion sowie eine bessere Fixkostendeckung auch in nicht direkt der Produktion zugeordneten Bereichen.

Gleichwohl ist und war die Internationalisierung aus Renditegesichtspunkten nicht immer erfolgreich. Die tendenziell höherpreisigen Märkte wie Deutschland, Frankreich oder die USA mit ihren entsprechenden Erstattungssystemen bieten z. Z. nicht selten bessere Margen als z. B. EU-Beitrittsländer oder Schwellenmärkte. Gerade hier ist jedoch in den kommenden Jahren mit einem überdurchschnittlichen Wachstum der Gesundheitsausgaben zu rechnen. Mit der Ansiedlung von F&E-/Produktionsaktivitäten an Niedriglohnstandorten kann hier auf die bottom line eingewirkt werden.

Es gibt zahlreiche Gründe, weshalb Medizinprodukteunternehmen unterschiedliche F&E-/Produktionsstandorte aufweisen:

- Vorhandensein einer Produktions-/F&E-Einheit in akquirierten Unternehmen
- Zugriff auf hochkarätige Wissenschaftler, die nicht zum Umzug (in die Zentrale) bereit sind
- Vorhandensein wichtiger Forschungsinstitutionen
- Nähe zu Vorprodukten und Lieferanten
- Größere Nähe zu wichtigen Zielkunden
- Entwicklung, Verbesserung lokaler Produkte in den Niederlassungen selbst
- Aufbau von speziellem Know-how an jedem Standort
- Politischer Druck (erleichterte Zulassung, höhere Produktpreise), Produktion/F&E im betreffenden Land durchzuführen
- Verbesserung des Images durch Verstärkung der Produktions-/F&E-Präsenz an mehreren Standorten

3. Standortauswahl

Der Standortauswahl kommt eine fundamental wichtige Rolle zu (siehe Abbildung 8). Gerade im Mittelstand mit seinem bisherigen Fokus auf Europa (und ggf. noch Nordamerika) ist der Schritt nach Südamerika oder Asien nicht ganz einfach. Besonders hilfreich ist es daher, wenn man auf irgendwie geartete Vor-Ort-Erfahrungen/Kontakte im jeweiligen Land zurückgreifen kann, sei es durch bestehende Vertretungen, Kunden- oder Lieferantenbeziehungen.

Abbildung 8: Standort-Basiskriterien

Anforderungen an F&E/Produktion	Kriterien für den Standort	Beispiele
Zuverlässigkeit, Qualität	▸ Personalqualität ▸ Personalverfügbarkeit ▸ Arbeitszeiten/ Schichtbetrieb ▸ Infrastruktur (Stromstabilität, Logistik, etc.) ▸ Politisches Risiko (polit. Stabilität, Kriminalität) ▸ Währungsstabilität/ Risiko	▸ Hohe Verfügbarkeit von gut ausgebildetem Personal in Deutschland ▸ Kostensteigerungsrisiko bei EU-Beitrittsländern ▸ Politisches Risiko in Südafrika
Kostengesichtspunkte	▸ Personalkosten ▸ Personalproduktivität ▸ Gebäudekosten ▸ Maschinenanschaffungskosten ▸ Möglichkeiten von Subventionen für Neubau	▸ Personalkostenindex (Beispiele) – D: 1,00 – Indien: 0,10-0,15 ▸ Maschinen regionaler Hersteller in Indien günstiger

Welche Länder für eine mögliche Ansiedlung von F&E-/Produktionsaktivitäten in Frage kommen, hängt, bei aller Systematik nicht selten auch von den persönlichen Erfahrungen der internen Promotoren ab, sei es geschäftlicher oder privater Natur. Kulturelle Barrieren bekommen in diesem Zusammenhang, wenn auch nur schwer quantifizierbar, eine besondere Bedeutung. Letztlich „erkauft" man sich eine Kosten-reduktion mit räumlicher Distanz und Risiken, die verständlicherweise nicht jeder Unternehmer bereit ist, zu tragen.

Abbildung 9: Mögliche Standortanforderungen (1)

		Fragenkomplexe
Fiskalische Rahmenbedingungen	Steuern	▸ Ertragsteuern (z.B. Körperschaftssteuer, Höhe Steuersatz?...) ▸ Substanzsteuern ▸ Doppelbesteuerungsabkommen ▸ Möglichkeit Beteiligungen steuerfrei zu verkaufen ▸ Möglichkeit der steuerlichen Berücksichtigung von Finanzierungskosten von Beteiligungen ▸ Möglichkeit mehrere Gesellschaften/ Beteiligungen steuerlich zusammenzufassen (Grouping/ Organschaft) ▸ Was ist zu berücksichtigen, wenn ich Gewinne aus dem Land tranferieren möchte?
	Zölle	▸ Werden Zölle für Medizinprodukte (umfasst auch Vorprodukte) erhoben? ▸ In welcher Höhe? ▸ Können Maschinen/ Einrichtungen zollfrei eingeführt werden?
	Wirtschaftsbeihilfen/ Investitionsförderung	▸ Welche Förderungen sind möglich (z.B. Steuererlasse; Zuschüsse; günstiger Erwerb von Baugrund)? ▸ Voraussetzungen (abhängig von Kooperationsmodell) und Vorlaufzeiten? ▸ Gibt es Förderberatung (wo)?
	Import-/ Exportbeschränkung	▸ Gibt es Beschränkungen (welcher Art), z.B. für Ein-/Ausfuhr von Medizinprodukten, Vorprodukten oder Maschinen? ▸ Gibt es Beschränkungen für Kapital-Import/ Export? ▸ Welche Anträge sind zu stellen? ▸ Wie lange dauert Genehmigung?
	Eigentumsverhältnisse	▸ Können Ausländer Grundstück kaufen? ▸ Können Ausländer Mehrheitsbeteiligungen erwerben?
	Rechtssystem	▸ Publizitätspflichten ▸ Arbeitsrechtsaspekte/ Gewerkschaftseinfluss
	Genehmigungen	▸ Bau-/ Betriebsgenehmigungen ▸ Entsorgungsvorschriften/ Umweltauflagen

Abbildung 10: Mögliche Standortanforderungen (2)

		Fragenkomplexe
Produktbezogene Faktoren	Haftungsfragen	▸ Welche Haftungsrisiken bestehen (z.B. bei Umweltschäden)? ▸ Bestehen besondere Probleme bei Produktrisiken?
	Qualitätssicherungsfragen	▸ Welche Qualitätssicherungsmaßnahmen/ -schritte sind zusätzlich erforderlich? (z.B. kaum bei EU-Ländern)
	Zulassungen	▸ Gibt es aus Zulassungssicht Problemfelder, die einen Produkttransfer erschweren (z.B. Klimaanforderungen)?
	Labeling (made in...)	▸ Welche Bedeutung/ Konsequenzen haben Labeling Fragen? ▸ Ist das landesspezifisch? ▸ Gefahr Imageschaden
Soft-Faktoren	Mitarbeiter	▸ Kündigungsschutz/ Gewerkschaftseinfluss ▸ Pensionsverpflichtungen/ Pensionsrückstellungen ▸ Gibt es Mitarbeitergewinnbeteiligungsvorschriften? ▸ Gibt es landesspezifische Beschränkungen für Expatriates?
	Kultur	▸ Management/ Arbeitskultur ▸ Verkehrssprachen ▸ Zeitzonen ▸ Kulturelle Besonderheiten, z.B. Produkte mit Rinderbestandteilen in Indien
	Unternehmenserfahrungen mit dem Zielland	▸ Verfügt das Unternehmen über Erfahrungen in dem jeweiligen Land?

Die Abbildungen 9 - 10 geben einen grundsätzlichen Überblick über Themen, die in diesem Zusammenhang analysiert werden können. Neben branchenunabhängigen Prüfkriterien wie Stabilität, Währungsstabilität oder Kostenniveaus sind in der Medizinprodukteindustrie z. B. folgende Aspekte relevant:

- Zulassungen/erforderliche Zulassungsänderungen
- Patente für Produkte/Technologien
- Produktspezifische Zölle, Import- und Exportbeschränkungen

Die mittelfristige Größe des ausländischen F&E-/Produktionsstandortes sollte von Beginn an klar sein und räumliche Expansionsmöglichkeiten über das aktuelle Areal heraus beinhalten. Ansonsten sind spätere Expansionsvorhaben unmöglich bzw. werden unnötig erschwert.

Die „kritische" Größe, insbesondere eines F&E-Standortes kann bei der Vielfältigkeit von Medizinprodukten nur schwer greifbar gemacht werden. Für den Produktionsbereich hingegen kann auf klassische Instrumente der Kostenrechnung (Break-even Analyse etc.) zurückgegriffen werden. Aus den hier ermittelten optimalen Mengen lassen sich entsprechende „optimale" Größenordnungen für einen Standort oder Betrieb ableiten.

4. Mögliche Einstiegs-/Kooperationsformen

Je nach individueller Konstellation kommen für den Eintritt in bzw. die Nutzung eines Drittmarktes verschiedene Optionen in Frage. Der Greenfield-Ansatz bietet dem Unternehmen die Möglichkeit, den F&E- und/oder Produktionsstandort exakt nach den strategischen Anforderungen des Unternehmens auszurichten. Der Aufbau kann von Beginn an unter Materialflussgesichtspunkten optimiert werden, die Reporting- und Controllingstrukturen können exakt an die bestehenden Systeme angelehnt werden. Er ist aber i. d. R. sehr zeitintensiv. Gerade das Anwerben und Anlernen entsprechend qualifizierten Personals, die Einholung relevanter Genehmigungen sowie der Aufbau von Beziehungen zu Zulieferern und Kunden, erfordert ein nicht zu unterschätzendes Management Commitment der involvierten Führungskräfte aus der Unternehmenszentrale. Gelingt es nicht, vor Ort das erforderliche Know-how, d. h. in erster Linie Mitarbeiter mit den nötigen Fähigkeiten, Erfahrungen und Kontakten, zu beschaffen, dann ist nicht selten das gesamte Unterfangen zum Scheitern verurteilt.

Ergeben sich aus Kapazitätsgesichtspunkten heraus klare Anforderungen und ist es nicht beabsichtigt, kurzfristig auf Lohnentwickler/-hersteller umzusteigen, dann sollte ggf. geprüft werden, ob der Greenfield-Ansatz nicht mit einer Akquisition (sei es in Form eines share deals oder, besonders interessant im Rahmen der Akquisition von Produktionsstätten, eines asset deals) verknüpft wird. Auf diese Weise kann u. U. ein „Nukleus" (v. a. Know-how und lokale Kontakte) erworben werden, der dann entsprechend ausgebaut wird.

Neben Greenfield-Ansatz und Akquisition gibt es grundsätzlich noch die Möglichkeit eines Joint Ventures (JVs) - in manchen Ländern nach wie vor die einzige Form des Markteintritts. Gerade in der mittelständisch geprägten Medizinprodukteindustrie, wo der Eigentümer oftmals in die operative Führung eingebunden ist, sind Minderheits- und 50/50 JVs jedoch nicht selten verpönt, da hier keine entsprechenden Durchgriffsmöglichkeiten bestehen.

Die Abbildungen 11 - 13 zeigen mögliche Kriterien, anhand derer man die Vorteilhaftigkeit verschiedener Einstiegs-/Kooperationsformen beurteilen kann und geben Hinweise auf mögliche Quellen für die Informationsbeschaffung.

Abbildung 11: Kooperationsmodelle - Mögliche Evaluationskriterien (1)

		Beschreibung

Produktion	**Produktions Facilities in gesuchter Größe**	‣ Verfügbarkeit benötigter Kapazitäten
		  − Kurzfristig
		  − Mittelfristig
		  − Langfristig

	Know-how zum Aufbau/ Erweiterung/Betrieb der Produktion	‣ Zugang zu benötigtem Know-how
	Zugang zu Vorprodukten/ Rohstoffen	‣ Kontakte; bestehende Geschäftsbeziehungen zu Lieferanten
	Erfüllung US/EU Standards	‣ Erfüllung der relevanten Standards ‣ Ggf. nötiger Aufwand zur „Nachrüstung"
	Zeit bis zu Realisierung erster Produkttransfers	‣ Wie lange dauert Aufbau der Produktion? ‣ Wann kann mit operativem Produkttransfer begonnen werden? ‣ Kapazitätsbetrachtung
Strat. Fit	**Strategischer Fit**	‣ Abgedeckte Wertschöpfungsstufen (Produktion, Entwicklung, Vertrieb) ‣ Sicherung von langfristigen Wettbewerbsvorteilen (z.B. Schaffung von Eintrittsbarrieren, etc.)

Abbildung 12: Kooperationsmodelle - Mögliche Evaluationskriterien (2)

		Beschreibung
Organisation	**Grad der organisatorischen Einbindung/Steuerbarkeit**	‣ Steuer-/Führbarkeit ‣ Grad der Einflussnahme
	Komplexität	‣ Transparenz der Strukturen ‣ Abstimmungs- und Kontrollaufwand/Benötigte Managementkapazität (u.a. im Headquarter) ‣ Anzahl der benötigten Partner
	Flexibilität	‣ Flexibilität beim Design der Produktion (Auf-/Ausbau; Änderung Schichtmodelle, etc.) ‣ Wechsel von Partnern
	Exitmöglichkeiten	‣ Möglichkeit des Ausstieges aus dem Arrangement
Risikoaspekte	**Risiko**	‣ Finanzielles Risiko: Verlust des eingesetzten Kapitals ‣ Zeitliches Risiko: Verzögerung beim Aufbau ‣ Haftungsfragen ‣ Markt-/Produktionsausfallrisiko ‣ Abhängigkeit von einem oder wenigen Partnern ‣ Bestehende Erfahrungen seitens des Unternehmens ‣ Interesse möglicher Partner/targets
Finanz- aspekte	**Investitionsvolumen**	‣ Höhe des zu investierenden Kapitals
	Stückkosten	‣ Stückkosten je Produktionseinheit
Soft- faktoren	**Cultural Fit**	‣ Unternehmens-/Mitarbeiterkultur passend zum Unternehmen
	Erfahrungen seitens des Unternehmens	‣ Erfahrungen seitens des Unternehmens hinsichtlich der betreffenden Kooperationsmodelle

5. Management von weltweiten F&E-/Produktionsnetzwerken

Das Design und Management von globalen F&E-/Produktionsnetzwerken stellt besonders hohe Anforderungen an das Management, insbesondere in Bezug auf interkulturelle Kompetenzen und Steuerung/Koordination. Nicht jedes Unternehmen verfügt über kurzfristig abstellbare Führungskräfte, die über das entsprechende funktionale Know-how verfügen, angemessene Führungserfahrung besitzen und darüber hinaus mit der Kultur des Zielkreises vertraut sind. Gerade diese Mitarbeiter sind jedoch erfolgskritisch für ein derartiges Vorhaben. Der frühzeitige Aufbau entsprechender Nachwuchskräfte, das „Vertrautmachen" mit der Kultur des Ziellandes (z. B. durch Vor-Ort-Besuche oder spezielle Vorbereitungsseminare der Auslandskammern) sollte daher systematisch erfolgen. Auch sollten lokale „Berater", z. B. Raumplaner, Architekten, Steuer-/Finanzberater oder Lobbykräfte rechtzeitig eingebunden und ggf. aufgebaut werden.

Abbildung 13: Interne und externe Datenquellen

Interne Quellen	Externe Quellen
▸ Interne Fachabteilungen, z.B.	▸ Auslandshandelskammern
– Steuerabteilung	▸ Bundesagentur für Aussenwirtschaft (www.bfai.de)
– Import/ Export etc.	
▸ Landesgesellschaften	▸ Nationale und lokale Dienstleistungsanbieter für internationale wirtschaftliche Zusammenarbeit
▸ Sonstige Mitarbeiter mit Erfahrung in den Zielländern	
▸ Kunden in den Zielländern	▸ Wirtschaftsförderungsinstitutionen
▸ Sonstige Geschäftspartner in den Zielländern	▸ Lokale Banken
	▸ Lokale Wirtschaftsprüfer, Unternehemensberater

Für den Auf-/Ausbau eines ausländischen Produktions-/Entwicklungsstandortes können z. B. ein Nachwuchsmanager und ein Seniorexperte mit langjähriger Erfahrung entsendet werden. Diese Kombination scheint besonders erfolgversprechend zu sein. Für den Nachwuchsmanager ist ein derartiges Projekt in mehrfacher Hinsicht äußerst anspruchsvoll (nur wenige Mitarbeiter in der relevanten Altersgruppe verfügen über die entsprechende funktionale und interkulturelle Kompetenz sowie die erforderliche Führungserfahrung). Für die Bewältigung dieser Herausforderung hat er aber einen erfahrenen Coach zur Seite. Durch die zahlreichen Umstrukturierungen und Merger ist es heute einfacher, geeignete Seniorexperten zu rekrutieren, die zum Abschluss ihres Berufslebens noch einmal eine Herausforderung suchen.

Bewährt sich der Nachwuchsmanager in einem derart komplexen Projekt, dann kommt er auch für weiterführende Management Positionen im Unternehmen in Betracht. Die erfolgreiche Bewährung kann somit auch zu einem wesentlichen Bestandteil von Führungskräfteentwicklungsprogrammen werden. Zahlreiche Unternehmen, auch in der Medizinprodukteindustrie, sind in Personalentwicklungsrichtlinien mittlerweile dazu übergangen, einen Auslandsaufenthalt zu einer notwendigen Voraussetzung für das Erreichen bestimmter Hierarchieebenen zu machen.

Einige Medizinprodukteunternehmen verfügen im Produktionsbereich über detaillierte Steuerungssysteme, die neben reinen Kostenstellenberichten auch z. B. Prozesskostenparameter, Supply-Chain Kennzahlen (z. B. Lieferfähigkeit) oder Produktivitätsparameter beinhalten. Im F&E-Bereich beschränken sich die Steuerungssysteme meist auf Projektmanagementsysteme mit einer Planung von Budgets, Milestones etc. Es ist nachvollziehbar, dass sich ausländische F&E-/Produktionsstandorte nur über engmaschige Steuerungssysteme, die in ein standortübergreifendes Steuerungssystem und Berichtswesen integriert sind erfolgreich führen lassen.

Ein weiteres wichtiges Thema in diesem Zusammenhang ist die Frage nach der Steuerung eines internationalen F&E-Projektportfolios bzw. Produktionsportfolios dar. Berücksichtigt man, dass bei Import/Export oder Verlagerung von Medizinprodukten, Vorprodukten und Lizenzen z. T. aufwendige regulatorische Schritte (z. B. Änderungen der Zulassung) erforderlich sind, dann liegt es auf der Hand, dass man vor dem Schritt ins Ausland klare Vorstellungen darüber entwickeln muss, was wo gemacht wird. Diese Planung muss dann regelmäßig an aktuelle Gegebenheiten angepasst werden. Die effiziente und effektive Steuerung eines globalen F&E-/Produktionsnetzwerkes kann auch erfordern, dass Marketing-, Vertriebs-, Entwicklungs- und Produktionsplanung enger verzahnt und längerfristiger ausgerichtet werden.

6. Zusammenfassung und Ausblick

Neben die Internationalisierung der Funktionen Marketing/Vertrieb (und z. T. Einkauf) tritt immer häufiger eine ähnliche Entwicklung im Bereich F&E/Produktion auf. Der anhaltende Druck, sowohl die Herstellkosten der Produkte zu senken als auch die Produktivität der F&E-Aktivitäten zu erhöhen, kann es erfordern, Teile dieser Aktivitäten an Niedriglohnstandorte zu verlagern, um die dauerhafte Wettbewerbsfähigkeit des Unternehmens in dem von ihm bedienten Wertschöpfungsstufen zu sichern. Je früher sich das Unternehmen auf diese Herausforderungen einstellt, desto unwahrscheinlicher werden „ad-hoc-Aktionen", die nur selten vom Erfolg gekrönt sind.

Wie schnell derartige Verlagerungen grundsätzlich erfolgen können, zeigen nicht zuletzt Beispiele aus der Textilindustrie oder Software-Entwicklung. In diesen Branchen sind in wenigen Jahren komplette Teile der Wertschöpfungskette in Niedriglohnländer abgewandert. Unternehmen, die sich auf diese Entwicklung rechtzeitig eingestellt haben und die Ressourcen verschiedener Standorte optimal kombinieren, sind von dieser Entwicklung kaum nachhaltig beeinträchtigt worden. Sie haben ihre Kostenstrukturen z. T. deutlich verbessern können und darüber hinaus nicht selten eine Ausgangsbasis in Ländern, die schon demnächst zu den „emerging" Medizinprodukt emärkten gehören können.

Weiterführende Literatur

BDU (Hrsg.) (1997), Das Auslandsengagement deutscher Unternehmen. Existenzsicherung oder Migration?, Bonn.

Büchtemann, C. F./Kuhlmann, U.-W. (1996), Internationalisierungsstrategien deutscher Unternehmen: Am Beispiel von Mercedes-Benz, in: Beil, P. (Hrsg.): Globalisierung industrieller Produktion, Frankfurt/Main, New York, S.57-99.

Herzog, R. (1995), Management multipler Standorte, in Herzog, R. (Hrsg.): F-&-E-Management in der Pharmaindustrie, Der Pharmazeutische Betrieb; Bd. 42, S. 51-53.

Schlüchtermann, J. (1999), Konfiguration und Koordination internationaler Produktionsnetzwerke, in: Kutschker, M. (Hrsg.), Management verteilter Kompetenzen in multinationalen Unternehmen, Wiesbaden, S. 49-71.

Zentes, J./Swoboda, B./Morschett, D. (2004), Internationales Wertschöpfungsmanagement, München.

Patrick Da-Cruz, Rainer Schommer

2.2 Rentabilitätspotenziale durch Einkaufsmanagement erschließen

Abstract

Wie auch in anderen Branchen wird der Einfluss des Einkaufsmanagements auf das Ergebnis und den Unternehmenswert in der Medizinprodukteindustrie häufig unterschätzt. Eine strategische Ausrichtung des Einkaufs berücksichtigt dessen Steuerungswirkung auf die gesamte Versorgungskette vom Lieferanten über das eigene Unternehmen bis hin zum Endkunden. Der folgende Beitrag beschreibt, mit welchen Instrumenten eine derartige Weiterentwicklung des Einkaufs in der Medizinprodukteindustrie erfolgen kann.

1. Einleitung

Die Gesundheitsbudgets in den verschiedenen westlichen Märkten bleiben vermutlich auch auf absehbare Zeit unter Druck. Die abnehmende Wachstumsdynamik der Volkswirtschaften wird auch künftig nicht zur Finanzierung des medizinischen Fort-

schritts ausreichen. Zahlreiche Regierungen reagieren mit immer neuen Sparmaß-
nahmen, bei denen i. d. R. nur die Zielgruppen wechseln. Mal stehen die Leistungserbringer im Fokus der Gesundheitspolitiker, mal die Krankenkassen, mal die Industrie.

Für die Medizinprodukteindustrie hat dies v. a. zwei Konsequenzen: Zum einen werden wettbewerbsfähige Kostenstrukturen, die durch die zugrunde liegende Supply
Chain-Konfiguration bestimmt werden, neben kontinuierlichen Innovationen und pro-
fessionellem Marketing zu einem wesentlichen strategischen Erfolgsfaktor. Zum anderen muss der Fokus von einer reinen Stückkosten- stärker auf eine Prozesskostenbetrachtung ausgerichtet werden, da hier nachhaltigere Kostensenkungspotenzia-
le existieren.

2. Der Beitrag des Einkaufs zum Unternehmenserfolg

Der Einkauf hat in der Medizinprodukteindustrie über lange Jahre eine untergeordnete Rolle gespielt, die sich nicht selten in der reinen Abwicklung von Bestellanforde-
rungen aus den Fachabteilungen widerspiegelte. Die Einbindung in Entwicklungs-
themen oder unternehmensübergreifende Projekte hat nur selten stattgefunden. Im
Einkauf finden sich nur selten Quereinsteiger aus anderen Unternehmensbereichen
wie F&E oder Produktion, die hier entsprechende Impulse liefern könnten.

Die untergeordnete Rolle verwundert nicht, wenn man sich vor Augen führt, wie das
Geschäftsmodell zahlreicher Medizinprodukteunternehmen in der Vergangenheit
funktioniert hat: Bei den kurzen Innovationszyklen und (i. d. R.) guten Margen innovativer Produkte lag der Fokus des Top-Managements verständlicherweise eher auf
den Bereichen F&E und Marketing/Vertrieb. Da mit jedem abgesetzten Produkt zusätzliche Deckungsbeiträge erwirtschaftet werden konnten und ein großer Teil der
Gesamtwertschöpfung intern erbracht wurde, galt es, die Pipeline mit Neuentwick-
lungen kontinuierlich zu füttern und die Marktversorgung zu gewährleisten. Diese auf
das Vermeiden von stock-outs ausgerichtete Strategie wurde häufig, um Marktanteile

zu erobern, auch dann noch weitergeführt, wenn Bestände oder Einstandspreise ein betriebswirtschaftlich nur noch kaum zu rechtfertigendes Niveau erreichten.

In Zeiten, in denen sich das Umsatzwachstum verlangsamt oder sogar rückläufig ist, ändern sich naturgemäß die Spielregeln und z. T. auch die Kräfteverhältnisse zwischen den einzelnen betriebswirtschaftlichen Funktionen. Diese Beobachtung lässt sich in zahlreichen produzierenden Branchen machen, die durch eine ähnliche Wettbewerbsdynamik wie die Medizinprodukteindustrie gekennzeichnet sind.

Welchen Einfluss der Einkauf auf den Gewinn und damit letztlich auch auf den Unternehmenswert hat soll ein kleines Rechenbeispiel verdeutlichen, dessen Ergebnisse in der Abbildung 14 verdeutlicht sind. Bei einer unterstellten Kostenstruktur mit 40 % Materialkosten, 20 % Sonstigem Betrieblichen Aufwand (SBA) und 10 % Earnings before Interest and Taxes (EBIT)-Marge (diese Struktur dürfte in ähnlicher Form für zahlreiche Hersteller gelten) und einem Umsatz von 100 Mio. Euro hat eine 2,5 %-ige Senkung der Materialkosten und des SBA den gleichen Effekt auf das Unternehmensergebnis (eine Verbesserung um 1,5 Mio. Euro) wie eine 15 %-ige Umsatzerhöhung. Geht man stark vereinfachend von einem Unternehmenswert aus, der sich als 20facher EBIT berechnet, dann könnte der Unternehmenswert in obigem Rechenbeispiel von 200 Mio. Euro auf 230 Mio. Euro gesteigert werden. Es gilt nun im Einzelfall zu prüfen, ob in dem Wettbewerbsumfeld, in dem das einzelne Medizinprodukteunternehmen agiert, die Erzielung einer entsprechenden Kostensenkung oder Umsatzerhöhung realistischer ist.

Abbildung 14: Vgl. Reduktion Materialkosten/SBA* und erforderliche Umsatzerhöhung

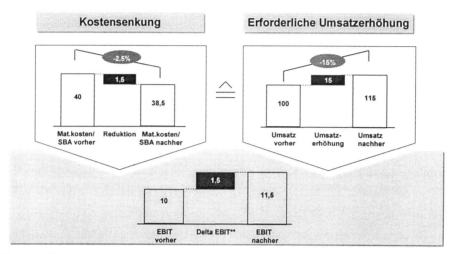

* Annahme: alle sonstigen Parameter konstant

** Materialkostensenkung oder Umsatzerhöhung

Neben dem Einfluss auf Materialkosten und SBA hat der Einkauf aber auch einen
Einfluss auf weitere GuV- und Bilanzrelationen (siehe Abbildung 15). So ist die liefe-
rantenseitige Lieferfähigkeit zwingende Voraussetzung dafür, dass das Unternehmen
seinerseits lieferfähig ist und damit Umsätze generieren kann. Über die von ihm
durchgeführten Aktivitäten übt der Einkauf z. T. erheblichen Einfluss auf den Perso-
nalaufwand (z. B. Folgekosten in Qualitätssicherung und Produktion), das Anlage-
/Umlaufvermögen (z. B. durch die Investitionsfinanzierung) oder die Struktur der Ver-
bindlichkeiten aus.

Abbildung 15: Durch den Einkauf weiterhin beeinflusste GuV- und Bilanzkenngrößen

	Position	Vom Einkauf beeinflußter Hebel
GuV	Umsatzerlöse	Lieferperformance
	Personalaufwand	Folgekosten in der QS und Produktion
Bilanz	Anlagevermögen	Leasing, Investitionsgüter-Einkauf
	Umlaufvermögen	Bestandsmanagement
	Verbindlichkeiten aus L&L	Zahlungsbedingungen

3. Weiterentwicklung des Einkaufs in der Medizinprodukteindustrie

Wie in nahezu jeder anderen Funktion ergibt sich auch im Einkauf trotz aller Flexibili-
tätserfordernisse immer häufiger die Notwendigkeit, mittel- und langfristig, d. h. strategisch orientiert, zu agieren. Die hier vorgestellten Instrumente stellen eine Auswahl
aus dem breiten Spektrum an strategischen Einkaufsinstrumenten dar, die eine besondere Relevanz für die Medizinprodukteindustrie besitzen.

3.1 Global sourcing

Die Nutzung internationaler Beschaffungsmärkte steht für den Einkäufer schon seit
längerem auf der Agenda. Die Großkonzerne und immer mehr Mittelständler nutzen
zunehmend die sich hier ergebenden Möglichkeiten. In der jüngsten Vergangenheit
hat das Thema einige neue Facetten bekommen. Zum einen sind mit der Öffnung
der osteuropäischen Märkte Beschaffungsmöglichkeiten „vor der Haustür" entstanden, zum anderen sind die Märkte Indien und China bei vielen Vorprodukten konkur-
renzlos günstig (beim Bezug von Rohmaterialien bis zu 50 %, siehe Abbildung 16).
Ergänzt werden diese begünstigenden Faktoren noch dadurch, dass sowohl osteu-
ropäische als auch asiatische Lieferanten immer höherwertigere Produkte und
Dienstleistungen zu deutlich günstigeren Kosten anbieten. Während amerikanische
und englische Medizinprodukteunternehmen die sich hier ergebenden Chancen ag-
gressiv nutzen, spielt das Thema in weiten Teilen der deutschen Medizinproduktein-

dustrie noch eine untergeordnete Rolle, insbesondere was den Bezug hochwertiger Dienstleistungen anbelangt. Um kostenseitig wettbewerbsfähig zu bleiben, muss diese Entwicklung engmaschig verfolgt und entsprechend reagiert werden. Wesentlich ist in diesem Zusammenhang auch die Vorbereitung eines möglichen Markeintritts; hier gilt es durch das frühzeitige Nutzen neuer Beschaffungsmärkte mögliche Verkaufsmärkte in diesen Regionen proaktiv zu entwickeln und somit eine wesentliche Unterstützung für beabsichtigte Marketing- und Vertriebsaktivitäten bereits im Vorfeld zu leisten. Es handelt sich hier also um eine Verbindung zwischen Einkauf und Marketing/Vertrieb, die insbesondere in den asiatischen Märkten von Interesse sein dürfte. Wegen der hier erzielbaren Einsparungen hat nicht selten der Einkauf die ersten Schritte in diese Märkte unternommen.

Abbildung 16: Kostensenkungspotentiale beim Bezug von Rohmaterialien aus Indien/China

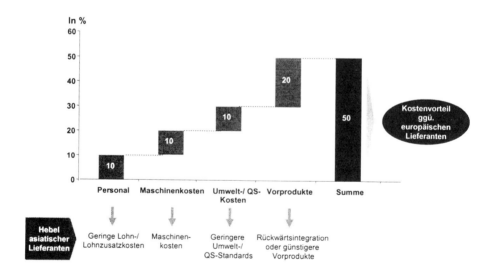

3.2 Entwicklungspartnerschaften

Wie in anderen Beiträgen dieses Sammelbandes erläutert, ist die Medizinprodukteindustrie durch eine hohe Innovationsintensität gekennzeichnet. Die enge Verzahnung von Entwicklung und Produktion bei möglichst frühzeitiger Ausrichtung auf Endkunden und Kostenträger ist daher von nachhaltiger Bedeutung für die Effektivität und Effizienz des Innovationsprozesses. Der Einkauf kann hier in zwei Richtungen unterstützen: Zum einen kann er, basierend auf seinen Kenntnissen der Beschaffungsmärkte und der Performance einzelner Lieferanten, mögliche Partner identifizieren, die für Entwicklungskooperationen in Frage kommen. Sein Beitrag liegt hier also darin, dass die grundsätzliche Innovationsfähigkeit erhalten wird und neue Ansätze in das Unternehmen hineingetragen werden. Zum zweiten kann versucht werden, die Innovationskosten zu beeinflussen, z. B. durch „Paketlösungen", die sowohl den Einkauf von Vorprodukten als auch Entwicklungsleistungen umfassen und damit ggf. dem Lieferanten eine Mischkalkulation ermöglichen. Der Lieferant/Entwickler kann so F&E-Kosten z. T. über die Produktverkäufe refinanzieren.

Besonders interessant dürften in diesem Zusammenhang auch Zielkostenvereinbarungen mit Lieferanten und Entwicklungspartnern werden. Je früher es gelingt, den später einmal erzielbaren Preis bzw. die Erstattungshöhe einer Innovation zu beurteilen, desto besser können Investitionsprozesse kostenseitig gesteuert und böse Überraschungen vermieden werden. Ggf. kommt man dann nämlich zu dem Ergebnis, dass einzelne Innovationsprojekte nicht mehr weiterverfolgt werden, da bei dem vermeintlich später erzielbaren Preis die erforderlichen Arbeiten weder intern noch extern kostendeckend erbracht werden können. In diesem Zusammenhang ist die enge Kooperation mit dem Marketing von besonderer Bedeutung. Hier sind Informationen darüber abzuleiten, wie sich bspw. veränderte Vergütungssysteme im Kliniksektor oder Zuzahlungsregelungen auf das zukünftige Produktportfolio und damit die Entwicklungs- und Lieferantenstrategie auswirken.

Entwicklungspartnerschaften bieten schließlich noch einen weiteren nicht zu unterschätzenden Vorteil: Mit den erhöhten Zulassungsanforderungen und schwerer planbaren Absatzmengen (und damit Umsätzen) hat das Entwicklungsrisiko deutlich zugenommen. Entwicklungspartnerschaften, die eine klare Regelung zum Schutz des geistigen Eigentums enthalten, bieten hier ein effektives Instrument zur Risikoreduktion für das einzelne Medizinprodukteunternehmen. Abhängigkeiten von einzelnen Entwicklern können durch eine Streuung des extern zu vergebenden F&E-Budgets auf mehrere Entwickler vermieden werden.

Abgesehen von den weltweit aktiven Medizinproduktekonzernen findet sich eine echte Lieferantenentwicklung mit der dazugehörigen beschaffungsmarktorientierten Organisationsstruktur bislang nur bei wenigen Medizinproduktenternehmen. Dabei bietet die enge Zusammenarbeit mit ausgewählten Lieferanten, unterstützt durch eine lieferantenzentrierte Aufbau- und Ablauforganisation, zahlreiche Potenziale.

Aufgrund ihrer Erfahrungen mit vertriebsseitigen Key Account Management Systemen (z. B. mit Universitätskliniken als Key Accounts) haben viele Medizinprodukteunternehmen ideale Voraussetzungen, die man hier auch lieferantenseitig nutzen kann.

3.3   Lead Buyer und Category Manager

In Medizinprodukteunternehmen mit mehreren Standorten muss geregelt werden, wer was einkauft. Falls nur eine F&E-/Produktionsstätte existiert, dann ist diese Frage von untergeordneter Bedeutung, da in reinen Vertriebsniederlassungen i. d. R. überschaubare Volumina eingekauft werden. Bei mehreren Produktionsstandorten bilden sich sehr schnell Mehrfachstrukturen mit unklar geregelten Kompetenzen. Schlechtere Konditionen aufgrund fehlender Kompetenz- und Mengenbündelung sind die Folge. Abhilfe kann hier ein Lead Buyer Konzept schaffen, bei denen ein Einkäufer als Lead Buyer fungiert, der ein Mandat besitzt, die gesamten Gruppenbedarfe z. B. einer Warengruppe zu verhandeln. Die Bündelung v. a. des Know-hows steht hier im Vordergrund. Um die dezentral vorhandenen Kompetenzen zu nutzen, kann die Zusammenfassung der Lead Buyer standortübergreifend erfolgen. Die Einrichtung eines Zentraleinkaufs im Headquarter ist daher nicht unbedingt erforderlich.

Ein Category Management geht hier noch einen Schritt weiter. Der Category Manager erarbeitet für die von ihm verantwortete Category eine Strategie und verantwortet auch deren Umsetzung. Diese Strategie beinhaltet Markt-, Wettbewerbs- und Risikoanalysen, Aussagen zu 2nd suppliern und ggf. einen Business Plan. Sie basiert auf einem Absatzplan, der im nächsten Schritt in einen Entwicklungs- und Produktionsplan überführt wird und damit wiederum die Grundlage für einen Einkaufsplan bildet.

Welche Konzepte hier im Einzelnen Sinn machen, hängt von der Größe des Unternehmens, den bestehenden Einkaufsstrukturen, der Anzahl an Beschaffungsstandorten und dem zu beschaffenden Materialportfolio ab. Je komplexer sich die Strukturen darstellen, desto wichtiger sind klare Regelungen und Verantwortlichkeiten.

3.4   Performance measurement durch Balanced Scorecards

Hält man sich den oben beschriebenen Effekt, den der Einkauf auf Unternehmensergebnis und –wert hat, vor Augen, dann ist unmittelbar einsichtig, dass man für die Steuerung dieses Bereichs entsprechende Kennzahlen benötigt. Bislang wird häufig über prozentuale Einsparungen je Einheit und Personalkennzahlen (z. B. Einkaufsvolumen pro Mitarbeiter) gemessen. Natürlich sind die Einsparungen eine wesentliche Kenngröße für sämtliche Einkaufsaktivitäten, sie greifen allerdings zu kurz. Dies ist bspw. darin begründet, dass die erzielte Preisreduktion zum Vorjahr eigentlich immer nur in Relation zur Marktpreisentwicklung sinnvoll beurteilt werden kann. Vielen Controlling-Systemen im Einkauf mangelt es aufgrund ihrer Vergangenheitsorientierung und Fokussierung auf Materialgruppen oder Kostenstellen an strategisch orientierten Kenngrößen. Die enge Anlehnung an Finanzkennzahlen lässt ebenfalls die mittel- bis langfristige Perspektive außer Acht. Organisationsfragen, z. B. im Zusammenhang mit Entwicklungspartnerschaften, Supply Chain Management sowie qualitative Aspekte zur Zukunftssicherung, die durch das Management weiterentwickelt werden müssen, bleiben unberücksichtigt. Hieraus folgt, dass keine ausreichende Transparenz über die spezifischen Erfolgsfaktoren des Einkaufs gegeben ist, wodurch auch wichtige Kausalitäten zwischen diesen Faktoren unerkannt bleiben. Es kann daher u. U. Sinn machen, das Reporting auszubauen und mittel- und längerfristige Aspekte zu integrieren.

Hier setzt der Balanced Scorecard-Ansatz an, der diese Faktoren und deren Beziehungen untereinander in die Abbildung der Einkaufsleistung integriert. Dieses Instrument basiert im Wesentlichen auf dem von Kaplan und Norton Anfang der neunziger Jahre entwickelten Balanced Scorecard-Ansatz. Dieser integriert die tendenziell retrospektiv orientierten Finanz- und Leistungskenngrößen und langfristig orientierte Kenngrößen zur Sicherung der Wettbewerbsfähigkeit in der Zukunft. Darüber hinaus räumt der Balanced Scorecard-Ansatz insbesondere der Strategieumsetzung eine hohe Bedeutung ein. Nach Implementierung geeigneter Balanced Scorecards steht ein Steuerungssystem zur Verfügung, das es erlaubt, mit hoher Reaktionsgeschwindigkeit Leistungsstrukturen im Einkauf an neue Markterfordernisse anzupassen. Balanced Scorecards sind zusammenfassende Darstellungen von Zielen und Messgrößen, die aus einer Strategie für ein bestimmtes Geschäftsfeld, ein F&E-Projekt oder eine betriebswirtschaftliche Funktion abgeleitet werden. Sie bilden ein Managementsystem, welches Ziele und Messgrößen aus unterschiedlichen Perspektiven zusammenführt, wobei an die Stelle retrospektiver Kontrolle und Steuerung die messbare Umsetzung der konkretisierten Unternehmens-/Einkaufsstrategie in den Mittelpunkt der Leistungsmessung rückt. Klassische finanzielle Leistungskennziffern wie Einkaufsvolumen/Anzahl Bestellungen/Lieferantenanzahl pro Einkaufsmitarbeiter müssen daher um zusätzliche interne und externe Perspektiven erweitert werden, z. B. Personal, Prozesse, Markt oder Finanzen. Die Darstellung der Beziehungen zwischen den einzelnen Faktoren ist in folgender Abbildung 17 exemplarisch zusammengefasst.

Abbildung 17: Ursache-Wirkungsbeziehungen als Voraussetzung für Balanced Scorecards im Einkauf

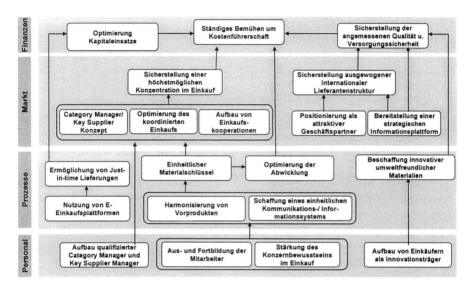

Die Abbildung der Einkaufsleistung erfolgt dann als Gleichgewicht ("Balance") zwischen den Perspektiven auf einer Anzeigetafel ("Scorecard"). Gleichgewicht bedeutet in diesem Zusammenhang, dass sowohl externe (Lieferanten, Entwicklungspartner) als auch interne Perspektiven (Prozesse oder Mitarbeiter) berücksichtigt werden. Die Leistungsmessung erfolgt nun einerseits anhand generischer Ergebnismessgrößen (z. B. Gesamteinsparung des Einkaufs), andererseits mit hochgradig einkaufsspezifischen Leistungstreibermessgrößen (z. B. Total Cost of Ownership (TCO) einzelner Beziehungen zu Lieferanten oder Entwicklern - „supplier lifetime value" oder Lieferantenzufriedenheit). Neben rein finanzorientierten werden für die Leistungsmessung damit auch von qualitativen Zielsetzungen abgeleitete Kennzahlen herangezogen. Die Vorteile dieser Vorgehensweise liegen auf der Hand: Es wird gewährleistet, dass der Fokus der operativen Tätigkeiten tatsächlich auf den strategierelevanten Steuerungsgrößen mit dem größten Hebeleffekt liegt - auch wenn es sich um qualitative Parameter handelt. Die Einkaufsstrategie lässt sich vor dem Hintergrund der genannten Perspektiven auf klar priorisierbare Maßnahmen und Projekte herunterbrechen. Die folgende Abbildung 18 zeigt exemplarisch, wie eine Score-card im Einkauf für die Perspektive Markt aussehen kann.

Abbildung 18: Beispiel für eine Scorecard im Einkauf

Perspektive	Ziele	Meßgrößen	Ziel-werte	Ist-Werte/Quartal				Erreichungs-grad [%]
				01	02	03	04	
Markt	Lieferanten-integration	Anteil gemeinsamer Entwicklungsprojekte [%]						
		Beschaffungsvolumen bei Key Suppliern [%]						
	Lieferantenzen-trierte Organisation	Anteil des über Key Supplier Strukturen abgewickleten Vol.[%]						
	Atrraktivität als Abnehmer	Index Lieferanten-zufriedenheit (Punkte)						
	Global sourcing	Anteil des Beschaffungs-voluemens in Indien[%]						

4. Zusammenfassung und Ausblick

In Märkten, die von hoher Wettbewerbsintensität und starkem Preisdruck gekenn-zeichnet sind, ist ein erfolgreiches Einkaufsmanagement nicht nur zentraler Bestand-teil von Kostensenkungsprogrammen sondern zugleich kritischer Erfolgsfaktor. Die Verkürzung von Produktlebenszyklen und komplizierter (und damit teurer) werden-den Vertriebsstrukturen lässt dem Einkaufsmanagement auch in der Medizinproduk-teindustrie künftig eine größere Bedeutung zukommen. V. a. zur Optimierung der Fertigungstiefe (make or buy) kann der Einkauf - eine valide Beschaffungsmarktfor-schung vorausgesetzt - beitragen. Als Bestandteil der Internationalisierungsstrate-gien deutscher Mittelständler kann ein strategisch orientiertes Einkaufsmanagement zu Verbesserungen in den Kostenstrukturen beitragen und den Eintritt in den neue Märkte unterstützend vorbereiten. Gerade durch die Entwicklung von internetbasier-ten E-Procurement Konzepten in Partnerschaft mit qualifizierten Logistik-dienstleistern entstehen neue Handlungsfelder zur Rentabilitätssteigerung in der

Medizinprodukteindustrie. Aufbauend auf klassischen Einkaufsinstrumenten (Artikel-standardisierung, Bündelung) wird ein strategisch ausgerichteter Einkauf mit den hier genannten Instrumenten künftig den Fokus weniger auf direkte Produktkosten als auf Prozess- und Organisationskosten in der Wertschöpfungskette des Herstellers legen, um zu unternehmensübergreifenden Netzwerken zu gelangen, die in anderen Branchen, z. B. Automobilindustrie, bereits etabliert sind.

Weiterführende Literatur:

Boutellier, R./Wagner, S. W. (2001), Strategische Partnerschaften mit Lieferanten, in Belz, C./Mühlmeyer, J. (Hrsg.), Key Supplier Management, St. Gallen/Kriftel-Neuwied: Thexis/Luchterhand, S. 38-60.

Boutellier, R./Wagner, S. M./Wehrli, H. P. (Hrsg.) (2003), Der Einkauf in schwierigen Zeiten - Resultate zählen, SVME-Schriftenreihe zur Materialwirtschaft Bd. 13.

Koppelmann, U. (2004), Beschaffungsmarketing, Vierte, neu bearbeitet Aufl., Springer-Verlag Berlin Heidelberg New York.

Merkle, E. (2001), Wissensmanagement - was kann eigentlich unser Schlüssellieferant?, in Belz, C./Mühlmeyer, J. (Hrsg.), Key Supplier Management, St. Gallen/Kriftel-Neuwied: Thexis/Luchterhand, S. 278-297.

Nagels, K./Da-Cruz, P./Müller, M. (2000), Strategic management of Pharmaceuticals Companies with Balanced Scorecards, in Drugs made in Germany 43, No. 2 (2000), S. 31-36.

Schommer, R./Hacker, J. (2002), Wohin geht der Trend im Einkauf?, in: Management & Krankenhaus 09/2002, S. 33.

Wildemann, Horst (Hrsg.) (2000), Supply Chain Management, 1. Aufl., München.

Patrick Da-Cruz

2.3 Logistik - ein bislang vernachlässigter Wettbewerbsfaktor

Abstract

Die Logistik hat in vielen Medizinprodukteunternehmen bislang eine untergeordnete Rolle gespielt, insbesondere im Vergleich zu Funktionen wie F&E oder Marketing. Der folgende Beitrag beschreibt, wie sich die Rolle der Logistik innerhalb der Medizinprodukteindustrie in der jüngsten Vergangenheit verändert hat und welchen Beitrag sie grds. zum Unternehmenserfolg leisten kann. Die im Folgenden gemachten Ausführungen beziehen sich dabei v. a. auf „Volumenanbieter", d. h. Unternehmen, die über eine gewisse Sortimentstiefe und –breite verfügen.

1. Einleitung

Die Kombination aus verringertem Umsatzwachstum und steigenden Aufwendungen, v. a. in den Bereichen Marketing und F&E, erfordert von der Medizinprodukteindustrie ein Umdenken, das in anderen Branchen längst Einzug gehalten hat. Bei auch zukünftig absehbaren weiteren Abschwächungen des Umsatzwachstums, z. B. aufgrund anhaltenden Preisdrucks oder abnehmenden Innovationsraten können Gewinneinbrüche oftmals nur durch Anpassungen der Kostenstrukturen bzw. Prozessoptimierungen verhindert werden. Vor diesem Hintergrund haben zahlreiche Medizinprodukteunternehmen in den letzten Jahren Projekte zur Effizienzsteigerung aufgesetzt. Dabei spielen oftmals die Themen Supply Chain Management/Logistik eine wesentliche Rolle (siehe Abbildung 19).

Abbildung 19: Spannungsfeld der Medizinprodukte-Logistik

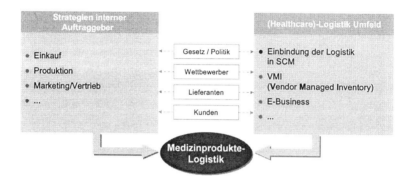

Auch wenn die Logistikkosten oftmals nur einen geringen prozentualen Anteil an den Gesamtkosten haben (i. d. R. im unteren einstelligen Prozentbereich), rücken sie verstärkt in die Diskussion, nicht zuletzt auch dadurch bedingt, dass zunehmend Logistikdienstleister den Medizinprodukteunternehmen ihre Dienste (z. B. im Bereich Wareneingang, Lagerhaltung, Bestandsführung oder Kommissionierung) anbieten und diese damit vor eine klassische make-or-buy Entscheidung auch für diesen Bereich stellen. Über reine Kostensenkungspotentiale hinaus kann die Logistik aber auch weitere Beiträge zur Erzielung von Wettbewerbsvorteilen liefern, z. B. was die Produktverfügbarkeit oder die Beschleunigung von Innovationszyklen anbelangt.

2. Die gegenwärtige Bedeutung der Logistik

In zahlreichen Medizinprodukteunternehmen spielt die Logistik bislang eine untergeordnete Rolle. In der Medizinprodukteindustrie existieren nur wenige Manager, die explizit als Logistik-Vorstand/Geschäftsführer bezeichnet werden. Logistik wird vielfach nicht als unternehmensübergreifender Prozess im Sinne eines Supply Chain Managements verstanden, sondern z. B. den Funktionen Beschaffung/Einkauf, Produktion und Marketing/Vertrieb zugeordnet. Diese funktionale Zuordnung hat z. T. negative Folgen, da sie zu einer Optimierung von Teileinheiten/-prozessen führen kann, unter denen die Gesamtzielerreichung bzw. der Gesamtprozess leidet. So planen Marketing/Vertrieb und Produktion ihre Mengen in einem ersten Schritt z. T. unabhängig voneinander. Daraus ergeben sich dann (negative) Konsequenzen sowohl für Beschaffungs- als auch die Distributionslogistik.

Abbildung 20: Einflussfaktoren/Konsequenzen Medizinprodukte-Logistik

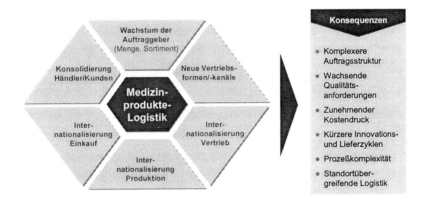

Bei einer zunehmenden Internationalisierung der Beschaffung/Distribution, einer Verlagerung hin zu Kleinstmengen (z. B. durch die zunehmende Endkundenbelieferung) und der damit einhergehenden Erhöhung der Komplexität wird eine derart ausgerichtete Logistik den zukünftigen Anforderungen nicht mehr gerecht. Dies insbesondere dann, wenn sich die Einkaufsprofessionalisierung in den Absatzkanälen weiter fortsetzt und damit der Druck auf Preise *und* Produktverfügbarkeit erhöhen wird.

Auch das Thema Bestandsmanagement in den verschiedenen Stufen des Wertschöpfungsprozesses wird bislang noch oftmals stiefmütterlich behandelt. Lagerumschlagshäufigkeiten < 4 sind in der Medizinprodukteindustrie keine Seltenheit.

Für die oftmals klein- und mittelgroßen Unternehmen stellt sich natürlich auch die grundsätzliche Frage, welche Teilbereiche der Logistik inhouse erbracht werden sollen und wo ggf. auf externe Dienstleister zugegriffen werden sollte. Unabhängig davon, wie man sich in dieser Frage entscheidet, muss man sich kritisch fragen, wie für den unmittelbaren Kunden des Medizinprodukteunternehmens der höchste Nutzen gestiftet werden kann - um hier neue Potentiale aufzutun kann dann auch mit einem Logistikdienstleister kooperiert werden. Otto Bock Healthcare bspw. hat in Duderstedt ein 15 Mio. Euro teures Logistikzentrum mit integriertem Call- und Service-Center gebaut. Mit diesem können Kunden nahezu in ganz Europa innerhalb eines Tages beliefert werden (falls der Auftragseingang bis 18 Uhr erfolgt).

Die verantwortlichen Manager (z. B. Leiter Produktion) bringen die spezifischen Logistikqualifikationen und -erfahrungen i. d. R. nicht in ausreichender Form mit und können aufgrund ihrer funktionalen „Siloposition" auch oftmals nicht die erforderliche, unternehmensübergreifende Prozesssicht einbringen. Für die Logistik bleibt dann oft nur die „Feuerwehrrolle", wenn bspw. die Absatzplanung der Marketingabteilung mal wieder nicht deckungsgleich mit der Produktionsplanung ist und Auslieferungsengpässe z. B. durch geschicktes Lagermanagement abgefangen werden müssen. Führt dies dennoch dazu, dass ein Unternehmen nicht mehr lieferfähig ist, kann dies neben einem unmittelbaren Ergebniseffekt auch einen nachhaltigen Imageverlust und den dauerhaften Verlust von Kunden zur Folge haben. Bei den Abteilungen, die die Dienstleistungen der entsprechenden Abteilungen in Anspruch nehmen, ist z. T. auch eine gewisse Arroganz gegenüber der Logistik zu beobachten - diese wird als reiner „Mengen-/Versandabwickler" oder interner Spediteur betrachtet, die den vermeintlich wertschaffenden Funktionen wie Produktion oder Marketing/Vertrieb zu folgen hat und bei unterdurchschnittlicher Performance fremdvergeben werden kann.

3. Anforderungen und Beitrag der Logistik zum Unternehmenserfolg

Die zuvor beschriebene, eher reaktive Rolle der Logistik, wird sich nach Auffassung des Autors nachhaltig verändern. Andere Branchen, wie z. B. die Automobil- oder

Computerindustrie, können erste Ansatzpunkte dafür liefern, welche Entwicklungen auch in der Medizinprodukteindustrie denkbar sind (siehe hierzu Abbildung 21). Diese Branchen waren bereits zu früheren Zeitpunkten mit anhaltendem Kostendruck und steigenden Anforderungen an die Produktverfügbarkeit konfrontiert und mussten ihre Kostenstrukturen und den Materialfluss entsprechend anpassen. Im Rahmen dieser Bemühungen wurde jedoch schnell deutlich, dass die Logistik wesentliche, unternehmensübergreifende Prozesse unterstützten kann und einen strategischen Wettbewerbsbeitrag leisten kann. Beispielhaft sei hier nur die mittlerweile enge Kooperation zwischen der Automobil- und der Automobilzulieferindustrie, die weit über den reinen Bezug bestimmter Komponenten hinausgeht, genannt. Diese Kooperation wäre ohne eine ausgefeilte Logistik zwischen den beiden Kooperationspartnern sicherlich nicht denkbar.

In Commodity-Segment der Medizinprodukteindustrie kann die Logistik z. B. bei der Erreichung des Zieles „time-to-market" eine Rolle spielen. Die wesentlichen Hebel liegen hier zwar in den Bereichen Business Development, Zulassung und Produktion, jedoch kann die Logistik den Prozess der physischen Warenverfügbarkeit am Ende der Gesamtkette unterstützen.

Die Internationalisierung des Einkaufs, die ja oftmals aus Kostengesichtspunkten heraus erfolgt, kann durch die Logistik unterstützt oder manchmal sogar erst ermöglicht werden. Die Verringerung der Liefersicherheit bei aus Kostensicht beabsichtigten Nutzung von asiatischen Lieferanten kann z. B. erfordern, dass an zentralen Orten Zwischenlager eingerichtet werden, die dann einen Reservebestand an Vorprodukten vorhalten und so eine kontinuierliche Produktion erlauben.

Auch im Klinikgeschäft sind zusätzliche logistische Dienstleitungen denkbar, z. B. die stationsweise Kommissionierung oder ein stationsbezogenes Bestandsmangement durch das Medizinprodukteunternehmen. Obgleich man sich hier z. T. in den direkten Wettbewerb mit spezialisierten Logistikdienstleistern begibt, kann sich das Medizinprodukteunternehmen vom Wettbewerb differenzieren und v. a. auch zusätzliche Erfahrungen in diesem Bereich sammeln, die es dann im nächsten Schritt ggf. erlauben, neue Dienstleistungsangebote zu schnüren.

Modifikationen der Vertriebskanäle bringen weitere Anforderungen mit sich. Händler-
seitige Konzentration verbunden mit einer straffen Sortimentspolitik, kann für das
einzelne Medizinprodukteunternehmen eine Bedrohung darstellen. Hier kommen
vielfach nur noch hochrentable Schnelldreher oder etablierte Markenprodukte zum
Zug. In einem derartigen Umfeld gilt es für Unternehmen herauszuarbeiten, welchen
Beitrag es zur Prozesskostensenkung des i. d. R. renditeschwachen Handels leisten
kann.

Abbildung 21: Status quo Krankenhausbelieferung und mögliche Optionen für die
                Industrie

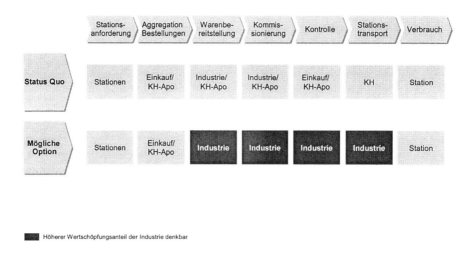

In zahlreichen Medizinprodukteunternehmen hat sich in den letzten Jahren der Inter-
nationalisierungsprozess deutlich beschleunigt - nicht selten sind die Auslandsaktivi-
täten der eigentliche Wachstumstreiber des Geschäftes. Das Materialflussmanage-
ment steht damit vor völlig neuen Herausforderungen. Während zahlreiche Unternehmen früher nur einen inländischen Produktions- und Verwaltungsstandort hatten
und ihre nationalen Kunden über Außendienstler oder Intermediäre bedienen konnten, gilt es heute immer häufiger, hochkomplexe Netzwerke von Zulieferern, Produk-
tions- und Entwicklungsstätten und Vertriebskanälen, die sich über mehrere Länder

und/oder Kontinente verteilen, zu steuern (siehe Abbildung 22). Die enge Verzahnung von regionaler Vertriebsmengenplanung mit Produktionsplanung und Anlieferzeitpunkten externer Lieferanten ist dafür eine notwendige Voraussetzung. Darüber hinaus müssen ggf. Distributionslager an zentralen Stellen aufgebaut, die eine zeitnahe europa- und auch weltweite Warenverfügbarkeit gewährleisten.

Abbildung 22: Dienstleistungsspektrum internationaler Logistiker

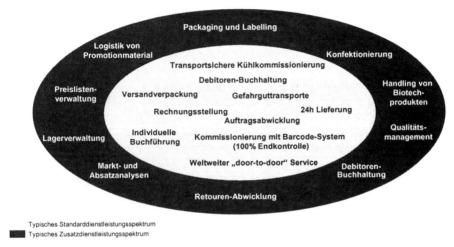

Typisches Standarddienstleistungsspektrum
Typisches Zusatzdienstleistungsspektrum

Quelle: Unternehmensinformationen

Die Internationalisierung der Medizinprodukteindustrie in den letzten Jahren hat dazu geführt, dass zwischen Headquarter und Länderniederlassungen auch im Bereich Logistik ein kontinuierliches „Ringen" um die Gretchenfrage „Standardisierung von Prozessen vs. regionale Bedürfnisse" stattfindet. Ohne hier Pauschalaussagen treffen zu wollen, kann festgehalten werden, dass bestimmte Aufgaben der Länderlogistik einer Standardisierung zuträglich sind, z. B. im Rahmen des Abschlusses gruppenweiter Rahmenverträge mit Frachtdienstleistern. Insbesondere kleineren Länderorganisationen fehlt das erforderliche Logistik Know-how, um diesen Bereich entsprechend zu gestalten. In der Unternehmenspraxis ist daher zu beobachten, dass Logistikfunktionen zunehmend im Headquarter angesiedelt bzw. gestärkt werden.

Neben der Internationalisierung ist aus Logistiksicht v. a. die steigende Bedeutung der Kundenintegration relevant (siehe Abbildung 23). Logistikleistungen z. B. für das Krankenhaus, das Sanitätshaus oder auch den Patienten beeinflussen immer stärker die Kundenbindung. Innerhalb der Logistikwertschöpfungskette werden folglich immer häufiger Dienstleistungen wie Call-Center, elektronische Sendungsverfolgung oder Teile des IT-Managements übernommen. Schließlich ist aus Logistiksicht der Trend zu verstärktem E-Business beobachtbar. Obgleich mittlerweile viele der in der Internet-Euphorie Anfang 2000 gegründeten elektronischen Plattformen für Medizinprodukte insolvent sind, ist nicht zu übersehen, dass die Nutzung des Internets für die Optimierung der Abläufe von Lieferant, Hersteller, Kunde, Kasse und Patient eine immer höhere Bedeutung erlangen.

Abbildung 23: Überblick ausgewählte Distributionskanäle

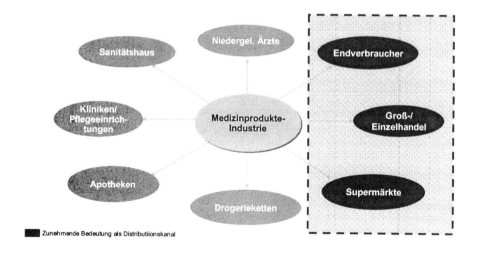

Zunehmende Bedeutung als Distributiionskanal

4. Sollprofil zukünftiger Logistikmanager

Mit den zukünftigen Anforderungen an die Medizinproduktelogistik ändern sich naturgemäß auch die Anforderungen an das Personal. Waren die Logistikverantwortlichen früher oft aus dem Speditionsgewerbe und vorwiegend mit einer effizienten „Lagerverwaltung" von einigen nationalen Lagern beschäftigt, so stehen heute auch noch andere Aufgaben im Vordergrund, insbesondere im Hinblick auf unternehmens- und länderübergreifendes Prozessmanagement.

Aus personeller Hinsicht ergibt sich folgendes idealtypisches Profil für den Logistik- manager in der Medizinprodukteindustrie:

- Studium der Ingenieur- oder Wirtschaftswissenschaften oder verwandter Stu- diengänge (z. B. Wirtschaftsingenieurwesen oder Wirtschaftsmathematik/ -informatik), gerne mit Schwerpunkt Logistikmanagement/Materialwirtschaft
- Mehrjährige Berufserfahrungen in verschiedenen Linienfunktionen, z. B. Ein- kauf, Produktion und/oder Marketing/Vertrieb
- Grundlegende Kenntnisse des Gesundheitswesens und seiner Strukturen
- Kenntnisse im Qualitätsmanagement
- Ausgeprägtes Prozessdenken
- Kenntnisse der internationalen Speditionsmärkte
- Kenntnisse in logistikrelevanten Rechtsgebieten
- Verhandlungssichere Englischkenntnisse

Nur wenige Manager verfügen z. Z. in der Medizinprodukteindustrie über ein derarti- ges Profil. Es ist daher oftmals unumgänglich, Logistikmanager aus anderen Bran- chen für die Medizinprodukteindustrie zu rekrutieren und sie dann in die Spezifika des Gesundheitswesens einzuarbeiten. Dies bietet aber die Voraussetzung dafür, dass Logistikkonzepte, die sich in anderen Branchen bewährt haben, Einzug in die Medizinprodukteindustrie halten.

5. Zusammenfassung und Ausblick

Die Logistik hat bislang in zahlreichen Unternehmen der Medizinprodukteindustrie eine untergeordnete Rolle gespielt. Vor dem Hintergrund der zunehmenden Anforderungen, die an die Logistik gestellt werden (v. a. anhaltender Kostendruck und zunehmende Ansprüche an Produktverfügbarkeit), ist damit zu rechnen, dass diese Funktion in der Medizinprodukteindustrie zukünftig gestärkt und weiter professionalisiert wird. Die Unternehmen müssen in diesem Zusammenhang auch entscheiden, ob sie die Funktion bzw. Teile der Funktion mittel- und langfristig innerhalb des Unternehmens ansiedeln möchten - bei den immer vielversprechender erscheinenden Angeboten von externen Logistikdienstleistern eine nicht ganz einfache Entscheidung.

Schließlich muss auch für die interne Logistik gelten, dass der Maßstab für Qualität und Kosten der angebotenen Kosten stets der externe Markt sein sollte. Um hier eine Entscheidungshilfe zu geben, sollte frühzeitig gemeinsam mit den anderen Funktionen herausgearbeitet werden, welchen Beitrag die Logistik zum Geschäftserfolg des Unternehmens gegenwärtig und zukünftig leistet bzw. bei entsprechender Ausrichtung leisten könnte.

Weiterführende Literatur

Baumgarten, H./Darkow, I.-L. (1999), Gestaltung und Optimierung von Logistiknetzwerken; in Hossner, R. (Hrsg.), Jahrbuch der Logistik 1999, Düsseldorf, S. 146-150.

Baumgarten, H./Wiegand, A. (1999), Entwicklungstendenzen und Erfolgsstrategien der Logistik; in Weer, J./Baumgarten, H. (Hrsg.): Handbuch Logistik, Stuttgart, S. 783-800.

Fabian, F. (2002), IKB-Report, Märkte im Fokus, Medizintechnik - Ein Markt mit Wachstumsperspektiven, Deutsche Industriebank, Düsseldorf.

Göpfert, I./Neher,A. (2002), Supply Chain Controlling - Wissenschaftliche Konzeptionen und praktische Umsetzung, in Logistik Management, 4. Jg., Ausgabe 3, S. 34-44.

Hoffmann, K./Hofmann, E. (2002), Merck: Europäische Outbound-Logistik in Corsten, D./Gabriel, C.: Supply Chain Management erfolgreich umsetzen: Grundlagen, Realisierung und Fallstudien, Berlin, Heidelberg, New York, Barcelona, Hongkong, London, Mailand, Paris, Tokio.

O.V. (2002), Optimierte Logistik zahlt sich aus, in MTD Medizin-Technischer-Dialog, 07/2002, S. 53-55.

3. Marketing- und Vertriebsmanagement

Patrick Da-Cruz, Sidonie Golombowski

3.1 Patientenorientierte Marketingstrategien

Abstract

Patientenorientiertes Marketing unterliegt im Gesundheitswesen nach wie vor weit reichenden gesetzlichen Restriktionen. Trotz dieser Restriktionen nimmt der Patient auch im Markt für Medizinprodukte eine zunehmend wichtigere Rolle ein. Diese Veränderungen bei den Zielgruppen verlangt von Medizinprodukteunternehmen eine Anpassung der bislang hauptsächlich auf Arzt und Einkäufer ausgerichteten Marketingstrategie, wobei sich grundsätzlich zwei Möglichkeiten anbieten: Die Anpassung bestehender Instrumente an die Zielgruppe Patient sowie der verstärkte Einsatz neuer Informations- und Kommunikationstechnologien. Die Nutzung dieser Technologien im Rahmen integrierter Marketing-Konzepte, die sowohl Arzt/Einkäufer als auch Patienten einbinden, sowie der Aufbau von Unternehmens- und/oder Produktmarken können für das Medizinprodukteunternehmen völlig neue Möglichkeiten der Kundenansprache und -pflege bieten.

1. Einleitung

Große Teile der Medizinprodukteindustrie räumen der persönlichen Kommunikation des Medizinprodukteberaters mit dem Primärentscheider (i. d. R. Arzt oder Einkäufer) bislang das stärkste Gewicht im Kommunikations-Mix ein. Auf die Ansprache des Primärentscheiders entfällt der Großteil der Ressourcen, während für die Patientenansprache i. d. R. nur Bruchteile verwendet werden. Patienten (und z. T. auch Kostenträger) werden bislang wenig beachtet, da sie bisher nur geringen Einfluss auf die relevanten Entscheidungsprozesse hatten und die Werbung für Arzneimittel und Medizinprodukte weit reichenden gesetzlichen Bestimmungen unterworfen ist. So ist die Direktansprache des Patienten in vielen europäischen Ländern nach wie vor verboten bzw. eingeschränkt.

In Deutschland ist neben den allgemein für Werbung relevanten Gesetzen, dem Gesetz gegen Wettbewerbsbeschränkung (GWB) und dem Gesetz gegen unlauteren Wettbewerb (UWG), an dieser Stelle v. a. § 10 des Heilmittelwerbegesetzes (HWG) zu nennen. Dieser legt fest, dass für verschreibungspflichtige Arzneimittel nur bei Ärzten und vergleichbaren Personen (z. B. Apothekern) geworben werden darf. § 3 HWG untersagt irreführende Werbung für Heilmittel. Das HWG soll dafür sorgen, dass die sich in einer besonderen Notlage befindlichen Patienten (aber auch die Allgemeinheit) geschützt werden. Darüber hinaus existieren in fast allen Ländern freiwillige Selbstbeschränkungen der Berufsstände und Wirtschaftsverbände und bestimmte Kodex-Vereinbarungen auch auf Herstellerseite, die z. T. über die rechtlichen Normen hinausgehen.

Ohne auf Details der bisherigen Primärzielgruppen Ärzte und Einkäufer eingehen zu wollen, sollen hier nur einige spezielle Instrumente angerissen werden, die verdeutlichen, wie weit das Marketing in diesem Bereich fortgeschritten ist. So verfügen die meisten Medizinprodukteunternehmen über umfangreiche, durch den Außendienst gepflegte Ärzte- oder Hospital-Mappings, die die wichtigsten Daten enthalten (u. a. Fachgruppe, Alter, Niederlassungsdauer, Praxisausstattung, -größe, Verordnungsverhalten, Bettenzahl, Fachabteilungen, Fallzahl, oder Umsatz). Diese Datenbanken ermöglichen in Abhängigkeit von dem beworbenen Medizinprodukt eine fokussierte

Zielgruppenauswahl. Für die Zusammenstellung des Marketing-Mix kann auf Ärzte-typologien zurückgegriffen werden, die von der Markt-Forschung, basierend auf um-fangreichen Studien, ermittelt wurden.

2. Relevanz des Patienten für das Medizinproduktemarketing

Die steigende Bedeutung der Zielgruppe Patient hat verschiedene Ursachen. So ist beim Patienten ein steigendes Interesse an Gesundheitsfragen zu beobachten. Der Patient möchte verstehen, was der Arzt tut, welche Medizinprodukte er weshalb ver-ordnet und wie diese zum Therapieerfolg beitragen können. Dabei besorgt sich der Patient seine Aufklärung notfalls selbst; wenn nicht durch die Medizinproduktein-dustrie, dann durch andere Quellen. Dies birgt die Gefahr, unvollständig und falsch oder vom „Wettbewerber" informiert zu werden (siehe Abbildung 24). Das Interesse der Patienten an Gesundheitsfragen stößt andererseits auf stark verbesserte Infor-mationsangebote, z. B. in den Medien oder im Internet, und ermöglicht es dem Pati-enten so, basierend auf seinem besseren Informationsstand, die Diagnose- und The-rapieentscheidungen des Arztes kritisch zu hinterfragen und zunehmenden Einfluss auf die Behandlung auszuüben. Verstärkt wird diese Entwicklung noch durch die in den letzten Jahren kontinuierlichen Zuzahlungen oder Ausgrenzungen aus der Er-stattung. Der Patient erwartet hier stärker noch als früher „value for money". Vor den eben dargestellten Hintergründen verwundert es nicht, dass die Medizinproduktein-dustrie daran interessiert ist, ihre Marketingaktivitäten stärker auf den Patienten aus-zurichten und diesen in entsprechende Marketingstrategien zu integrieren. Stärker noch als früher, muss sie dem Patienten gegenüber den Nutzen eines bestimmten Medizinproduktes darlegen.

Diese Nutzenargumentation ist noch wichtiger, wenn es um die Ansprache von Selbsthilfegruppen geht. Durch den Zusammenschluss von Patienten in Selbsthilfe-gruppen sind hier Organisationen entstanden, die sich für den direkten Kontakt und Austausch mit den Medizinprodukteunternehmen interessieren. Sie sind jedoch an-ders anzusprechen als der individuelle Patient. Aufgrund ihrer meinungsbildenden Funktion eignen sie sich v. a. für Prämarketing-Aktivitäten. Darüber hinaus sind durch Selbsthilfegruppen überreichte Informationen, auch wenn sie ursprünglich von Medizinprodukteunternehmen bereitgestellt wurden, glaubwürdiger als Direktinformationen durch das jeweilige Medizinprodukteunternehmen. Sie bilden damit auch eine ideale Zielgruppe für Marktforschungsaktivitäten, Markenanalysen oder Produktpositionierungsstudien.

Abbildung 24: Mögliche Einflussnehmer auf den Patienten

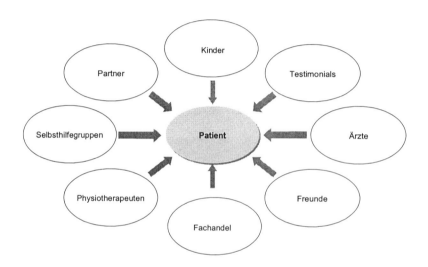

Segmentierungsstrategien gewinnen in einem patientenorientierten Marktumfeld eine neue Bedeutung. Neben den allgemein im Marketing verwendeten Segmentierungsstrategien (fachspezifisch, demographisch, regional etc.) sind für das Medizinprodukmarketing daher weitergehende Segmentierungen zu erarbeiten. Aus der Grundüberlegung heraus, dass sich die Gesamtbevölkerung in „gesund" (potentielle Patienten) und „krank" (Patienten) einteilen lässt, ergibt sich eine erste, wenn auch triviale Möglichkeit der Segmentierung. Da sich die wachsende Gruppe der Gesundheitsbewussten aber nicht als Patient ansprechen lassen möchte, muss hier differenziert vorgegangen werden. Während dem bereits erkrankten Patienten der konkrete Beitrag erklärt werden muss, den das Medizinprodukt zur Verbesserung des Gesundheitszustandes leistet, ist den Gesundheitsbewussten das Gut „Gesundheit" als

schützenswürdiges Gut anzubieten. Von besonderem Interesse für die Medizinprodukteindustrie sind darüber hinaus Segmentierungen, die auf bestimmten Patienten-
typologien, die sich wiederum nach Krankheitsbildern unterscheiden lassen, aufbau-
en.

3. Mögliche Instrumente der Patientenansprache

Abbildung 25: Instrument der Patientenansprache

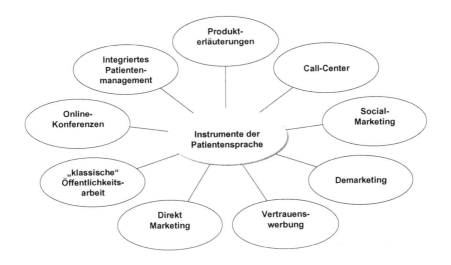

Das klassische Medium, mit dem der Erwerber eines Medizinprodukts konfrontiert
ist, sind Produkterläuterungen. Obwohl die auch an den Arzt bzw. Einkäufer gerichtete Beilage bereits teilweise auf den Patienten angepasst wurde, besteht hier noch
deutliches Verbesserungspotential. Es wird nach wie vor vernachlässigt, dass auch
nach dem Erwerb eines Medizinprodukts noch kognitive Dissonanzen auftreten können. Dies muss bei der Gestaltung des Dokumentes berücksichtigt werden, z. B. indem in für Patienten verständlicher Sprache, mit Übersetzungen für ausländische
Mitbürger oder Zusatzinformationen zu den Pflichtinformationen gearbeitet und der

Patient in seiner Kaufentscheidung bestätigt wird. Auch im Bereich des Layouts wäre das Verwenden einer leserfreundlichen Schriftgröße (bei einem Großteil älterer Patienten) sowie die stärkere Nutzung grafischer Elemente oder von elektronischen Medien wie CDs wünschenswert, wird aber nur selten praktiziert.

Patienten-Ratgeber, Wartezimmerwandzeitungen, Ärzte- und Krankenhausverzeichnisse, Seminare und Kongresse mit Patientenbeteiligung, Präventionsveranstaltungen, Medikamenten-, Blutdruck- oder Diabetikerpässe oder Verzeichnisse mit Reha-/Pflegeeinrichtungen können im Bereich „ergänzende Dienstleistungen" für den Patienten zusammengefasst werden. Hier kann mit einem vergleichsweise geringen Einsatz die Positionierung in einzelnen Therapiegebieten unterstützt und das ursprüngliche Arzneimittelangebot zu einem „Lösungspaket" („Servicepaket") erweitert werden. Dies gewinnt insbesondere im Zusammenhang mit den DMPs an Bedeutung.

Ein weiteres Kommunikationsinstrument, das in anderen Branchen bereits intensiv genutzt wird, ist der telefongestützte Kundenservice (Call-Center). Dieser kann auch für Medizinprodukteunternehmen interessant sein, um einen engeren Kontakt zum Patienten oder Selbsthilfegruppen aufzubauen. Nach wie vor ist es für den Patienten schwierig, wenn er spezifische Fragen zu einem Medizinprodukt, dessen Wirkungsweise oder Anwendung hat. Ärzte oder Physiotherapeuten, die bei entsprechenden Fragen grundsätzlich erste Ansprechpartner sein sollten, können bei der exponentiellen Zunahme medizinischen Wissens kaum den Überblick über jedes einzelne Medizinprodukt behalten, sind nur zu bestimmten Zeiten verfügbar und haben aufgrund anderer Ursachen kaum Zeit für eine ausführliche Diskussion mit dem Patienten.

Medizinprodukteunternehmen, die sowohl Medizinprodukte als auch verwandte Produkte vertreiben, die beim Patienten beworben werden dürfen, können Werbung (z. B. in Apothekenzeitungen und TV-Spots) für das Image des Gesamtunternehmens nutzen. Ziel ist es, eine Kompetenz für ein bestimmtes Indikationsgebiet, z. B. Schmerzbekämpfung, aufzubauen, zu kommunizieren und auf die Medizinprodukte im Produktportfolio auszudehnen.

Social-Marketing liegt vor, wenn durch Marketingaktivitäten Anliegen zum Nutzen der Gesamtbevölkerung verfolgt werden. Es bezieht sich nicht mehr auf definierbare Institutionen, sondern rückt öffentliche Interessen in den Mittelpunkt der Betrachtung. Exemplarisch sei das Medizinprodukteunternehmen genannt, dass der Bevölkerung rät, sich an Krebsvorsorgeuntersuchungen zu beteiligen. Gerade für Diagnostikahersteller bieten sich hier zahlreiche Ansatzpunkte, um von der politisch angestrebten Stärkung der Prävention zu profitieren.

Demarketing geht noch einen Schritt weiter. Von Demarketing wird gesprochen, wenn ein Unternehmen aktiv und unter Hinnahme von nicht unbeträchtlichen Kosten für eine Sache eintritt, die für das einzelne Unternehmen und die Branche als Ganzes langfristig durchaus negative Konsequenzen haben könnte. Ein Beispiel wäre das Medizinprodukteunternehmen, das sich dafür einsetzt, dass insgesamt weniger Medizinprodukte verordnet werden und z. B. durch Arzneimittel oder Krankengymnastik substituiert werden. Dies hätte aus volkswirtschaftlicher Sicht ggf. Sinn, hätte aber für die Hersteller von Medizinprodukten negative Auswirkungen. Auf diese Weise kann sich das einzelne Unternehmen - z. B. in anderen innovativen Marktsegmenten - positiv von Konkurrenten abheben und seine Glaubwürdigkeit erhöhen.

Eine indirekte Maßnahme stellt die Vertrauenswerbung für die Ärzteschaft, Sanitätshäuser oder Physiotherapeuten in der Öffentlichkeit dar. Hierunter fallen verschiedene Maßnahmen wie Anzeigenkampagnen in Printmedien, Radio oder Fernsehen, um gezielt das Vertrauen der Bevölkerung in den Arzt die Sanitätshäuser oder Physiotherapeuten zu steigern. Diese langfristig angelegte Maßnahme ist zwar eher breit angelegt (weswegen die gesamte Medizinprodukteindustrie von derartigen Aktivitäten profitiert), doch sie ist durchaus dazu geeignet, die Stellung des einzelnen Medizinprodukteunternehmens bei Ärzten, Sanitätshäusern, Physiotherapeuten und Patienten zu stärken. Derzeit wird z. B. diskutiert, welche sinnvollen Maßnahmen zur qualifizierten Aus- und Weiterbildung von Mitarbeitern im Sanitätsfachhandel getroffen werden können, um die Versorgungsqualität zu erhöhen. Die Betriebe des Sanitätsfachhandels und der modernen Orthopädie-Technik versorgen Patienten mit Hilfsmitteln und Dienstleistungen (z. B. Prothesen, Orthesen,). Die GKV als Hauptfinancier der Heil- und Hilfsmittel hat im Rahmen vergangener Gesundheitsreformen

den Preisdruck durch Einführung der sog. aut idem Regelung für Arznei- und Hilfsmittel verschärft.

Die wirtschaftliche Situation vieler Sanitätsfachhandelsbetriebe war bereits vor aut
idem angespannt, die Umsatzrendite liegt laut Angabe des Verbandes bei unter 1 %,
mehr als 40 % der Betriebe sind defizitär. Zudem befindet sich der stark fragmentier-
te Markt aktuell in einem Konzentrationsprozess, der Einzelanbietern kaum eine kos-
tendeckende Leistungserbringung ermöglicht. Eine deutliche Reduzierung der Um-
satzerlöse durch faktische Preisfestschreibungen der Krankenkassen kann von einer
Vielzahl der Betriebe nur durch massive Einschnitte in der Versorgungsqualität z. B.
durch Einsatz nicht qualifizierter Verkaufs- und Servicekräfte kompensiert werden.
An diesem Punkt gilt es, geeignete Qualitätssicherungsmaßnahmen im Sinne der
unterstützungsbedürftigen Behinderten zu treffen. Basis für Qualitätssicherungsmaßnahmen ist die Evaluation der Versorgungsqualität im Sanitätsfachhandel, die
derzeit von einigen Herstellern und Verbänden als vertrauensbildende Maßnahme
für die Zielgruppe Patient initiiert wird.

Die Bedeutung des Direkt-Marketings für die Medizinprodukteindustrie ist zwar in
den letzten Jahren stark gestiegen, doch beschränken sich die Aktivitäten noch weitgehend auf kurzfristige "Mailing-shots". Langfristig, strategisch angelegte Kampag-
nen sind bisher selten, können aber umfangreiche Patienten-Datenbanken generieren. Um solche Datenbanken anzulegen, mit Hilfe derer eine sinnvolle Grundlage für
Mailings ohne Streuverluste existiert, kann u. a. an der Verpackung angesetzt werden. Eine Möglichkeit wäre, in die Verpackung des Medizinproduktes einen kurzen
Fragebogen einzulegen, der u. a. Informationen zur Soziodemographie etc. und zum
kaufauslösenden Moment (Verordnung, Empfehlung, Medien) abfragt. Um eine möglichst hohe Rücklaufquote zu gewährleisten, könnte mit dem Fragebogen die Anfor-
derungsmöglichkeit weiterer Informationsmaterials oder auch, um ein Beispiel aus
der Konsumgüter-Industrie aufzugreifen, die Teilnahme an Gewinnspielen mit Gewinnen wie z. B. Gesundheitsurlauben verknüpft werden. Auf Basis einer solchen
Abfrage können dann Datenbanken angelegt werden, die präzise Informationen über
den Patienten bzgl. Wohnumfeld oder Soziodemographie enthalten. Die Angabe des
kaufauslösenden Momentes dient der Beurteilung, inwiefern die eigentliche Aus-

wahlentscheidung des Patienten durch kommunikationspolitische Instrumente beeinflusst werden kann. Je umfangreicher und aussagekräftiger diese Patientendatenbank ist, desto effektiver kann die Verteilung des Marketing- und Werbeetats erfolgen.

Unter die "klassische" Öffentlichkeitsarbeit fallen u. a. Pressemitteilungen, Geschäftsberichte, Jubiläumsschriften, Betriebsbesichtigungen, der Bau von Sportstätten, die Förderung medizinisch wissenschaftlicher Leistungen sowie Messen/Ausstellungen. Obgleich bei den eben genannten Instrumenten die Ausrichtung auf eine breitere Öffentlichkeit nicht zu übersehen ist, werden primär noch andere Zielgruppen bedient, sei es der Aktionär beim Geschäftsbericht oder das medizinische Fachpersonal bei Messen/Ausstellungen. Je nach Thema existieren hier unterschiedliche Möglichkeiten, eine Ausrichtung auf den Patienten durchzuführen. Was bspw. Sponsoring-Aktivitäten im sozialen Bereich anbelangt, hat die Medizinprodukteindustrie im Vergleich zu anderen Branchen exzellente Möglichkeiten, ihre Produkte und Dienstleistungen mit der Imagewerbung zu verknüpfen. Unter den Themen, die hier die höchste Wertschätzung innerhalb der Bevölkerung genießen, befinden sich überproportional viele „Gesundheitsthemen". Um eine Identifikation mit dem Produkt zu erreichen, hat sich die Einschaltung von „Testimonials" bewährt. Unter „Testimonials" sind Leitpersonen zu verstehen, die ihren eigenen Krankheitsverlauf schildern und die Stärken des jeweiligen Medizinproduktes herausstellen. Offensichtlich wird gerade bei dem sensiblen Thema Gesundheit auf das Urteil anderer Betroffener Wert gelegt. Beispiele sind hier v. a. aus der Publikumswerbung zu Abmagerungsmitteln oder den Werbekampagnen von Stiftungen (z. B. der Stiftung Schlaganfall) bekannt, wären aber auch in anderen Indikationsbereichen leicht umsetzbar.

Das zunehmende Informationsbedürfnis an Gesundheitsfragen seitens der Patienten wird zu einem nicht unerheblichen Teil über das Internet gedeckt. Die vereinfachte, kostengünstigere Nutzbarkeit des Internets sowie das reichhaltige Angebot zum Thema „Gesundheit" haben dazu geführt, dass der für die Medizinprodukteindustrie besonders interessante ältere Teil der Bevölkerung dieses Medium immer stärker nutzt. Neben der Homepage bieten sich weitere Möglichkeiten, das Internet für eine patientengerichtete Kommunikation zu nutzen. Das Medizinprodukteunternehmen kann in

Online-Konferenzen aktiv mit dem Patienten kommunizieren. Die Verfügbarkeit neuer Medizinprodukte kann über das Internet direkt dem Patienten mitgeteilt werden und ermöglicht so u. U. eine wesentlich schnellere Marktpenetration. Die Beobachtung von Patientendiskussionen lässt sich für Marktforschungszwecke nutzen, indem die gewonnen Informationen in eine Patientendatenbank integriert werden, die die Basis für Direkt-Marketing-Aktivitäten bildet. Die Nutzung des Internets bietet, wie auch die Zusammenarbeit mit Selbsthilfegruppen, die Möglichkeit einer Patientenansprache unter Umgehung der Leistungserbringer.

Integriertes Patientenmanagement (siehe Abbildung 26) stellt einen neuartigen Trend im Medizinproduktemarketing dar (z. B. Kongressangebote wie „Behandlung von Volkskrankheiten im Alter" mit entsprechenden Satellitensymposien zu einzelnen Indikationen/Therapien/Produkten). Im Gegensatz zum klassischen Marketing konzentriert es sich nicht mehr auf Kommunikationswege oder -kanäle, sondern auf Themen. Ziel ist eine parallele Ansprache von Ärzten und Patienten im Rahmen der gesetzlichen Möglichkeiten, wobei es sich um eine Variante der mehrstufigen Kommunikation handelt. Der Arzt wird einerseits von dem Patienten über die Aufklärungskampagne eines Medizinprodukteunternehmens zu einem bestimmten Krankheitsbild in Kenntnis gesetzt, wobei auf Seiten der Patienten Meinungsführer, z. B. Betroffene, zwischengeschaltet sind. Andererseits wird der Arzt durch das Medizinprodukteunternehmen über die Aktion und deren Inhalte aufgeklärt (z. B. durch den Medizinprodukteberater). Dies ist besonders wichtig, da seitens der Ärzte nicht das Gefühl entstehen darf, übergangen worden zu sein. Für den Patienten gibt das integrierte Patientenmanagement wichtige Orientierungshilfen, da er aktiv über Krankheitssymptome, Ursachen, Verlauf und Behandlungsmöglichkeiten in Laiensprache informiert wird. Die Aktion eines einzelnen Medizinunternehmens kann aber auch Wettbewerber stärken. Betroffene wenden sich evtl. gar nicht an den Arzt, sondern an ein Sanitätshaus, das ihnen dann im Extremfall ein Produkt eines Wettbewerbers anbietet. Es wird hier z. T. auch eine Instrumentalisierung der Patienten befürchtet, da zwar der Patient angesprochen wird, es dem Unternehmen aber faktisch nur um die Verordnung des Arztes geht. Dieser wird in seiner Entscheidungsfreiheit teilweise eingeschränkt, wenn ihn Medizinprodukteunternehmen und Patienten zur Verordnung eines bestimmten Medizinproduktes "drängen".

Abbildung 26: Integrierte Marketingkonzepte

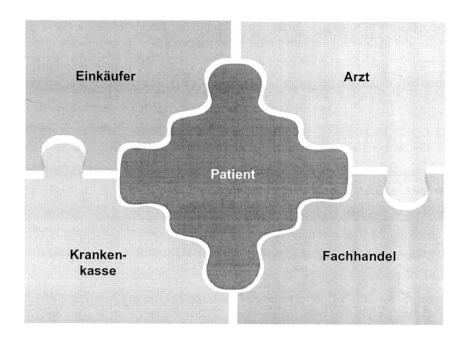

Letztlich muss eine jede Kombination der eben beschriebenen Instrumente berücksichtigen, dass der Patient selbst in einem komplexen Geflecht von Beziehungen
agiert, dass wiederum seine Meinungen, Entscheidungen oder Einstellungen beeinflusst. V. a. in Zeiten von aut idem hat der Patient selbst erheblichen Einfluss auf die
Kaufentscheidung. Bei Vertragsabschlüssen nach § 127 II SGBV begrenzt Satz 2
den Sachleistungsanspruch des Versicherten bei der Hilfsmittelversorgung zwar auf
die Höhe der Durchschnittspreise des unteren Preisdrittels der auf der Basis von
Ausschreibungen vertraglich vereinbarten Preise nach § 127 II. Der in Anspruch ge-
nommene Leistungserbringer kann jedoch auch Hilfsmittel abgeben, deren Abgabepreis teurer als das untere Preisdrittel ist. Die Differenz zwischen Abgabepreis und
Durchschnittspreis zahlt der Versicherte dann an den Leistungserbringer direkt. Insofern ist die Wahlfreiheit der Versicherten hier nicht eingeschränkt, vielmehr gilt es
das Patienteninteresse in der Marketingbotschaft des Herstellers stärker als bisher
zu adressieren.

4. Markenführung als zukünftige Herausforderung

Aus den eben gemachten Ausführungen kann sich auch die Notwendigkeit ergeben, das einzelne Medizinprodukteunternehmen bzw. das vertriebene Produkt als Marke aufzubauen, die den einmal eroberten Kunden an das Unternehmen/Produkt bindet und potentielle Kunden möglichst früh an das Unternehmen heranführt. In den letzten Jahren haben zahlreiche Unternehmen aus dem Gesundheitsmarkt erfolgreiche Aktivitäten zum Markenaufbau gestartet und nehmen mittlerweile Spitzenplätze in der Kundenwahrnehmung ein, z. B. im Hinblick auf die Wiedererkennungsraten oder Wiederholungskäufe.

Auch wenn ein großer Teil der Medizinprodukte nicht zu reinen Konsumartikeln „mutieren" dürfte, zielen die strategischen Grundüberlegungen hinter dem Markenaufbau im Gesundheitswesen in eine ähnliche Richtung wie in klassischen Konsumgütermärkten. Bei commodity Produkten, die vergleichsweise einfach zu substituieren sind und immer häufiger in Handelskanäle abwandern (z. B. Drogeriemärkte) kann eine gewisse Markenbekanntheit (neben einer Breite des Produktportfolios und preislicher Wettbewerbsfähigkeit) zu einer Voraussetzung dafür werden, überhaupt gelistet und ggf. mit einem gewissen Aufwand beworben zu werden. Über den Aufbau von Eigenmarken seitens dieser Vertriebskanäle und die Beschaffung der zugrunde liegenden Produkte in Billiglohnländern kann in den kommenden Jahren für zahlreiche Medizinprodukteunternehmen eine Bedrohung entstehen, die vielfach noch nicht erkannt wird. Dieser Bedrohung kann dann teilweise durch Anpassung der Kostenstrukturen und Innovationen oder eben den Markenaufbau begegnet werden.

Für Medizinprodukteunternehmen stellt sich in diesem Zusammenhang auch die Frage, ob auf Unternehmensebene eine Dachmarke aufgebaut werden soll oder Marken für einzelne Produkte bzw. Produktgruppen. Diese Frage wird primär über das bisherige und zukünftige Produktportfolio getrieben sowie die erkennbaren Veränderungen in den Absatzkanälen.

Sämtliche markenrelevanten Vorgaben (von der Markendefinition bis hin zu Corporate Identity) können in einer Markenverfassung geregelt werden. Branchen wie Fast Moving Consumer Goods (FMCG) oder Lebensmittel bieten dafür einen enormen Erfahrungsschatz.

5. Zusammenfassung und Ausblick

Das ursprüngliche Marketingkonzept erfordert aufgrund der Zielgruppenveränderungen zunehmend integrierte Marketingkonzepte, die sämtliche Marktpartner und die Öffentlichkeit in die Betrachtung einbeziehen. Eine besonders wichtige Zielgruppe in diesem Zusammenhang ist der Patient.

Die zukünftige Rolle des Patienten im Medizinproduktemarketing ist dabei durch fünf wesentliche Aspekte gekennzeichnet:

* Die rasante Entwicklung im Bereich der IT wird unweigerlich dazu führen, dass das Medizinprodukteunternehmen noch näher mit seinen Marktpartnern, also auch den Patienten, zusammenrückt
* Mit der zunehmenden Relevanz des Patienten für die Verordnungs-/Kaufentscheidung wird eine möglichst frühzeitige Einbindung in den Innovationsprozess wichtiger
* Die Ansprache der unterschiedlichen Zielgruppen erfordert differenzierte, auf die Indikation und Zielgruppe zugeschnittene Kommunikationsstrategien, wobei ggf. neue Segmentierungen erforderlich werden
* Die genaue Kenntnis der Zielgruppe, also der Aufbau entsprechender Datenbanken wird zur Voraussetzung für einen effizienten Umgang mit Marketing-Ressourcen
* Markenführung auf Unternehmens- und/oder Produktebene kann (in Abhängigkeit vom Produktportfolio und den Vertriebskanälen) zu einem wesentlichen Bestandteil der Marketingstrategie werden

Diese Veränderungen der Zielgruppen, die ggf. auch zu Modifikationen in der Alloka-tion des Marketingbudgets führt, bedeutet letztlich auch neue Anforderungen an das Controlling, v. a. Marketing-Controlling.

Weiterführende Literatur:

Cap Gemini Ernst & Young (2001), Patient Relationship Management: Die Rolle des Patienten in der Life-Sciences Industrie, Studie.

Dietzel, G. (2000), e-Health und Gesundheitstelematik, in Pharm. Ind., Nr. 11, S. 828-833.

Eggert, U. (2000), 12 Konsumenten-Trends, die uns auf dem Weg zum Jahr 2010 begleiten, in Marketing Journal 1, S. 14-19.

Glazer, R. (2000), Vom Wissen der Kunden profitieren, in Harvard Business Mana-ger 5, S. 32-44.

Greulich, A./Berchtold, P./Löffel, N. (Hrsg.) (2002), Patient und Prozess im Mittel-punkt, Decker: Heidelberg.

Prahalad, C. K./Ramaswany, V. (2000), Co-opting customer competence, in Harvard Business Review, January-February, S. 79-87.

Rynne, T.J., Healthcare Marketing in Transition; Illinois: IRWIN Professional Publish-ing.

Ward, S./Light, L./Goldstine, J. (1999), What high-tech managers need to know about brands?, in Harvard Business Review, July-August, S. 85-95.

Rainer Schommer, Jan Hacker, Christine Kern

3.2 Kooperation statt Konfrontation - „Trends im Krankenhausein- kauf"

Abstract

Kliniken werden in Zukunft bestrebt sein, strategische Partnerschaften mit Lieferanten einzugehen, um deren Know-how als Wettbewerbsvorteil im Klinikmarkt zu nutzen. Für die Industrie gilt es, die Bedürfnisse von Zielkunden, die über das reine
Produktgeschäft hinausgehen, zu adressieren und sich durch Mehrwertleistungen
Wettbewerbsvorteile zu erarbeiten.

1. Einleitung

Durch die zahlreichen Reformen der letzten Jahre hat sich im deutschen Gesundheitswesen ein zunehmender Kostendruck auf die Kliniken entwickelt. Insbesondere
durch die Einführung der DRGs verschärft sich der Wettbewerb in der Krankenhaus-
landschaft deutlich. Zur Verbesserung des wirtschaftlichen Erfolges eines Krankenhauses kann das Management an den Erlösen oder Kosten ansetzen. Bei administ-
rativ fixierten Festpreisen, wie den DRGs, können zusätzliche Erlöse nur durch eine
Erweiterung bzw. Optimierung des Leistungsangebotes, aber nicht durch eine Erhö-

hung der Preise für die Leistung, erschlossen werden. Die Erlössteigerung ruft jedoch gleichzeitig eine Steigerung der mit der Ausweitung des Leistungsangebotes
verbundenen Kosten hervor. Demgegenüber wirken sich Kostensenkungsmaßnah-
men unmittelbar auf den Erfolg des Krankenhauses aus und liefern demnach einen
positiven Ergebnisbeitrag, sofern Zusatzkosten an anderer Stelle vermieden werden.
Angesichts der Tatsache, dass ca. 10-15 % der Gesamtkosten durch das Einkaufsmanagement gesteuert werden, war in den vergangenen Jahren zu beobachten,
dass auch die Einkaufsperformance eine Basis zur Herausbildung von Wettbewerbsvorteilen (hier Kostenvorteil) des Krankenhauses war. Aus Sicht der Industrie gilt es,
dieser Entwicklungstendenz des Klinikeinkaufes durch geeignete Vertriebsstrukturen
Rechnung zu tragen.

2. Vom Bestellverwalter zum Buying-Center

Den genannten Herausforderungen begegnen die Kliniken u. a. mit der Professiona-
lisierung des Einkaufsmanagements, das sich mancherorts von der „Bestellverwal-
tung" zu einer internen Servicefunktion gewandelt hat. In den vergangenen Jahren
wurden erhebliche Investitionen in Aus- und Fortbildung der Mitarbeiter sowie Infor-
mationstechnik realisiert. Ergebnis dieses Prozesses ist ein neuer Buying Center im
Krankenhaus. Wie Abbildung 27 zeigt, treten heute Einkaufs-/Verwaltungsleitung und
ggf. Geschäftsführungsebene neben den medizinischen Leistungserbringern (Ärzten,
Pflegekräften) als gleichberechtigte Mitglieder bei der Beschaffungsentscheidung
auf. Entsprechend der Produktkategorie setzt sich zur Einkaufsentscheidung ein in-
terdisziplinäres Team aus Einkäufern, Ärzten, Pflegepersonal, Technikern sowie
nicht selten externen Dienstleistern (z. B. Radiologie) zusammen. Sowohl qualitative
als auch ökonomische Kriterien finden damit beim Entscheidungsprozess im Einkauf
Berücksichtigung.

Abbildung 27: Buying Center im Krankenhaus

Professionelle Einkäufer gewinnen zunehmenden Einfluss auf Produktauswahl und Konditionen

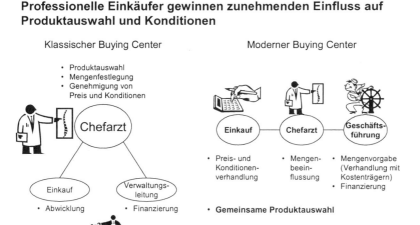

Klassischer Buying Center

- Produktauswahl
- Mengenfestlegung
- Genehmigung von Preis und Konditionen

Chefarzt

Einkauf   Verwaltungsleitung

- Abwicklung   • Finanzierung

Moderner Buying Center

Einkauf — Chefarzt — Geschäftsführung

- Preis- und Konditionen- verhandlung
- Mengenbeeinflussung
- Mengenvorgabe (Verhandlung mit Kostenträgern)
- Finanzierung

- **Gemeinsame Produktauswahl**

Oberender & Partner

3. Vom Lieferant zum Servicedienstleister

Einkauf und Logistik haben einen entscheidenden Einfluss auf das Leistungsgeschehen im ärztlichen und pflegerischen Bereich. Durch die Optimierung der Medicalproduktelogistik und der medizintechnischen Logistik sowie durch prozessorientierte Produktauswahl lassen sich erhebliche Rationalisierungspotenziale erschließen. Auch die Qualität der Leistungserbringung ist davon betroffen. Es muss gewährleistet sein, dass sich die benötigten Güter, in der geforderten Qualität, zur richtigen Zeit, am gewünschten Ort befinden. Ebenso müssen alle nicht benötigten Güter wieder entsorgt werden. Für Medizinprodukteunternehmen bietet sich hier die Chance, zusätzliche Serviceleistungen zum Produkt anzubieten, die die Ver- und Entsorgung der Abteilungen im Krankenhaus mit den benötigten Produkten sicherstellt. Dies ist mit einer starken Integration in den medizinischen Leistungsprozess und damit mit einem Auf- und Ausbau von Kenntnissen des Medizinprodukteunternehmens über Prozessabläufe im Krankenhaus verbunden. Folglich ist „clinical workflow knowledge", das die Probleme der Krankenhauskunden darstellt, zentraler Bestandteil aktueller Schulungsinhalte in der Medizinprodukteindustrie. Mitarbeiter mit langjähriger Krankenhauserfahrung zeichnen sich in den neuen Business Units der Hersteller verantwortlich für Produktentwicklung und neue Vertriebsinstrumente.

Der Grund, warum die Kliniken sich zunehmend externen Partnern öffnen, liegt auf der Hand: Reine Preissenkungen (insbesondere wenn diese zulasten der Qualität gehen) lösen nicht die Probleme der Kliniken. Die Verschiebung logistischer Leistungen vom Krankenhaus zum Medizinproduktehersteller hat im Krankenhaus eine Reduktion der Personal- und Prozesskosten bei gleichzeitig steigenden variablen Kosten für die Serviceleistungen zur Folge. Aufgrund des hohen Personalkostenanteiles an den Gesamtkosten eines Krankenhauses haben Einsparungen im Personalbereich eine weit größere Bedeutung für den wirtschaftlichen Erfolg eines Krankenhauses als auf die Optimierung des Einkaufs beschränkte Maßnahmen. V. a. aber werden Kostenbestandteile steuerbar, d. h. sind bspw. abhängig von der Anzahl der Fälle und somit der Auslastung (z. B. Stationskommissionierung, Kits). Maßnahmen der Einkaufsoptimierung haben hingegen den Vorteil, dass diese schnell und ergebniswirksam umgesetzt werden können. Die Integration von Medizinprodukteherstellern als Dienstleister im medizinischen Leistungsprozess setzt jedoch ein starkes Vertrauen des Krankenhauses gegenüber dem Hersteller voraus und ist dementsprechend als Ergebnis einer langfristig aufgebauten Kooperation zu sehen.

Das Verhältnis zwischen Industrievertrieb und Krankenhauseinkauf ist jedoch seit Jahren angespannt. Ein kritischer Punkt, der einen Beitrag zum angespannten Verhältnis geleistet hat, ist bspw. die Gratwanderung zwischen Drittmitteln im Rahmen von Forschungsvorhaben und dem Verdacht der Bestechung bzw. Bestechlichkeit. Umso wichtiger ist es, dass die gegenseitigen Bedürfnisstrukturen bekannt sind. Der Prozess der Vertrauensbildung und Kommunikation gestaltet sich langwierig. In Anbetracht der Tatsache, dass die Vorstellungen der Industrie über die Bedürfnisstruktur der Kunden von deren Selbsteinschätzung deutlich abweichen, ist dies auch kaum verwunderlich. Auch hier setzen die Schulungsinitiativen der Hersteller an, um durch mehr Wissen über den Kunden, dessen Bedürfnisse bei der Produktentwicklung und z. B. bei Finanzierungskonditionen zu berücksichtigen. Individuelle Ansätze wird es dabei nur mit ausgewählten Zielkunden im Rahmen strategischer Lieferantenpartnerschaften geben. Eine verlässliche Partnerschaft setzt dabei die Transparenz der Zielsetzungen des Klinikums und damit die Definition einer Einkaufsstrategie voraus.

4. Einkaufsstrategie der Krankenhäuser und aktives Lieferantenmanagement

Hauptziele der Einkaufsstrategie von Krankenhäusern - wenn auch wenig detailliert formuliert - sind Produktqualität und -verfügbarkeit. Die Bedeutung des Produktpreises wird seitens der Industrie überschätzt, wenngleich der Preis bei einfachen Produkten wie z. B. Spritzen eine größere Rolle spielt als bei wenig standardisierten und innovativen Produkten. V. a. die Erfahrungen bei der Kalkulation der neuen Vergütungsformen (z. B. Komplexpauschalen) zeigt, dass für Hersteller auch Preiserhöhungen durchsetzbar sind, wenn es dafür gelingt, andere nicht wertschöpfende Bestandteile aus den Prozesskosten der Klinik zu eliminieren. Diese Modelle sind v. a. für die Markteinführung von Innovationen zielführend.

Vor dem Hintergrund des zunehmenden Wettbewerbes erscheint es rational, besonderen Wert auf die Produktqualität und -verfügbarkeit zu legen, ist doch die Bereitstellung hochqualitativer Medizin in den Kliniken eine Grundforderung seitens der Patienten und Kostenträger. Fraglich erscheint allerdings, inwieweit tatsächlich Transparenz über die Qualität der erstellten Leistung in einem Krankenhaus besteht und ob daher die Produktqualität von Einkäufer, Nutzer und Patienten richtig eingeschätzt wird. In den wenigsten Einrichtungen erfolgt eine strukturierte Bewertung der Lieferanten- und Produktqualität. Wurde die „Produktqualität" nicht als strategisches Ziel formuliert und entsprechend anhand messbarer Kriterien operationalisiert (Anzahl Reklamationen, Ausschussquote, Regressfälle etc.), wird die Beurteilung der Zielerreichung eher aus dem Bauch heraus erfolgen als auf Basis objektiver Kriterien. Dies ist jedoch weder im Sinne der Kliniken noch der Lieferanten, da keine Lerneffekte und damit keine Ansatzpunkte zur Optimierung der Lieferantenbeziehung aufgezeigt werden.

Aktives Lieferantenmanagement wurde bisher - im Vergleich zu anderen Branchen - nur von wenigen Einrichtungen betrieben. Dass bisher das aktive Lieferantenmanagement für die Klinikeinkäufer häufig auf Preisverhandlungen beschränkt war, ist aus der Historie der Krankenhausvergütung durchaus erklärbar. Erst seit der Aufgabe des Selbstkostendeckungsprinzips in den 1990er Jahren besteht ein Anreiz für den Klinikeinkauf, neben dem Einkaufspreis auch weitere Handling- und Prozesskosten bei der Lieferantenauswahl zu berücksichtigen und Einkaufsentscheidungen verstärkt an ökonomischen Kriterien zu orientieren. Bis heute herrscht über diesen Paradigmenwechsel bei den medizinischen Leistungserbringern Irritation. Die Beschaffungsentscheidung muss sowohl medizinisch als auch ökonomisch vorteilhaft sein, um dem Haus einen Vorteil zu bringen. Es ist davon auszugehen, dass die Instrumente zur kontinuierlichen Lieferantenbewertung künftig umfassender eingesetzt werden. Das Potenzial langfristiger Partnerschaften mit ausgewählten Vorzugslieferanten wird bereits heute von Kliniken und Industrie erkannt.

Verstärkt durch die Einführung von klinischen Behandlungsleitpfaden zeichnet sich ein Trend zur Standardisierung des Artikelsortimentes ab. Insbesondere bei einfachen Produkten, die sich in Ihren Qualitätsmerkmalen nur gering voneinander unterscheiden und in großer Stückzahl vom Krankenhaus nachgefragt werden, bietet sich eine Standardisierung an. Das Krankenhaus kann dadurch einzeln oder innerhalb eines Verbunds eine stärkere Verhandlungsmacht gegenüber der Industrie aufbauen. Beispielhaft für die Standardisierung von Prozessabläufen und im Artikelsortiment können einige private Klinikträger genannt werden. Allerdings ist gleichzeitig eine Zurückhaltung gegenüber Single-Sourcing (Einkauf von Produkten bei einem Anbieter) vorzufinden. Lediglich Einzelkliniken lassen sich in sehr beschränkten Warengruppen (insbesondere dort, wo nur 2 oder 3 Anbieter den Markt bedienen) auf einen einzelnen Lieferanten ein, nicht ohne in derartigen Kontrakten erhebliche Sanktionsmaßnahmen im Fall von Vertragsverletzungen zu definieren.

Gerade hier zeigt sich wiederum, dass neben den rein ökonomischen Aspekten der Einkaufsentscheidung weitere Ziele verfolgt werden, wie z. B. eine Reduzierung der Abhängigkeit. Dies sollte die Industrie berücksichtigen und im Rahmen des Key-Account Managements weitere vertrauensbildende Maßnahmen anbieten, die den Kunden die Vorteile einer vertraglichen Partnerschaft deutlicher machen. Weniger der Preisvorteil als die Einzigartigkeit von Servicekomponenten (Mehrwertangebote) sollten künftig über eine höhere Bereitschaft zu Single Sourcing in Kliniken entscheiden. Die möglichen Win-Win Konstellationen von Lieferantenpartnerschaften werden heutzutage in vielen Fällen nicht im vollen Umfang genutzt bzw. deren Nutzen durch die Hersteller unzureichend kommuniziert.

5. Zusammenfassung und Ausblick

Das Motto im Einkaufmanagement der Krankenhäuser für die kommenden Jahre heißt: Kooperation statt Konfrontation mit Lieferanten. Die Hersteller verändern ihre Position dabei vom reinen Produktlieferanten zum Partner mit Problemlösungskapazität. Darüber hinaus wird - analog zur Entwicklung in anderen Branchen - eine verstärkte Nutzung neuer Medien (e-procurement, continuous replenishment etc.) erwartet, die als ein Instrument zur Prozessoptimierung über die gesamte Wertschöpfungskette nutzbar gemacht werden. Die Kliniken sind bestrebt, durch aktives Vorantreiben strategischer Partnerschaften mit Lieferanten, deren Know-how zur Herausbildung von Wettbewerbsvorteilen im Klinikmarkt zu nutzen.

Klare Handlungsempfehlungen für die Kliniken sind der Aufbau und die Pflege langfristiger Lieferantenpartnerschaften mit dem Ziel der Optimierung der gesamten Wertschöpfungskette im Gesundheitswesen. Hierzu zählen die Standardisierung von Prozessen und Informationsaustausch, die Nutzung von E-Commerce Potenzialen und der Ausbau von Controllinginstrumenten.

Zusätzlich bedarf es weiterer vertrauensbildender Maßnahmen aller Beteiligten. Die Industrie sollte im Rahmen Ihrer Vertriebskonzepte stärker die Bedürfnisse der Klinikeinkäufer berücksichtigen, die neben medizinischen v. a. ökonomischen Prinzipien folgen. Insbesondere die Produktentwicklung sollte stärker die Kundenbedürfnisse beachten und weniger angebotsorientiert und bisweilen technikverliebt gestaltet werden.

Nachfolgende Abbildung zeigt die als besonders relevant eingestuften Trends der kommenden Jahre im Krankenhauseinkauf.

Abbildung 28: Relevante Trends im Einkaufsmanagement deutscher Kliniken

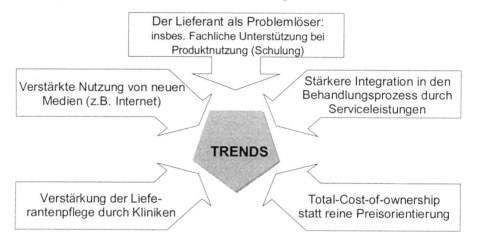

Oberender & Partner

Von den Klinikeinkäufern wird erwartet, dass diese die Hersteller nicht als Gegner sondern als Problemlöser verstehen und deren Know-how zur Bewältigung der Herausforderungen im eigenen Haus nutzen. Die auch weiterhin vorhandene Zurückhaltung gegenüber exklusiven Lieferantenpartnerschaften sollte der Offenheit weichen, dass nur auf Basis einer langfristig formulierten Partnerschaft Wettbewerbsvorteile für Klinik und Hersteller gleichermaßen erarbeitet werden können. Eine strategische Zusammenarbeit zwischen Kliniken und Lieferant ist auch Grundlage für die Optimierung der Logistikprozesse. Die damit verbunden Rationalisierungsreserven im Gesundheitswesen übersteigen den reinen Preisvorteil im Einkauf für Kliniken um ein Vielfaches. Sie sind allerdings nur in einem partnerschaftlichen Ansatz zwischen Klinik und Lieferanten realisierbar. Die bisher übliche Praxis, den Kostendruck der Krankenkassen durch Forderung nach Preisabschlägen von den Kliniken auf die Industrie weiterzugeben ist dabei nicht nachhaltig. Kurzfristige Senkungen der Produktpreise führen zwar zu Kostenentlastungen in den Kliniken (und damit auch in der GKV) zulasten der Profitabilität (und Innovationsfähigkeit) der Industrie. Die ineffizienten Strukturen in den Kliniken werden hierdurch nicht behoben. Nachhaltige Prozessoptimierungen können nur durch Kooperationsmodelle zwischen Klinik und Industrie realisiert werden, die sowohl den Kliniken als auch den Lieferanten rentable Geschäftsbeziehungen zu unterhalten.

Weiterführende Literatur

Albrecht, M. (2004), Neue Wege im Einkauf entscheiden über den Erfolg, 3. Forum Beschaffungsmanagement für Krankenhäuser im Aesculapium in Tuttlingen, in: führen und wirtschaften im Krankenhaus, Nr. 3, S. 285-288.

Drauschke, S. (2002), Kliniken und Industrie können gemeinsam gewinnen, in: führen und wirtschaften im Krankenhaus, Nr. 2, S. 156-158.

Eiff, W. von (2000), Beschaffungslogistik für Krankenhäuser im Umbruch, in: Klinik-Management Aktuell, Ausgabe 43, Nr. 1, S. 29-31.

Hahn, T./Messemer, J./Stark, K.(2002), Einkaufsmanagement: Intelligentes Sparen im Krankenhaus, in: McKinsey Health, Nummer 2, S. 6-15.

Müller, M. C./Thiess, M. (1999), Marktstudie: Trends im deutschen Krankenhausmarkt - Branchenstudie über die Medizinprodukteindustrie.

Oberender & Partner, (2003), Marktstudie: Trends im Einkaufsmanagement, Bayreuth.

Roland Berger, (2002), Marktstudie: Auswirkungen der transsektoral integrierten Gesundheitsversorgung auf die Medizinprodukteindustrie.

Schlüchtermann, J./Sibbel, R. (2002), Internet-Euphorie führt zur Ernüchterung, aber Realismus zum Erfolg, Der elektronische Einkauf im Krankenhaus steckt noch in den Anfängen, in: führen und wirtschaften im Krankenhaus, Nr. 3, S. 274-277.

Siepermann, (2004), http://www.wirtschaft.uni-kassel.de/vahrenkamp/ Publikationen.html, 03.08.2004.

Straub, R. (2002), Kooperation statt Konfrontation, PEG-Fachtagung Krankenhaus-Beschaffungsmarkt, in: Medizin-Technischer Dialog, Ausgabe 1, S. 7-10.

The Boston Consulting Group, (2003), Aktuelle Trends im Beschaffungsmanagement und für Medizintechnik und Medicalprodukte.

Frank Anton, Andreas Bermann, Rainer Schommer

3.3 Vom Lieferanten zum Klinikpartner - strategischer Vertrieb aus Sicht der Industrie

Abstract

Aktuelle Veränderungen im Gesundheitswesen beeinflussen das Geschäftsumfeld für Medizintechnik-Lieferanten nachhaltig. Die angespannte Haushalts- und Budgetlage der meisten Versorger führen u. a. zu fehlenden Investitionsmitteln und zu ansteigendem Preisdruck bei Medizintechnikprodukten. Diese Situation wird sich durch die Einführung der DRG's eher noch verschärfen.

Da ein Anstieg der Investitionsmittel nicht absehbar ist, müssen die Medizintechniklieferanten mit einer Veränderung ihrer Geschäftsstrategie reagieren. Eine Möglichkeit besteht darin, sich vom Produkt- zum Lösungsanbieter zu wandeln. Die Integration des Produktportfolios, die Erweiterung des eigenen Dienstleistungsangebots um strategische und operative Elemente, die Aufnahme neuer Geschäftsmodelle wie flexible Finanzierungsangebote und Kooperationsmodelle sowie die ganzheitliche Sicht auf den Kunden bilden den Kern der Lösungsstrategie.

Die Effizienzpotenziale im Gesundheitswesen sind hoch. Eine Lösungsstrategie muss darauf zielen, dem Kunden nachweislich bei der Anhebung dieser Effizienzpotenziale zu helfen. Es kommt also darauf an, Lösungen für den Kunden zu schaffen, deren Nutzen messbar und relevant ist. Gleichzeitig wird dadurch die Kundenbeziehung auf eine neue Ebene gehoben: strategische Partnerschaften. In solchen Partnerschaften ist es möglich, von einem reinen Product Pricing abzurücken, den Mehrwert der eigenen Leistungen, der durch eine optimal abgestimmte Kombination von Produkten und Dienstleistungen entsteht, in einem Value Pricing transparent zu machen. Finanzierungs- und Betreibermodelle können zusätzlich helfen, den Investitionsstau zu überwinden und so zu einem flexibleren Einsatz der Mittel zu kommen.

Neben der Anpassung bzw. Erweiterung des Produkt- und Dienstleistungsportfolios hat die Veränderung der Geschäftsstrategie auch organisatorische Auswirkungen auf die Medizintechniklieferanten, insbesondere auf die Vertriebsorganisation. Eine verantwortliche Einheit für das Lösungsgeschäft muss definiert werden. Die längeren Akquisitions- und Projektdurchführungsphasen sowie die veränderten Kundenbeziehungen im Lösungsgeschäft (z. B. Verwaltungsdirektor statt Chef- oder Oberärzten) erfordern ein gewisses Maß an Freiräumen für den Vertrieb. Account und Key-Account Management mit angepasstem Incentivierungsschema können hierzu ein probates Mittel sein. Die erforderliche Ausweitung der Mitarbeiterskills sollte durch geeignete Aus- und Weiterbildungsprogramme gefördert werden.

1. Ausgangssituation

1.1   Das Kundenumfeld wandelt sich nachhaltig

Die Situation der Kliniken und Krankenhäuser verändert sich. Die steigenden Ausgaben, die zunehmend angespannte Lage der öffentlichen und kirchlichen Haushalte, die eingeleiteten Veränderungen durch die Gesundheitspolitik und die steigenden Ansprüche aufgeklärterer Patienten, haben eine Welle tief greifender Neuerungen im Gesundheitswesen ausgelöst. Wir befinden uns derzeit mitten in einer Phase der Neuausrichtung, welche das Gesundheitswesen unumkehrbar und langfristig beeinflussen wird.

Viele Medizintechnikunternehmen verstanden sich in der Vergangenheit als Lieferanten von Medizintechnik, z. T. mit einer viele Jahrzehnte zurückreichenden Tradition. Obzwar in der Geschichte immer wieder mit Höhen und Tiefen konfrontiert, blieben sie durch hohe Produkt-Innovationskraft vielfach an der weltweiten Spitze der Medizintechniklieferanten.

Jedoch werden sich gerade die mittleren und großen Hersteller - ausgelöst durch die geschilderten Veränderungen der geschäftlichen Rahmenbedingungen - selbst verändern müssen. Dies trifft umso mehr zu, als diese Veränderungen, zwar in Deutschland besonders ausgeprägt, auf globaler Ebene zu beobachten sind. Dazu ist eine Neuausrichtung, richtiger eigentlich Erweiterung der Geschäftsstrategie erforderlich: die Wandlung vom Lieferanten zum Klinikpartner durch die Entwicklung von Lösungsstrategien.

1.2   Fehlende Mittel behindern Rationalisierungsinvestitionen

Eine der für die Medizintechnikindustrie bedeutsamen Konsequenzen des Kostendruckes ist der herrschende Investitionsstau im deutschen Gesundheitswesen. Die Höhe des bestehenden Investitionsbedarfes wird je nach Quelle unterschiedlich angegeben, liegt jedoch in einem Bereich zwischen 25 bis 50 Milliarden Euro. Paradoxerweise werden durch die Mittelknappheit und derzeitige Investitionspraxis auch Rationalisierungsinvestitionen zurückgehalten, die einen signifikanten Beitrag zur Effizienzsteigerung leisten könnten.

Daraus ergibt sich für den Klinikpartner aus der Medizintechnikindustrie eine vordergründig einfache These: „Ein Klinikpartner muss seinem Kunden helfen, langfristig diejenigen Mittel bereitstellen zu können, die der Kunde in notwendige technische Innovation investieren muss."

1.3 TCO wird auch in der Medizintechnik bedeutsam

Das bedeutet zum einen, dass die reine Produktkosten-/preisbetrachtung abnehmend relevant und von einer Prozesskostenbetrachtung über den Lebenszyklus des Produktes abgelöst werden wird. Am Beispiel eines Großgeräts heißt dies, neben den Investitionskosten müssen auch die Wartungskosten, die Personalkosten zur Bedienung, der Mittelverbrauch zum Betrieb, die Kosten der fachgerechten Entsorgung, etc. betrachtet werden (TCO).

Weiterhin ist bedeutsam, welchen Beitrag die Investition zur kontinuierlichen Effizienzsteigerung leisten kann. Am Beispiel des Großgerätes: Läuft die Prozedur schneller ab und können so mehr Patienten untersucht werden? Ist die Bedienung einfach und schnell zu lernen, so dass kurze Einarbeitungszeiten gewährleistet sind und Fehlbedienungen minimiert werden? Sind die Ergebnisse qualitativ aussagekräftiger und führen so zu einer besseren und trotzdem verkürzten Behandlung des Patienten? Können herkömmliche interventionelle - und damit teure, risikoreiche - Prozeduren ersetzt werden?

Hier liegt einer der bedeutsamen Hebel zur Kostenreduktion. Total Imaging Matrix (TIM) z. B., eine neue Siemens-Technik in der Magnet Resonanz Tomographie, führt zu einer Reduktion der Untersuchungszeiten von Ganzkörperuntersuchungen um die Hälfte (25 Minuten konventionell vs. 12 Minuten mit TIM). Zusammen mit der verbesserten Bildqualität wird es ganze klinische Pfade und Prozesse verbessern und beschleunigen: z. B. in der Onkologie zum Tumorstaging vor, während und nach der Therapie. Ein weiteres Beispiel ist die Darstellung von Herzkranzgefäßen mittels Computertomographie, welche mit hoher Wahrscheinlichkeit in Zukunft diagnostische Herzkatheteruntersuchungen nahezu vollständig ersetzen kann. Hier wird eine aufwändige und invasive diagnostische Methode durch verbesserte Bildgebung abgelöst.

Neu an diesen Entwicklungen ist nicht die Innovation an sich. Neu daran ist, dass die effizienzsteigernden Effekte unter wirtschaftlichen Gesichtspunkten eine für die Leistungserbringer bedeutsame Rolle spielen.

1.4   Reine Produktinnovation greift zu kurz

Um eine nachhaltige Effizienzsteigerung zu erreichen, muss die Partnerschaft jedoch über eine reine Produktpartnerschaft hinausgehen. Die um das Produkt stattfindenden Prozesse müssen betrachtet werden, damit ein optimierter Einsatz der Technologie gewährleistet ist und die Effizienz gesteigert werden kann. Ein in Zusammenarbeit mit der Universität Erlangen entwickeltes Protokoll zur Computer Tomografie gesteuerten Darstellung der hinversorgenden Gefäße dauert nur noch 12 Sekunden und erlaubt in fast allen Fällen eine sichere Therapieentscheidung bei Patienten mit Schlaganfall. Weil aber die vorausgehenden Prozesse stark verbesserungsbedürftig sind, erreichen nur höchstens 35 % der Patienten eine spezialisierte Klinik innerhalb des therapie-entscheidenden Zeitraums von 3 Stunden, nur 2 % aller in Frage kommenden Patienten werden bei Vorliegen einer ischämischen Ursache letztendlich einer kausal wirksamen Therapie (Lyse) zugeführt. Hier zeigt sich, dass die Produktinnovation der Prozessinnovation weit vorausläuft.

Im Bereich IT werden diese Effekte besonders augenfällig. Da IT nahezu ausschließlich dem Zweck der Prozessverbesserung dient, leidet die Effizienzsteigerung stark unter fehlender Prozessorientierung. Auch heute noch spielt vielfach ein Prozessmanagement-Ansatz keine Rolle bei der Einführung oder beim Ausbau der IT-Landschaft. Zwar kommt es unausweichlich zu einer Prozessveränderung, aber durch unzureichende oder gar falsche Nutzung entstehen Ersatzprozesse, neue Barrieren und Mehraufwand, die eine Effizienzsteigerung durch die Investition konterkarieren. Ein Klinikpartner muss daher bestrebt sein, mit seinen Produkten auch das erforderliche Know-how zu transferieren, das einen optimalen Einsatz erst ermöglicht.

Prozesseffizienz ist auch der wesentliche Grund dafür, dass die möglichst nahtlose Integration aller medizintechnischen Produkte enorm an Bedeutung gewinnt. Ungehinderter Informationsfluss ist auch in der Medizin unabdingbare Voraussetzung für barrierefreie Arbeitsabläufe und kann nur erreicht werden, wenn keine „Technik-Inseln" zu einer künstlichen Aufrechterhaltung abteilungs- oder modalitäten-orientierter Arbeitsweisen zwingen. Dies trifft sowohl auf Medizingeräte zu als auch - in besonderem Maße - auf IT. Es finden sich bspw. heute noch viele Kliniken, in denen die Integration zwischen dem Krankenhausinformationssystem und dem Radiologie-Informationssystem entweder überhaupt nicht oder nur rudimentär vorhanden ist. Häufig werden nur Patientenidentifikations/-falldaten übertragen. Leistungsanforderung, Termine, Befunde oder klinische Dokumentation stehen aber nur in einem isolierten System zur Verfügung. So werden trotz elektronischer Vergabe und Verfügbarkeit der Termine immer noch aufwändige Telefonate durchgeführt oder gar papierbasierte Termininformationen ausgetauscht, weil keine Integration der Systeme zur Verfügung steht.

2. Elemente einer strategischen Partnerschaft

Zur Hebung von Effizienzpotenzialen ist für den Kunden wie den Klinikpartner neben der produktnahen Betrachtungsweise eine weitere Ebene der Partnerschaft von großer Bedeutung: die langfristige, strategische Partnerschaft. Elemente dieser Partnerschaft sind

• Die strategische Ausrichtung
Dazu zählen u. a. Marktanalysen, Portfolioanalysen und -neuausrichtung; Customer Relation Management; strategisches und Medizin-Controlling; Personalentwicklung;

IT-Konzepte; Outsourcing-Strategien und Betreibermodelle; Kooperations- und Partnerschaftsmodelle

• Die operative Ausrichtung im Sinne einer kontinuierlichen Kontrolle und Verbesserung aller klinischen und operativen Prozesse wie Einkauf, Materialwirtschaft und Materiallogistik; Patientengastronomie und Reinigung; Patiententransport und Bettenlogistik; Instandhaltung

• Die betriebswirtschaftliche Ausrichtung
Asset Management; Finanzbuchhaltung; Kostenarten-, Kostenstellen- und Kostenträgerrechnung; Betriebsorganisation

Im Prinzip finden sich hier alle Elemente des Klinikmanagements wieder. Das bedeutet nicht, dass jeder Kunde aller Elemente seitens des strategischen Klinikpartners bedarf. Jedoch muss der Klinikpartner in diesen Bereichen über profundes Know-how verfügen, um sein Angebot optimal auf die Bedürfnisse seines Kunden abstimmen zu können. Dadurch wird das früher rein produktorientierte Geschäft komplexer im Sinne eines Dienstleistungs- oder Lösungsgeschäftes, gleichzeitig eröffnen sich aber für beide Seiten positive Aspekte.

Der Kunde kann vom Know-how und der Expertise des strategischen Klinikpartners profitieren. Die meisten der oben genannten strategischen Elemente sind in der Industrie entwickelt worden und kommen dort seit langem als unverzichtbare Bestandteile des Managements und der Betriebsführung erfolgreich zur Anwendung. Gerade die größeren strategischen Klinikpartner können dieses Know-how mit krankenhausspezifischer Expertise verbinden und so die strategischen Elemente mit integrierten Produkten kombinieren. Dadurch werden langfristige Partnerschaften möglich, die erst eine durchgreifende Hebung von Effizienzpotenzialen ermöglichen.

Dem strategischen Klinikpartner öffnen sich hier zum einen neue Geschäftsfelder, z. B. im Bereich Consulting. Daneben wird es möglich, die eigenen Leistungen in einer Value-Pricing Strategie anzubieten, deren Höhe sich u. U. an der Höhe erreichter Leistungen orientiert. Value-Pricing reduziert den Preisdruck, der notgedrungen von den Kliniken an ihre Lieferanten weitergegeben und der tatsächlichen Leistung eines strategischen Klinikpartners wesentlich gerechter wird.

3. Konsequenzen für Medizintechnik-Anbieter

Neben den marktwirtschaftlichen Veränderungen (Marktkonzentration, zunehmende Privatisierung, zunehmende Integration der Sektoren, Kapitalmangel im Gesundheitswesen, Konzentration der Kunden auf die Kernprozesse, etc.) ergeben sich aus den obigen Ausführungen für die Medizintechnikindustrie eine Reihe von bedeutsamen Auswirkungen auf deren eigene Strategie:

*   Innovation muss zukünftig zwingend Effizienzgesichtspunkte berücksichtigen
*   Konsolidierung und kompromisslose Integration des eigenen Produktportfolios
*   Vervollständigung und Optimierung des eigenen Produktportfolios zur durchgängigen Prozessunterstützung
*   Erweiterung des Gesamtportfolios um die Ebene der strategischen Elemente
*   Flexible Finanzierungsmodelle (Leasing, Nutzungsverträge, Pay-Per-Use, Risk-Benefit-Sharing, Performance Contracting, Public-Private-Partnerships, etc.)
*   Offenheit und Unterstützung in aktuellen Entwicklungen (Integrierte Versorgung, Medizinische Versorgungszentren (MVZ), Disease Management, Telemedizin, etc.)
*   Bereitschaft zu neuen, langfristigen Partnerschaftsmodellen (Outsourcing, Betreibermodelle, gemeinsame Gesellschaften, etc.)
*   Gesamtheitliche Sicht auf die Situation des Kunden, seine Prozesse und sein Umfeld

3.1 Eine mögliche Strategie für Lösungsanbieter

Wie kann nun solch eine neue Strategie aussehen? Eine Möglichkeit ist der Wandel vom Produkt- zum Lösungsanbieter. Grundlage dieser Strategie ist eine Analyse der Entwicklung im Gesundheitswesen.

Abbildung 29: Die Entwicklung im Gesundheitswesen von der Medizinischen Intervention zur Gesunderhaltung

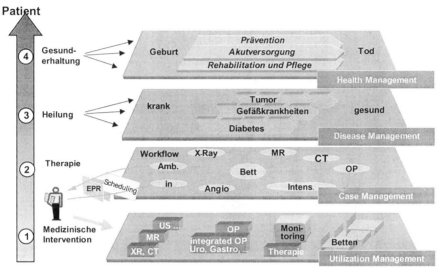

© Siemens Medical Solutions 2004

Traditionell war (und ist teilweise immer noch) die Patientenversorgung sehr transaktions- und abteilungsbasiert. Nicht der Patient stand im Mittelpunkt der Prozesse, sondern die jeweilige Abteilung mit ihren spezifischen Anforderungen. Mit der mehr prozess- (oder workflow-) orientierten Betrachtung der Abläufe entwickelt sich die Patientenversorgung in Richtung klinischer Pfade. Viele Gesundheitsversorger stehen heute noch vor der Aufgabe, diese Workfloworientierung optimal zu implementieren. Aber das Bewusstsein für die Notwendigkeit dieser Entwicklung hat sich, nicht zuletzt angetrieben durch die DRG-Einführung, durchgesetzt. Mit den Bestrebungen Disease Management Programme (DMPs) einzuführen ist der Schritt zur nächsten Ebene bereits vorgezeichnet. Hier liegt der Fokus nicht mehr auf der optimalen Behandlung des einzelnen Patientenaufenthaltes oder -kontaktes, sondern Disease Management hat zum Ziel, den Patienten umfassend vom kranken zum geheilten (oder zumindest stabilen) Zustand zu führen. Dieser Ansatz ist somit zeitlich sehr viel weiter gefasst (chronische Erkrankungen) und berücksichtigt organisatorische Grenzen (wie die Sektoren) eigentlich überhaupt nicht mehr. Vielmehr sind die Versorger aufgefordert ihre Strukturen so zu verändern, dass Organisationsgrenzen die Heilung des Patienten nicht mehr behindern oder verzögern.

Es ist also ein gesamtheitlicher Ansatz im Hinblick auf den Versorgungsprozess erforderlich, welcher die Entwicklungen im Gesundheitswesen berücksichtigt.

Abbildung 30: Gesamtheitliche Sicht auf den Patientenversorgungsprozess

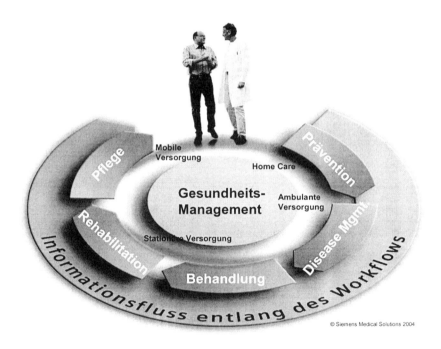

Auch aus Sicht der Industrie muss die sektorale Trennung aufgegeben werden. Zukünftige Angebote müssen die sektorenübergreifenden Ansätze der Patientenversorgung berücksichtigen. Alle Studien weisen auf erhebliche Effizienzpotenziale hin. Mummert und Partner schätzt das Einsparpotenzial im Gesundheitswesen auf

10-15 % (11/2002). Roland Berger gibt das Einsparpotenzial mit 10 % pro Versicher-
tem an (12/2002).

3.2 Kernbestandteile eines Lösungsportfolios

Wie muss nun ein Lösungsportfolio aussehen, welches einer solchen Strategie ge-
recht wird? In jedem Fall bleiben Produkte ein wichtiger und unverzichtbarer Be-
standteil. Sie werden ergänzt durch Informations-, Kommunikationstechnologie und
Netzwerkinfrastruktur, welche die Basis für den Informationsfluss entlang des
Workflows bilden. Produktnahe Dienstleistungen (Produktlogistik, Wartung, IT-
Customizing, Implementierung und Wartung, etc.) erlauben die prozessorientierte
Implementierung der Produkte. Produktübergreifende Dienstleistungen bilden die
Unterstützung der strategischen Elemente ab (Consulting).

Abbildung 31: Kernbestandteile eines Lösungsportfolios

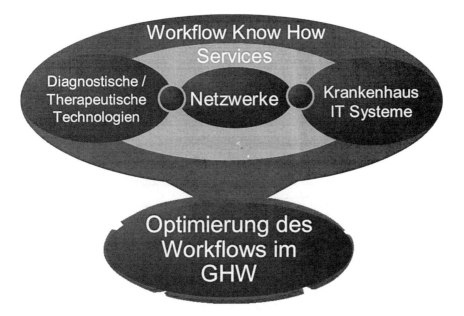

Workflow Know-how (mit Ausnahme von speziellen Consulting-Projekten) ist kein direkter Bestandteil des Lösungsportfolios im Sinne eines „verkaufbaren" Produktes oder Dienstleistung. Es ist vielmehr eine Fähigkeit der Mitarbeiter des Klinikpartners, ein „Enabler". Durch diese Fähigkeit kann der Klinikpartner aus den einzelnen Komponenten seines Portfolios eine individuelle Lösung für den jeweiligen Kunden generieren, die optimal auf seine Anforderungen zugeschnitten ist.

Workflow Know-how bedeutet, die Abläufe beim Kunden zu kennen und zu begreifen, d. h.

- seine klinischen und operativen Prozesse,
- seine Prozessschnittstellen,
- die Schnittstellen zwischen Modalitäten, IT und Dienstleistungen und
- das Zusammenspiel aller Beteiligten im Gesundheitswesen.

3.3   Produktportfolio: Integration und Vervollständigung

Siemens Medical Solutions hat sein Produktportfolio in den vergangenen Jahren erheblich verändert und erweitert, um den neuen Anforderungen gerecht zu werden. Dabei standen zwei Aspekte im Vordergrund: Vervollständigung und Integration des Produktportfolios.

Die Vervollständigung bezog sich dabei insbesondere auf den Bereich Krankenhausinformationssysteme. In dem Wissen, dass IT eines der wesentlichen Hilfsmittel ist, um Workflow und Prozesse zu verbessern, war dies ein logischer und konsequenter Schritt. Gleichzeit wurde eine Neuentwicklung im Bereich klinischer Informationssysteme (Soarian™) angestoßen, dessen grundlegende Architektur erstmals eine aktive Unterstützung des klinischen Workflows durch speziell dafür entwickelte Software-Unterstützung erlaubt (sog. Workflow-Engine).

Die Erfahrung mit Prozessmanagement in der Organisation hat gezeigt, dass Barrieren in den Prozessen insbesondere an den Schnittstellen zwischen den verschiedenen Einheiten auftreten. Darüber hinaus lassen sich auch mit IT keineswegs durchgreifende Effizienzpotenziale gewinnen, wenn sie sich an Abteilungsgrenzen orientiert. Diese Erkenntnis führte zu einer radikalen Veränderung der IT-Entwicklungsphilosophie. Um eine optimale Integration zu gewährleisten, wurden Plattformen für verschiedene Bereiche entwickelt, die eine Art Betriebssystem darstellen. Syngo™ bspw. ist die Plattform für sämtliche Siemens Modalitäten und den darauf ablaufenden Applikationen. Dadurch ist ein optimaler Datenaustausch zwischen allen Siemens-Geräten gewährleistet (Interconnectivity). Eine über alle Siemens-Geräte und Applikationen gleiche Benutzeroberfläche und Bedienphilosophie erleichtert darüber hinaus den abteilungsübergreifenden Umgang mit dieser Technik. Im Bereich der Krankenhausinformationssysteme repräsentiert Soarian™ ebenfalls eine Plattform-Strategie.

Abbildung 32: Plattform-Strategie bei Produkten

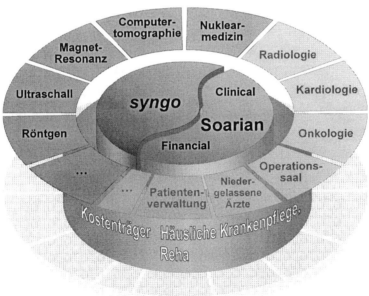

© Siemens Medical Solutions 2004

Auch das Dienstleistungsportfolio wurde konsequent ausgebaut, v. a. um die strategischen und operativen Elemente des Lösungsgeschäftes zu bedienen. Hier wurde
in erster Linie Beratungskompetenz aufgebaut.

Alle Bestandteile des Dienstleistungsportfolios werden auch einzeln als Beratungs-
projekte angeboten und mit Erfolg durchgeführt.

Sicherlich kann es nicht Strategie jedes Medizintechniklieferanten sein, ein vollstän-
diges Produkt- und Lösungsportfolio zu entwickeln. Die Kerngedanken der Portfolio
Veränderung treffen jedoch auf nahezu alle Teilbereiche zu: Vervollständigung des
Produktportfolios, Integration, Einhaltung internationaler Standards wie Digital Imaging and Communication in Medicine (DICOM) und Health Level-7 (HL-7) sowie die
Berücksichtigung strategischer Elemente, um zu einem Lösungsangebot in dem
betreffenden Teilbereich zu kommen.

3.4   Messbarer und relevanter Erfolg der Lösungen - Proven Outcomes

Ein Lieferant kann erst dann zum strategischen Klinikpartner werden, wenn er dazu
in der Lage ist, aus seinen Produkt- und Dienstleistungskomponenten eine Lösung
zu schaffen, die dem Kunden eine individuelle und doch umfassende Antwort auf
seine Herausforderungen zu geben. Im Vordergrund steht dabei, durch die Lösung
einen objektiv messbaren Mehrwert für den Kunden zu generieren. Dieses Kernkrite-
rium einer Lösung wird bei Siemens Medical Solutions „Proven Outcomes" genannt.
In einer strategischen Partnerschaft muss darüber hinaus der Mehrwert Relevanz
besitzen. D. h., er muss einen relevanten Beitrag zur Verbesserung der Gesamtsi-
tuation des Kunden liefern.

Die Entwicklung und Umsetzung einer diesen Kriterien gehorchenden Lösung ist
zumeist eine langfristige Aktivität, die sich über mehrere Jahre erstreckt. Sie hat nur
dann Aussicht auf Erfolg, wenn beide Seiten sich wirklich als Partner verstehen. Dies
setzt Vertrauen beider Partner ineinander voraus, welches einige Zeit zum Aufbau

benötigt. Hier liegt einer der Gründe für die i. d. R. deutlich längere Akquisitionspha-
se von Lösungsprojekten.

Der „Herstellungsprozess" einer Lösung folgt nicht dem klassischen Make - Sell -
Deliver Produktzyklus. Vielmehr entsteht die Lösung erst beim Kunden, „gemacht"
zusammen mit dem Kunden und nachdem sie „verkauft" wurde. Für die Analyse und
Konzeptionsphase muss der strategische Klinikpartner oft in Vorleistung gehen, da ja
zum Zeitpunkt des Verkaufes noch kein fassbares Ergebnis zustande gekommen ist.
Damit entsteht für den Klinikpartner eine andere Art von „Bestandskosten", die jedoch für das Lösungsgeschäft nicht ungewöhnlich ist.

4. Konsequenzen für die Vertriebsorganisation

Die Integration der Produkte zu plattform-basierten Komponenten, die Erweiterung
unseres Dienstleistungsangebots um strategische und operative Elemente, die Aufnahme neuer Geschäftsmodelle wie flexible Finanzierungsangebote und Kooperationsmodelle sowie die ganzheitliche Sicht auf unsere Kunden bilden den Kern des
Wandels vom Lieferanten zum Klinikpartner. Diese Strategie erfordert Veränderungen in der Vertriebsorganisation. Sie muss sich von einer Produktorientierung zu einer Dienstleistungs- (Lösungs-) orientierung wandeln. In der Übergangsphase muss
darauf geachtet werden, dass das bestehende Produktgeschäft nicht geschädigt
wird.

4.1 Verantwortlichkeit für Lösungsgeschäft

Die Wandlung der Vertriebsorganisation hängt wesentlich von der Ausgangssituation
des Medizintechnikanbieters ab: die Größe, Art und Sparte des Geschäftes sowie die
Ausrichtung der bestehenden Organisation. Daher sollen die Kerngedanken am Beispiel von Siemens Medical Solutions beschrieben werden.

Innerhalb der Vertriebsorganisation wurde eine zentrale Einheit für das Lösungsgeschäft eingerichtet, welche den Vertrieb in diesem Bereich unterstützt. Dies ge-

schieht zum einen durch Fokussierung und Weiterentwicklung des vorhandenen Know-hows auf die jeweiligen Lösungsprojekte. Die entsprechenden Lösungskonzepte werden von dieser Einheit zusammen mit dem Kunden erarbeitet. Gleichzeitig übernimmt die Lösungseinheit auch Verantwortung für das operative Lösungsgeschäft, indem sie den Kunden über die Laufzeit der Partnerschaft betreut und dafür Sorge trägt, dass die im Konzept gemeinsam erarbeiteten „Proven Outcomes" auch eintreten. Die Langfristigkeit des Kundenkontaktes in einem Partnerschaftsprojekt sowie die prolongierte Ergebnisverantwortung innerhalb der Vertriebsorganisation sind dabei zwei wesentliche neue Aspekte der Umgestaltung.

4.2   Veränderung der Kundenbeziehung

Die strategischen Ansätze im direkten Kundenvertrieb führen zu Veränderungen in der Kundenbeziehung. Zum einen kommt es häufig zu einer deutlich verlängerten Akquisitions- und Angebotsphase als dies im Produktgeschäft der Fall ist. Zum anderen ergeben sich im Lösungsgeschäft mit umfassenderem zeitlichem und inhaltlichem Rahmen auch neue Ansprechpartner. Im Produktgeschäft entscheidet häufig der Chefarzt einer bestimmten Abteilung oder bei IT der EDV-Leiter bzw. Chief Information Officer (CIO). In Projekten, in denen es um strategische Partnerschaften geht, ist der Verhandlungsführer auf Kundenseite fast immer der Geschäftsführer oder Verwaltungsdirektor.

Die Pflege der Kundenbeziehung ändert sich dadurch deutlich. Diesen Umständen muss in der Vertriebsorganisation Rechnung getragen werden. Es müssen für den Vertrieb die Freiräume geschaffen werden, um das Beziehungsmanagement zum Kunden professionell aufbauen und durchführen zu können.

4.3   Account und Key-Account Management

Dazu kommt bspw. die Einführung bzw. der Ausbau des Account Managements in Frage. Die für eine strategische Partnerschaft in Frage kommenden Kunden werden dabei nach Kriterien selektiert und die Kundenbeziehung unter die Leitung eines Account Managers gestellt. Die Kriterien hängen wesentlich vom Geschäftssegment, Produkt- und Lösungsportfolios des Klinikpartners ab. Der Account Manager hat als wesentliche Aufgabe die Pflege der Kundenbeziehung. Da deren Aufbau durch die veränderten Ansprechpartner im Lösungsgeschäft einige Zeit benötigt, kann u. U. die Ergebnisverantwortung zumindest in der Übergangsphase in den Hintergrund treten.

Je nach Größe des Medizintechnik-Unternehmens kann die Account Management Struktur auch erweitert werden, z. B. durch die Einführung eines Key Account Managers für Klinikketten. Dadurch bekommt das Management von Klinikketten einen zentralen Ansprechpartner im Vertrieb (dies wird häufig gewünscht). Gleichzeitig fällt es leichter, auch Kunden zu bedienen, die sich im internationalen Umfeld bewegen oder dorthin expandieren wollen. Dieser Trend ist gerade bei den Klinikketten deutlich zu beobachten.

4.4   Anpassung der Incentivierungsstruktur

Bedingt durch die Andersartigkeit des strategischen Lösungsgeschäftes sollte sich auch die Incentivierungsstruktur der Vertriebsorganisation verändern. Gerade in der Übergangsphase können durch eine relativ höhere Incentivierung des Lösungsgeschäftes wesentlich Anreize für den schnelleren Aufbau des Lösungsgeschäftes gesetzt werden. So wie sich bspw. ein Teil des wirtschaftlichen Ergebnisses aus den tatsächlich erreichten Verbesserungen beim Kunden ableitet, kann sich auch ein entsprechender Teil der Incentivierung daraus ableiten. In Partnerschaftsmodellen, in denen ein Nutzungsvertrag für Geräte oder IT zur Anwendung kommt, ergibt sich statt einmalig höheren Umsätzen ein kontinuierlicher Revenue Stream, der u. U. eine Laufzeit von vielen Jahren hat. Siemens Medical Solutions befindet sich bspw. in Großbritannien in Public-Private-Partnership Modellen, die eine Laufzeit zwischen 15 und 40 Jahren haben. Es versteht sich von selbst, dass die klassische Produktincentivierung hier nicht zur Anwendung kommen kann.

4.5   Neue Mitarbeiterskills

Die Veränderung vom Lieferanten zum Klinikpartner ist eine strategische Veränderung und oft Erweiterung der geschäftlichen Aktivitäten des Unternehmens. Sie erfordert erweiterte, neue Fähigkeiten der Mitarbeiter. Neben den grundsätzlichen Aspekten des Dienstleistungs- und Lösungsgeschäftes sind gesundheitsökonomisches und „Workflow" (gemäß der obigen Definition) Know-how wichtig, um das Lösungsgeschäft voranzutreiben. Weil das Lösungsgeschäft deutlich komplexer und langfristiger ist, es eine auf Vertrauensbasis funktionierende Partnerschaft voraussetzt und die Lösung verkauft wird, bevor sie endgültig entstanden und anfassbar ist, gewinnt die persönliche Beziehung im Sinne des Wortes zwischen Kunde und Klinikpartner enorm an Bedeutung. Im anglo-amerikanischen Sprachgebrauch wurde dafür der Begriff „People's Business" geprägt. Vertrauen kann nur entstehen, wenn beide Partner gleichberechtigt mit einander diskutieren können und einander akzeptieren.

4.6   Weiterbildung der Mitarbeiter

Die Anforderungen an die neuen Skills sollten bei Neueinstellungen berücksichtigt werden. Für den bestehenden Mitarbeiterstamm sollten entsprechende Aus- und Weiterbildungsprogramme initiiert werden. Je nach Größe des Unternehmens kommen hier eigene Programme in Frage oder man greift auf die Kompetenzen spezialisierter Anbieter zurück. Das Angebot ist so vielfältig, dass sich für jeden Branchenzweig der Medizintechnik passende Maßnahmen finden lassen.

Siemens Medical Solutions bspw. kombiniert beide Möglichkeiten. Für die interne Fortbildung wurde ein entsprechendes Projekt initiiert, welches für alle Mitarbeiter ein web-basiertes Training enthält und mit einem Zertifikat abgeschlossen werden kann.

Patrick Da-Cruz, Christoph Da-Cruz

3.4 „Emerging" Gesundheitsmarkt Indien

Abstract

Wachstumsmöglichkeiten für die Medizinprodukteindustrie liegen, abgesehen von bahnbrechenden Innovationen, immer seltener in Deutschland oder europäischen Kernmärkten. Die asiatischen Märkte werden zwar häufig als günstige Beschaffungsmärkte für Commodity-Produkte angesehen; dieser Blickwinkel übersieht jedoch, dass es auch zahlreiche attraktive Absatzmärkte gibt, in denen „made in Germany" als schlagendes Verkaufsargument genutzt werden kann. Der folgende Beitrag beschreibt den indischen Gesundheitsmarkt und verdeutlicht dessen zunehmende Attraktivität für sämtliche Marktteilnehmer.

1. Das indische Gesundheitswesen im Überblick

Mit einer Bevölkerung von weit über 1 Mrd. Menschen, aufstrebenden Wirtschaftszweigen wie der IT-/Pharma- oder Biotechindustrie und Wachstumsraten des Bruttosozialproduktes > 6 % ist Indien mit großen Schritten unterwegs auf dem Weg zu einer der weltweit führenden Wirtschaftsmächte. Ein Bereich, der bei derartigen Rahmenbedingungen sowie seiner gegenwärtigen Struktur besonders profitieren dürfte, ist der Bereich der Gesundheitsversorgung. Der Anteil der Aufwendungen für das Gesundheitswesen am Bruttosozialprodukt ist in Indien mit 5,2 % deutlich niedriger als in den USA oder Deutschland, wo der Anteil klar im zweistelligen Bereich liegt. Gleichwohl sind die anteiligen Aufwendungen etwas höher als in vergleichbaren a-siatischen Ländern wie China oder Pakistan. Was Indien jedoch fundamental von den anderen Ländern unterscheidet, ist der geringe Anteil an öffentlichen Gesundheitsausgaben, der im Gegenzug einen hohen Anteil privater Zuzahlungen erfordert. Mit 87 % ist dieser Anteil wesentlich höher als in vergleichbaren Schwellenländern und westlichen Industrienationen. Es verwundert daher nicht, dass Indien für die internationalen Krankenversicherungskonzerne einen zunehmend interessanten Markt darstellt, v. a. auch aufgrund der rapide wachsenden Mittelschicht, die bereits jetzt rund 300 Mio. Menschen (nahezu das Vierfache der deutschen Bevölkerung) umfasst und die immer häufiger bereit ist, Umschichtungen in ihrer konsumtiven Verwendung hin zu Gesundheitsdienstleistungen vorzunehmen. Aufgrund des extrem hohen Anteiles privater Ausgaben an den Gesamtaufwendungen für Gesundheit ist der Zugang zu medizinischer Versorgung sehr unterschiedlich und derzeit für große Teile der Bevölkerung nicht gewährleistet. Auch die Verteilung der Infrastruktur an Gesundheitseinrichtungen innerhalb des Landes ist sehr unterschiedlich. Während in den großen Krankenhäusern von Mumbai, Delhi oder Hyderabad Weltklassemedizin geboten wird, sieht die Situation im ländlichen Raum oft ganz anders aus. Hier existieren z. T. nur ambulante Versorgungszentren, die eine minimale Basisversorgung gewährleisten. Rettungsdienste und Notfallmedizin in der uns bekannten Form existieren nicht bzw. nur abgeschwächt und können dort, wo vorhanden (z. B. in den Großstädten), aufgrund der chaotischen Verkehrsverhältnisse und schlechter technischer Ausstattung nur sehr eingeschränkt agieren.

Die eben beschriebenen Unzulänglichkeiten bieten auf der anderen Seite in den kommenden Jahren ein riesiges Potential für die Leistungserbringer, Industrie und sonstige Dienstleister. So wird für den Gesundheitssektor bis 2005/2006 nahezu eine Verdopplung der 2001/2002-Umsätze erwartet - Wachstumsraten, von denen die europäischen Gesundheitssysteme in Zeiten andauernden Budgetdrucks wohl auf absehbare Zeit nur träumen werden können (siehe Tabelle 1).

Tabelle 1: Umsatzentwicklung des Gesundheitssektors 2000 - 2005

Year	Size (US Dollar bn)
2000-01	20.6
2001-02	23.7
2002-03	27.8
2003-04e	32.7
2004-05e	38.3
2005-06e	45.1

Quelle: Economic Times Intelligence Group (ETIG)

Tabelle 2: Gesundheitsausgaben verschiedener Staaten 2000 (%)

Country	Share of GDP	Share of Public expenditure in total healthcare expenditure	Share of Private expenditure in total health expenditure
United States of America	13.7	44.1	55.9
Germany	10.5	77.5	22.5
United Kingdom	5.8	96.9	3.1
Canada	8.6	72.0	28.0
Japan	7.1	80.2	19.9
China	2.7	24.9	75.1
India	*5.2*	*13.0*	*87.0*
Brazil	6.5	48.7	51.3
Pakistan	4.0	22.9	77.1
Mexico	5.6	41.0	59.1

Quelle: The World Health Report 2000

2. Der indische Krankenhaussektor

Die Verteilung der Kosten des Gesundheitswesens auf die einzelnen Sektoren zeigt, dass auch in Indien der größte Teil der Kosten im Segment Krankenhaus/Pflege entsteht (siehe Tabelle 3). Auf den Bereich der niedergelassenen Ärzte und die Pharma-/Medizinprodukteindustrie entfallen rund jeweils ein Fünftel. Ein wesentlicher Unterschied im Vergleich zur deutschen Ausgabenstruktur besteht in den Kosten für Diagnosezentren, die z. T. unabhängig von den niedergelassenen Ärzten betrieben werden. Rund ein Achtel der Gesamtausgaben entfällt auf dieses Segment, welches z. B. bildgebende Diagnoseverfahren oder Blutanalysen verschiedenster Formen anbietet.

Tabelle 3: Segmente im indischen Gesundheitsmarkt

Segment	Segment Share (%)
Hospitals & nursing homes	39
Doctors - Allopathic	22
Pharmaceuticals & supplies	21
Unattached Labs & Diagnostic Centres	12
Alternative medicine (including doctors)	7

Quelle: Asian Health Services

Der indische Krankenhaussektor wird bettenseitig bislang klar durch die öffentlichen Krankenhäuser dominiert. Auf Basis der für die Jahre 1995 und 1996 verfügbaren Daten waren fast zwei Drittel der Betten in öffentlicher Trägerschaft. Bei der Anzahl der Krankenhäuser sieht das Bild anders aus - hier vereinigen die privaten und freigemeinnützigen Träger mehr als zwei Drittel der Krankenhäuser auf sich (siehe Tabelle 4). Die durchschnittliche Bettenanzahl je Krankenhaus ist demnach bei den privaten und freigemeinnützigen Trägern wesentlich geringer als in den öffentlichen Häusern, was u. a. daran liegt, dass es hier besonders viele Spezialkliniken gibt. Die Kommunen spielen eine völlig untergeordnete Rolle.

Tabelle 4: Der indische Krankenhaussektor im Überblick

	Government		Local		Private & voluntary		Total	
	Hospital	Beds	Hospital	Beds	Hospital	Beds	Hospital	Beds
Number	4,473	375,987	335	19,677	10,289	228,155	15,097	623,819
Share of total (%)	29.63	60.27	2.22	3.15	68.15	36.57	100.0	100.0

Quelle: Health Information of India 1995 &1996.

In den letzten Jahren haben, ähnlich wie in westeuropäischen Ländern, v. a. private Krankenhausketten von sich Reden gemacht (siehe Tabelle 5). Private Trägergruppen wie Appollo, Wockhardt oder Fortis finden zunehmend über den indischen Subkontinent hinaus Beachtung und vermarkten ihre Dienstleistungen aktiv an ausländische Patienten - mittlerweile bis nach England.

Tabelle 5: Profitabilität ausgewählter privater Anbieter 2001 (%)

Healthcare venture	Location	Operating margin	Net profit margin
ADS Diagnostic	Delhi	23.43	0.42
Apollo Hospitals	Chennai	19.22	10.1
Deccan Hospitals (1999)	Hyderabad	22.3	4.6
Devaki Hospitals	Chennai	22.3	12.8
Dolphin Medical	Vijaywada	20.8	1.1
Dr Agarwal	Chennai	18	4
Indraprastha Apollo	Delhi	16.3	11.9
Kovai Medical Centre	Coimbatore	23.9	8.4
Medinova Diagnostics	Hyderabad	23.8	3.9
Noida Medicare (2000)	Delhi	46.9	8.9
Sharma East India Hospitals (2000)	Jaipur	19.6	0.7
Sushruta Medical (1999)	Bangalore	30.8	21.6
Escorts Hospital & Research Centre (2000)	Delhi	24	3.2
Drs Tribedi & Roy	Calcutta	49.9	22.9

Quelle: Centre for Monitoring Indian Economy (CMIE), press releases, http://www.cmie.com/index.htm.

3. Kostenstrukturen indischer Krankenhäuser

Von besonderem Interesse für deutsche Unternehmen aus dem Gesundheitssektor dürfte der Vergleich der Kostenstrukturen eines indischen Krankenhauses mit derjenigen in Deutschland sein (siehe Tabelle 6). Was man instinktiv vermuten würde (einen deutlich geringeren Anteil an Personalkosten bei gleichzeitig geringerer Produktivität) wird hier auf eindrucksvolle Weise bestätigt. Während man in Deutschland um jede halbe Stelle oder minimale Lohnerhöhung „feilschen" muss, um Steigerungen der Personalkosten zu verhindern, liegen die gesamten Personalkosten (inkl. Privatliquidation, Verwaltungs- und Outsourcingaufwendungen) eines indischen Krankenhauses bei einem Drittel des Umsatzes. Die geringen Personalkosten haben natürlich auch einen Einfluss auf das Kostenniveau der Hauswirtschaft/-technik oder Gebäude- und Instandhaltung. Diese Kostenstruktur erlaubt es einem Großteil der indischen Krankenhäuser daher auch, mit für deutsche Verhältnisse überdurchschnittlich hohen operativen Renditen oberhalb der 20 %-Marke zu agieren, die über die verschiedenen Bundesstaaten Indiens hinweg in den letzten Jahren erzielt werden konnten.

Tabelle 6: Kostenstruktur eines indischen Krankenhauses der Tertiärversorgung (%)

Category	Share of Sales
Direct material cost	25-26
Power and utilities	4.0
Repairs and maintenance	1.5
Doctors' share in fees	20.0
Personnel cost	12.0
Administration & marketing	4-5
Services outsourcing	4.5-5.5
Insurance & banking	1.0
Subtotal	72-75
PBDIT (Profit Before Depreciation, Interest and Taxes)	**25-28**
Depreciation	5
Interest	5-7
PBT (Profit Before Taxes)	**13-18**
Tax	5.5
PAT (Profit after Taxes)	**11-15**

Quelle: Industry and ETIG.

4. Internationaler Gesundheitstourismus als weiterer Nachfragetreiber

Ausländische Patienten werden v. a. bzgl. der Durchführung diagnostischer Checks sowie ausgewählter chirurgische Eingriffe beworben. Hält man sich vor Augen, dass in den großen Krankenhäusern der Metropolen komplexe Eingriffe, wie z. B. Bypass-Operationen, mit sehr guten Ergebnisse in qualitativer Hinsicht zu Kosten durchgeführt werden (siehe hierzu Tabelle 7 und Kosten für Eingriffe in Mumbai siehe Tabelle 8), die in den Industrienationen als Patientenzuzahlung beim Zahnersatz anfallen können, dann wird deutlich, warum mittlerweile immer mehr ausländische Patienten die indischen Krankenhäuser aufsuchen. Auch die Regierungen einzelner indischer Bundesstaaten haben dies mittlerweile erkannt und bieten in Zusammenarbeit mit Krankenhäusern und Touristikunternehmen Pauschalen an, bei denen medizinische/diagnostische Checks oder sogar chirurgische Eingriffe mit Reha-Maßnahmen oder Strandurlaub kombiniert werden. Die aus Indien stammende Ayurveda-Medizin erfreut sich mittlerweile in den Industriestaaten einer großen Zahl von Anhängern. Da die angespannten Gesundheitssysteme dieser Länder immer seltener Präventions- und Reha-Maßnahmen finanzieren, ist es auch hier nur eine Frage der Zeit, wann größere Patientenströme die indischen Ayurveda-Zentren, die Kuraufenthalte zu Preisen eines europäischen Pauschalurlaubs anbieten, nutzen werden. Die großen „Health Maintenance Organisations" (HMOs) in den USA haben bereits erste Studien aufgesetzt, in denen ayurvedische Medizin auf ihre Wirksamkeit hin überprüft wird. Sollte der Nachweis gelingen, dann ist damit zu rechnen, dass die Kostenträger diese Entwicklung nachhaltig fördern werden

Tabelle 7: Kosten verschiedener Diagnoseverfahren/Tests* (US Dollar)

X-Ray	3,33
Ultrasonography	12,22
CT scan	48,89
MRI	100,00
Nuclear scans	26,67
ECG	2,67
Echocardiography	24,44
Pulmonary function test	10,00
Fasting blood sugar	1,78
Blood urea analysis	1,78
HIV test	10,00
Blood grouping	1,33

*Average of major Mumbai hospitals

Quelle: HOSMAC India Private Limited, http://www.hosmac.com/index.htm.

Tabelle 8: Kosten für ausgewählte Eingriffe in Mumbai (US Dollar)

Angiography	333
Simple angioplasty	2000
Complex angioplasty	3.333
Heart bypass surgery	3.778
Kidney transplant	2.222
Laproscopic cholecystectomy	1.333
Hip joint replacement surgery	2.667
Caesarean section	667
Lithotrypsy (per cm. of stone)	200

Quelle: HOSMAC India Private Limited, http://www.hosmac.com/index.htm.

5. Internationale Kooperationen indischer Krankenhäuser

Die indischen Krankenhäuser, insbesondere die privaten Ketten, haben erkannt, dass Kooperationen mit ausländischen Krankenhäusern und Dienstleistern von nachhaltiger Bedeutung für die Zukunftssicherung sind und darüber hinaus einen entscheidenden Beitrag leisten können, wenn es um die Akquisition eines internationalen Patientenklientels geht, dass in Bezug auf medizinische Versorgung eine weltweite Mobilität aufweist und häufig wesentlich profitabler als heimische Patienten ist. So haben indische Krankenhäuser insbesondere Kooperationen mit US-Anbietern abgeschlossen. Beispiele sind u. a.:

*   Wockhardt - Harvard Medical International
*   Max Healthcare - Harvard Medical International
*   Fortis Healthcare Partners - Healthcare system
*   Birla Heart & Research Centre - Cleveland Clinic

Der englische National Health Service (NHS) war gerade mit einer größeren Delegation in Indien, um zu prüfen, wie englische Leistungserbringer mit den indischen Anbietern kooperieren können und unter welchen Bedingungen sich der NHS an der Erstattung beteiligen kann. Darüber hinaus ist im Gespräch, Indien an dem Projekt "elektronische Patientenakte" substantiell zu beteiligen.

Mit der Entscheidung der indischen Regierung, die Durchführung klinischer Studien auch für Pharmaentwicklungsprojekte, die nicht in Indien erfunden wurden, zu erlauben, ist auch in diesem Segment in den kommenden Jahren mit hohen Wachstumsraten und zahlreichen internationalen Kooperationen zu rechnen.

6. Exkurs: Medizinische Offshoring-Opportunitäten in Indien

In der jüngsten Vergangenheit konnte sich Indien v. a. als Standort für Offshoring-Aktivitäten, die Verlagerung von arbeitsintensiven Dienstleistungen, etablieren. So hat es sich in den letzten Jahren insbesondere im Bereich der IT-Dienstleistungen erfolgreich positionieren können und z. Z. gibt es beinahe täglich Pressemitteilungen amerikanischer oder englischer Unternehmen/Dienstleister, die eine Verlagerung bestimmter Dienstleistungen, z. B. Gehaltsabrechnung, nach Indien ankündigen. Verschiedene indische IT-Dienstleister wie Wipro oder Infosys haben sich mittlerweile in die Spitzengruppe der weltweiten IT-Dienstleister vorgearbeitet. Eine große Anzahl von indischen Unternehmen entwickelt Software für führende Konzerne aus den USA und Europa; Standorte wie Hyderabad oder Bangalore sind zu weltweiten Markenzeichen für die indische IT/Offshoring-Industrie geworden.

Auch im Bereich der Gesundheitsdienstleistungen gibt es hier erste erfolgreiche Beispiele. Medizinische Call-Center, die Befundung von Röntgen- oder Computer Tomografieaufnahmen oder telemedizinische Zweitkonsultationen für englischsprachige Patienten und Ärzte gehören bereits heute zum Krankenhausalltag. Natürlich schützen hier entsprechende Sprachbarrieren die europäischen Gesundheitssysteme kurz- und vermutlich auch mittelfristig. Der anhaltende Kostendruck im Gesundheitswesen wird es jedoch auch von den europäischen Anbietern erfordern, entsprechend zu reagieren und eigene Strategien zu entwickeln, v. a. wenn es den USA oder UK gelingen sollte, die Entwicklung ihrer Gesundheitsausgaben mit derartigen Maßnahmen nachhaltig zu begrenzen. Für die Medizinprodukteunternehmen bieten die Offshoring-Opportunitäten die Möglichkeit und z. T. auch Notwendigkeit einer speziellen Form der Ansprache des Kundenkanals Krankenhaus. So könnten europäische Medizinprodukteunternehmen z. B. ihre bestehenden Krankenhauskontakte aus den europäischen Märkten einbringen und diese als Verkaufsargument für ihre Produkte nutzen.

7. Zusammenfassung und Ausblick

Die wirtschaftlichen Prognosen für die indische Volkswirtschaft in den kommenden Jahren sind überaus positiv. Das zu erwartende wirtschaftliche Wachstum dürfte sowohl im öffentlichen als auch privaten Sektor zu einer nachhaltigen Steigerung der Ausgaben für Gesundheitsdienstleistungen führen. Weiter verstärkt wird diese Entwicklung durch die internationale Gesundheitstouristen, die für die lokalen Anbieter eine zunehmend interessante Zielgruppe darstellen.

Der indische Gesundheits- und Klinikmarkt wird insoweit für ausländische Medizinprodukteunternehmen interessanter werden. Dies gilt insbesondere dann, wenn High-Produkte angeboten werden - im Bereich der commodity-Produkte wie Hand-

schuhe etc. sind indische Unternehmen mittlerweile zu Wettbewerbern auf den europäischen Gesundheitsmärkten avanciert. Gelingt es hier frühzeitig, einen entsprechenden Ruf bei Ärzten, Klinikmanagern oder Pflegern zu etablieren, dann lassen
sich in Indien die nach wie vor hochgeschätzten „Made in Germany" Produkte vermarkten.

Weiterführende Literatur

Auswärtiges Amt, (Oktober 2003), Exportchancen für die deutsche medizintechnische Industrie, Einschätzungen ausgewählter Auslandsvertretungen.

Jayaraman, K.S. (April 2003), India sets its sights on global health care market, in
nature medicine, Volume 9, Number 4, S. 477.

The World Bank (November 2001), India - Raising Sights: Better Health System for
India's Poor Overview.

World Health Organisation (2000): The World Health Report 2000 Health Systems,
Improving Performance, Geneva.

4. Innovationsmanagement

Günter Neubauer, Raphael Ujlaky

4.1 Bedeutung von Innovationen für die Medizinprodukteindustrie

Abstract

Der langwierige Prozess neuer Produkte in die Erstattung stellt eine Behinderung für eine breite Anwendung von Innovationen dar. Folge hiervon sind Wettbewerbs-nachteile für die Leistungserbringer als auch die Medizinprodukteindustrie. Der Bei-trag zeigt Alternativansätze zur Steigerung der Innovationskraft des deutschen Ge-sundheitswesens auf.

1. Ausgangslage und Ziel

Der medizinisch-technische Fortschritt verlangt von forschenden Unternehmen hohe Aufwendungen. Nur wenige Innovationen schaffen den Weg von der Entwicklung bis hin zur direkten Etablierung und Anwendung beim Leistungserbringer bzw. Patien-ten. Zur breiten Marktetablierung ist es erforderlich, dass die Versicherer und/oder der Staat die Innovationen finanzieren. Die vielfältige staatliche Regulierung macht diesen Weg oftmals schwierig und langwierig. Oftmals besteht insbesondere das Problem der nicht sach- und auch nicht zeitgerechten Abbildung von vor allem sach-kostenintensiven Innovationen. Eine nicht zeitgerechte Abbildung ist insbesondere in den langwierigen und bürokratischen Prüfungs- und Entscheidungsprozessen zu sehen. Für die Medizinprodukteindustrie spielt sowohl die sach- als auch die zeitge-rechte Abbildung von Innovationen ein wesentliche Rolle.

Ziel dieser Ausführungen ist es, mögliche Ansätze zur Markteinführung medizinisch-technischer Innovationen im stationären Akutsektor und entsprechende Handlungs-optionen für die Medizinprodukteindustrie im Implementierungsprozess aufzuzeigen. Hierzu werden in einem ersten Schritt die Besonderheiten von medizinisch-technischen Innovationen aufgezeigt. Die Konkretisierung des Implementierungspro-zesses bezieht sich im speziellen auf den akutstationären Sektor in Deutschland. Dazu wird in einem zweiten Schritt der Weg einer Innovation bis zur Übernahme der Kosten durch die Gesetzliche Krankenversicherung (GKV) im DRG-System typologi-siert und alternative Ansätze als Übergangslösungen systematisiert. Anschließend werden in einem dritten Schritt mögliche Argumentationsoptionen im Implementie-rungsprozess von Innovationen für die Medizinprodukteindustrie aufgezeigt.

2. Medizinisch-technische Innovationen als Basis

Eine erste Definition von Innovationen ist bei Schumpeter zu finden. Innovationen sind demzufolge die „Durchsetzung neuer Kombinationen". Damit wird impliziert, dass es sich einerseits um eine Neuerung handelt, andererseits eine Markteinfüh-rung erfolgt sein muss. Bezogen auf den Forschungszyklus, der die drei Phasen In-vention, Innovation und Diffusion beinhaltet, ist eine Innovation weitgehend dem Be-ginn der Innovationsphase zuzuordnen. Die Einführung der Innovation findet in der Regel in den Universitätsklinika statt, denen damit eine besondere Bedeutung zu-kommt.

In Bezug auf den Gesundheitssektor ist eine Klassifizierung von Innovationen, diffe-renziert nach medizinischer und ökonomischer Sichtweise, vorzunehmen.

Diese Differenzierung ist in Tabelle 9 beschrieben:

Tabelle 9: Fortschritt aus medizinischer und ökonomischer Sicht

Kosten/Ausgaben	Wirksamkeit/Nutzen		
	höher	konstant	niedriger
niedriger	medizinisch-technischer & ökonomischer Fortschritt	ökonomischer Fortschritt	ökonomischer Fortschritt (wenn $N_0:K_0<N_1:K_1$)
konstant	medizinisch-technischer & ökonomischer Fortschritt	kein Fortschritt	kein Fortschritt
höher	medizinisch-technischer & ökonomischer Fortschritt (wenn $N_0:K_0<N_1:K_1$)	kein Fortschritt	kein Fortschritt

Quelle: Bantle (1996)

Eine medizinische Innovation liegt immer dann vor, wenn sich die Wirksamkeit bzw. der Nutzen für Patienten durch die Innovation erhöht. Die ökonomische Sichtweise geht einen Schritt weiter und bezieht die Kosten bzw. Ausgaben mit ein. So handelt es sich um eine ökonomische Innovation, wenn sich das Verhältnis von Nutzen zu Kosten durch die Innovation verbessert. Favorisiert ist der Fortschritt, der eine höhere Wirksamkeit aufweist und gleichzeitig kostensenkend wirkt. Faktisch ist es aber so, dass Innovationen meist Wirksamkeit und Kosten erhöhen. Dies liegt oftmals in den hohen Ausgaben für F&E in der Inventionsphase begründet. Durch den Patentschutz wird forschenden Unternehmen ein zeitlich begrenztes Vermarktungsrecht eingeräumt. Die dadurch vorliegende Monopolstellung ermöglicht höhere Preise als bei einer Konkurrenzsituation. Dies soll helfen, die Ausgaben für F&E zu amortisieren. Beispielsweise kostet die Entwicklung eines neuen Medikaments nach Angaben der Hersteller zwischen 500.000 und einer Mrd. Euro mit steigender Tendenz. Gleichzeitig bedeutet dies aber, dass Innovationen weitgehend kostenerhöhend wirken. Wie sich die Kosten, Preise und Ausgaben in den Teilphasen des Fortschrittszyklus verhalten, zeigt Abbildung 33.

Abbildung 33: Kosten, Preise und Ausgaben im Fortschrittzyklus

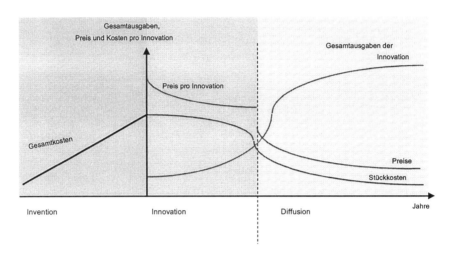

Quelle: Neubauer (2000)

Es ist zu erkennen, dass die Preise von Innovationen im Fortschrittszyklus abneh-
men. Der in der Innovationsphase zunächst höhere Preis ist erforderlich, um die angefallenen Gesamtkosten der Inventionsphase zu finanzieren. Mit Beginn der Diffusionsphase - es wird von der Beendigung des Patents ausgegangen - sinkt dann bei
steigender Absatzmenge der Preis. Sofern der Mengeneffekt zunehmender Diffusion
diesen Preiseffekt überkompensiert, liegt das Umsatzmaximum für ein Unternehmen
in der Diffusionsphase. Dies muss aber nicht dem Gewinnmaximum entsprechen.
Eine derartige Zunahme der Mengenkomponente führt dann trotz sinkender Stückkosten grundsätzlich zu einer Steigerung der Gesamtausgaben. Es kommt also in
der Diffusionsphase trotz sinkender Stückkosten häufig zu steigenden Ausgaben der
GKV.

Für die Medizinprodukteindustrie spielen Innovationen im Wettbewerb eine entscheidende Rolle. Um den Unternehmenszielen wie bspw. der Umsatzsteigerung oder
Gewinnmaximierung gerecht zu werden, ist es notwendig, einerseits der Erste im
Markt zu sein (Patent), zum anderen muss eine Marktdurchdringung vorangetrieben
werden, um Gefahren von Flops entgegenwirken zu können. Hierzu ist der Dialog zu
den Leistungserbringern zu suchen, um im Innovationsprozess Unterstützung leisten

zu können. Auch die Leistungserbringer, hier im speziellen die Krankenhäuser, sind im Wettbewerb auf Innovationen angewiesen. Im Zeitalter der neuen Informations- und Kommunikationstechniken - an erster Stelle das Internet - informieren sich Patienten über ihre Krankheit und mögliche Behandlungen. Folglich wählen Patienten, soweit kein Notfall vorliegt, das Krankenhaus weitgehend nach seiner medizinisch-technischen Kapazität aus. Um sich entsprechend zu positionieren ist es für Krankenhäuser wichtig, ihr Leistungsspektrum nach dem aktuellen Stand der Medizin und Medizintechnik auszurichten.

Einen weiteren wesentlichen Aspekt stellt die Vergütung dar. So ist es für Krankenhäuser und Arztpraxen nicht attraktiv, innovative Produkte einzusetzen, wenn diese höhere Behandlungskosten verursachen, aber keine zusätzliche Vergütung einbringen. Im Folgenden wird aufgezeigt, welche Strategien existieren, um Innovationen im derzeitigen (Stand: Mitte 2004) System der Krankenhausvergütung in Deutschland zu etablieren.

3. Markteinführung von Innovationen im deutschen DRG-System

Mit der Einführung des pauschalierten Entgeltsystems in deutschen Akutkrankenhäusern zum 01.01.2004 ist die Marktetablierung von Innovationen im Krankenhaussektor erschwert worden. So besteht bei festen Erlösen pro Behandlungsfall der ökonomische Anreiz in einer kostenminimalen Behandlung des Patienten. Im früheren Vergütungssystem über weitgehend tagesgleiche Pflegesätze war es möglich, den Erlös durch eine Verlängerung der Verweildauer zu erhöhen. Im Folgenden wird geprüft, wie sich Innovationen im Rahmen von DRGs in das System einführen lassen.

3.1 Typologisierung von Innovationen

Um festzustellen, in welchem Stadium der Implementierung sich eine Innovation befindet, müssen mehrere Ebenen geprüft werden (vgl. Abbildung 34).

Abbildung 34: Typologisierung zur Etablierung von Innovationen unter DRG-
                    Bedingungen

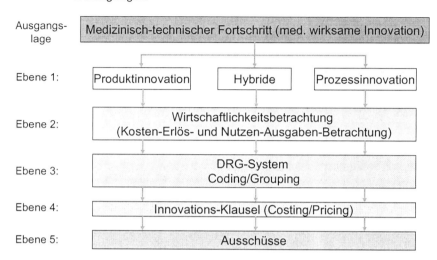

Quelle: Eigene Darstellung

Wir gehen davon aus, dass eine Innovation im medizinischen Sinne vorliegt und eine
entsprechende Wirksamkeit gegeben ist. In einem ersten Schritt muss festgestellt
werden, welche Art von Innovation vorliegt. Es können Produkt- und Prozessinnova-
tionen bzw. eine Mischform aus beiden (Hybride) unterschieden werden. Diese Differenzierung ist notwendig, da verschiedene Innovationsarten unterschiedlich behandelt werden, v. a. in Bezug auf die Zuständigkeitskompetenz bei der Prüfung.

In einem zweiten Schritt wird auf Ebene 2 geprüft, ob die Innovation kostenerhöhend
oder kostensenkend wirkt. Zusätzlich muss im ersten Fall festgestellt werden, ob die
Innovation wirtschaftlich ist. Hierzu ist aus Sicht der Krankenhäuser eine Kosten-
Erlös-Betrachtung, bezogen auf das Gesamtsystem eine Nutzen-Ausgaben-
Betrachtung erforderlich.

Auf der Ebene 3 kommt das DRG-System zum Tragen. Hier gilt es einerseits zu prüfen, ob eine Kodierung möglich ist und eine entsprechende Operations-Ziffer (OPS)
existiert. Trifft dies nicht zu, ist für die Generierung eines OPS das Deutsche Institut
für Medizinische Dokumentation und Information (DIMDI) zuständig. Andererseits

muss untersucht werden, ob eine korrekte Gruppierung möglich ist, bzw. eine zutreffende DRG existiert. Ist dies nicht der Fall, muss das Institut für das Entgeltsystem im Krankenhaus (InEK) als Prüfungsinstanz eingeschalten werden.

Sind sowohl eine Kodierung als auch eine korrekte Gruppierung möglich, stellt sich auf Ebene 4 die Frage nach der sachgerechten Abbildung gemäß § 6 KHEntG. Soweit es sich um keine kostenneutrale Innovation handelt, kann diese auch nicht sachgerecht im DRG-System abgebildet sein. Die nicht sachgerechte Abbildung zeigt sich primär in der Kalkulation der DRGs, die Innovationen weitgehend nicht oder nur ungenügend beinhalten. Es muss nun vom Krankenhaus eine Auskunft von den Spitzenverbänden eingeholt werden, ob mit der vorhandenen DRG abgerechnet werden kann. Faktisch besteht für ein Krankenhaus hierzu nur ein Anreiz, wenn eine kostenerhöhende Innovation vorliegt. Bei einer kostensenkenden Innovationen und konstanter Vergütung können Überschüsse realisiert werden. Soweit nicht mit einer vorhandenen DRG abgerechnet werden kann, müssen sich das Krankenhaus und die Krankenkassen über die Vergütung eines befristeten Innovations-Zusatzentgeltes nach § 6 Abs. 2 KHEntG einigen. Bei Nicht-Einigung kann die zuständige Landesschiedsstelle angerufen werden. Das Innovations-Zusatzentgelt wird dann bei einer künftigen Anpassung des lernenden DRG-Systems berücksichtigt.

Die Ebene 5 der Abbildung 34 ist insofern als optional anzusehen, als die Ausschüsse zur Prüfung einer Innovation nur auf Antrag der Selbstverwaltung tätig werden bzw. auf Ebene 4 die Landesschiedsstelle eine Stellungnahme beantragen kann. Für Prozess- und Hybrid-Innovationen ist der Gemeinsame Bundesausschuss für die stationäre Versorgung nach § 91 Abs. 7 SGB V, bei Produktinnovationen das InEK zuständige Prüfungsinstanz. Wird ein positives Urteil gefällt, ist ein befristetes Innovations-Zusatzentgelt zu kalkulieren; soweit der Beschluss negativ ausfällt, ist die Innovation nicht GKV-zulässig.

3.2   Alternative Ansätze

Neben diesem Weg, Innovationen vorübergehend durch ein Innovations-Zusatzentgelt zu vergüten bzw. langfristig in die DRG-Kalkulation zu integrieren, sind alternative Ansätze möglich, Innovationen zu etablieren. Diese Ansätze beziehen sich vor allem auf Modellversuche und die Integrierte Versorgung. Folgende Alternativen sind möglich:

*   Modellvorhaben nach § 6 Abs. 1 BPflV i. V. m. § 26 BPflV
*   Weiterentwicklung der Versorgung nach § 63 SGB V
*   Integrierte Versorgung nach § 140 a und c SGB V
*   Komplexfallpauschalen/integrierte Pauschalen
*   Beauftragung des Gemeinsamen Bundesausschusses stationäre Versorgung nach § 91 Abs. 7 SGB V

4. Handlungsspielraum für die Medizinprodukteindustrie im Implementierungsprozess von Innovationen im Krankenhaus

Die Medizinprodukteindustrie kann den Implementierungsprozess vor allem durch eine aktive Teilnahme und Informationsbereitstellung beeinflussen. Dabei können zwei Diskussionsebenen unterschieden werden. Zum einen kann der Informationsfluss zwischen Krankenhausärzten und Krankenhausverwaltung transparent gemacht werden, zum anderen kann Unterstützung im Dialog der Krankenhausverwaltung mit den Krankenkassen geleistet werden. Auf beiden Dialogebenen ergeben sich insbesondere bei der Differenzierung zwischen kostensenkenden und kostenerhöhenden Innovationen Unterschiede in der Argumentationskette.

Soweit eine kostensenkende Innovation vorliegt, erscheint es für ein Krankenhaus sinnvoll, eine sofortige Anwendung zu empfehlen. Bei gleicher Vergütung und geringeren Kosten kann das Krankenhaus Überschüsse erzielen bzw. Defizite abbauen. Die Innovation ist praktisch ein „Selbstläufer". Überschüsse können solange wahrgenommen werden, bis das lernende DRG-System sich angepasst hat. Um diese Zeit-

spanne möglichst ausdehnen zu können, sollte ein direkter Kontakt zu den Krankenkassen bezüglich kostensenkender Innovationen unterlassen werden. Anders bei
kostenerhöhenden Innovationen.

Auf der Dialogebene zwischen Krankenhausarzt und –verwaltung sollte auf mögliche
Nutzeneffekte der Innovation auf das Krankenhaus hingewiesen werden. Diese können unter anderem Qualitätssteigerungen und damit auch positive Impulse auf das
Image des Krankenhauses und eine bessere Positionierung im Innovationswettbe-
werb hervorrufen. Darüber hinaus können mögliche Mengeneffekte zu Fallkosten-
senkung führen. Insgesamt kann trotz höherer Kosten eine Wirtschaftlichkeit festgestellt werden, soweit die kumulierten Nutzen die höheren Kosten überkompensieren.
Ein Ansatz zur Ersteinführung bestünde bspw. darin, die Innovationen zunächst in
denjenigen Abteilungen einzuführen, die einen positiven Deckungsbeitrag aufweisen.
Hinsichtlich der Dialogebene zwischen Krankenhausverwaltung und den Krankenkassen kann eine analoge Argumentation angewandt werden. Dabei sollten aber
nicht die betriebswirtschaftlichen, sondern die systemwirtschaftlichen Effekte in den
Vordergrund gestellt werden.

Insgesamt sollte sich die Medizinprodukteindustrie im Überzeugungsprozess zur Implementierung von Innovationen im Krankenhaus einschalten, dies sowohl kranken-
hausintern zwischen Ärzten und Verwaltung, als auch im Dialog zwischen Krankenhaus und Krankenkassen. Ist eine Implementierung im Rahmen einer sach- und
zeitgerechten Abbildung der Innovation im DRG-System erfolgt, kann mittelfristig
durch Mengeneffekte die Kostendegression ausgeschöpft werden. Hierdurch wird die
Innovation bei zunächst konstanter Vergütung kostengünstiger. Von daher kann ab
diesem Zeitpunkt davon ausgegangen werden, dass die Innovation zumindest aus
ökonomischer Sicht zum Selbstläufer wird.

5. Zusammenfassung und Ausblick

Die Regelungen zur Etablierung von Innovationen durch das neue pauschalierte
Entgeltsystem in deutschen Akutkrankenhäusern wirken innovationshemmend. Bis

eine Innovation regelhaft in den Relativgewichten oder eigenen DRGs Berücksichtigung findet bzw. eine Überprüfung durch den Gemeinsamen Bundesausschuss erfolgt, sind rund drei Jahre anzusetzen. Zudem stellt sich die Frage, ob Innovationen sachgerecht abgebildet sind. Dies behindert eine breite Anwendung von Innovationen und birgt damit Nachteile sowohl für die Leistungserbringer als auch für die Medizinprodukteindustrie im Wettbewerb.

An dieser Stelle sind Ansätze zu diskutieren, wie Innovationen dem Patienten schneller zu Gute kommen können. Hilfreich wäre hier ein Optionsrecht für Versicherte der Gesetzlichen Krankenkassen zwischen Sachleistung und Kostenerstattung. Heute werden Innovationen aufgrund des Sachleistungsprinzips erst nach positiver, vollendeter Prüfung übernommen, die im Durchschnitt mehrere Jahre beansprucht. Während dieser Zeit haben Kassenpatienten keinen bzw. einen sehr restriktiven Zugang zu Innovationen. Unser Vorschlag wäre, dass die Gesetzlichen Krankenkassen den Betrag der herkömmlichen Untersuchungs- oder Behandlungsmethode bzw. Medizinprodukte übernehmen, während den übersteigenden Betrag bei kostenerhöhenden Innovationen der Patient selbst solange übernimmt, bis diese ins DRG-System aufgenommen sind. Dadurch werden medizinisch-technische Innovationen als Wahlleistungen schneller verfügbar, wenn auch nur für zahlungsfähige und zahlungsbereite Patienten. Patienten, die nach Sachleistungsprinzip behandelt werden, erhalten, wie heute, verzögert Zugang. Doch wird ihr Status nicht verschlechtert, so dass es Gewinner, aber keine Verlierer verglichen zu heute gibt.

Die Abbildung 35 gibt unseren Vorschlag graphisch wieder:

Abbildung 35: Alternativer Ansatz zur Finanzierung von Innovationen

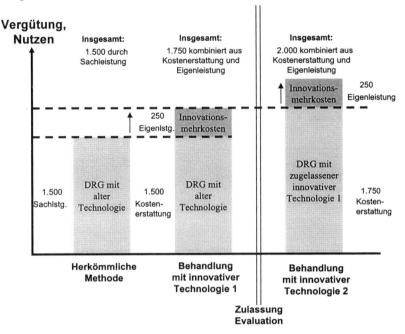

Quelle: Eigene Darstellung

Darüber hinaus muss darüber nachgedacht werden, die ab 2005 festzulegende landesweite Basisfallrate nach der Versorgungsstufe der Krankenhäuser zu differenzieren. In der Regel sind die Krankenhäuser der höchsten Versorgungsstufe, an erster Stelle die Universitätsklinika, Erstanwender von Innovationen. Zu diesem Zeitpunkt sind Innovationen am kostenintensivsten, da aufgrund der noch geringen Fallzahl die Kostendegression noch nicht ausgeschöpft werden kann. Im Zeitablauf kommen erfolgreiche Innovationen dann auch in niedrigeren Versorgungsstufen zum Einsatz. Zumindest das Problem der nicht sachgerechten Abbildung von Innovationen könnte damit entschärft werden.

Nachfolgende Abbildung zeigt eine mögliche Differenzierung der Basisfallrate nach der Versorgungsstufe:

Abbildung 36: Nach Versorgungsstufen differenzierte Basisfallrate

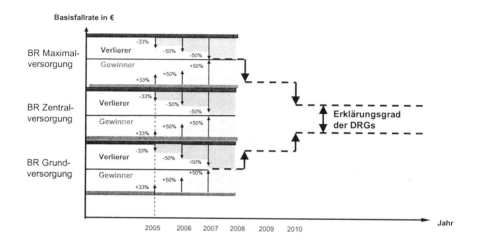

Quelle: Eigene Darstellung.

Weiterführende Literatur

Bantle, R. (1996), Determinanten der Innovation und Diffusion des medizinisch-technischen Fortschritts, Dissertation, Bayreuth.

Bundesverband Medizintechnologie e. V. (2003), Leitfaden für eine lokale und dezentrale Marktetablierung innovativer und neuer Medizinprodukte, Berlin.

Gesetz über die Entgelte für voll- und teilstationäre Krankenhausleistungen (Krankenhausentgeltgesetz - KHEntG) vom 23. April 2002 (BGBl. I, S. 1412) zuletzt geändert durch Art. 207 Achte ZuständigkeitsanpassungsVO vom 25. November 2003 (BGBl. I, S. 2304).

Neubauer, G. (2004), DRG-Konvergenzphase: wann, wie, wie lang? - Alternativen für einen modifizierten DRG-Einführungsprozess, in: Krankenhaus Umschau , 73. Jg., Ausgabe 5/2004, S. 420-423.

Neubauer, G. (2000), Medizinischer Fortschritt und Krankenversicherung, in: von Maydell B, Shimomura T, Tezuka, K. (Hrsg.) Entwicklungen der Systeme sozialer Sicherheit in Japan und Europa, Berlin, S. 169-181.

Schumpeter, J. A. (1964), Theorie der wirtschaftlichen Entwicklung: eine Untersuchung über Unternehmensgewinn, Kapital, Kredit, Zins und den Konjunkturzyklus, Nachdruck der 1934 erschienen 4. Aufl., Berlin.

SGB Fünftes Buch (V) - Gesetzliche Krankenversicherung vom 20. Dezember 1988 (BGBl. I S. 2477, 2482) zuletzt geändert durch Artikel 4 des Gesetzes vom 27. Dezember 2003 (BGBl. I S. 3022).

Hans-Jürgen Wildau, Martin Baumann

4.2 Nach der Entwicklung droht die Kostenfalle

Abstract

Dieser Beitrag widmet sich dem langwierigen Weg von der Entwicklung einer Innovation bis zum Reimbursement. Dabei ist von Seiten der Medizintechnikunternehmen Ausdauer und Vertriebsinnovation gefragt. Um nicht auf halber Strecke unterzugehen, bedarf es einer soliden Finanzierung und kreativer Vertriebsstrukturen.

1. Einleitung

Stellen Sie sich folgende Alltagsszene in einem Medizintechnikunternehmen namens InnoMed123 vor: „Der Entwicklungsleiter kommt zum Geschäftsführer und berichtet, dass das neue Produkt nun fertig sei. Es ist therapeutisch besser wirksam, zeitsparender für die Ärzte in der täglichen Anwendung und beugt einer späteren Verschlechterung der Krankheit des Patienten besser vor. Die Freude im Hause Inno-

Med123 ist groß." Spätestens jetzt sollte der InnoMed123-Geschäftsführer seine Bank anrufen - denn nun wird es teuer und zwar umso mehr, je innovativer das Produkt ist.

Abbildung 37 zeigt einen typischen Kostenverlauf von der ersten Idee bis zur Markteinführung. Rechnet man die klinischen Studien bis zur Akzeptanz der klinischen Anwender mit in die Entwicklungszeit ein, so vergehen etwa 10 Jahre von der Idee bis zu dem Zeitpunkt, wo das Produkt anfängt, einen wesentlichen Mittelrückfluss zu erbringen. In den Phasen „Markteinführung" und „Klinische Akzeptanz" entstehen etwa zwei Drittel der Gesamtkosten.

Abbildung 37: Exemplarischer Kostenverlauf bei der Entwicklung und Markteinführung einer medizintechnischen Innovation

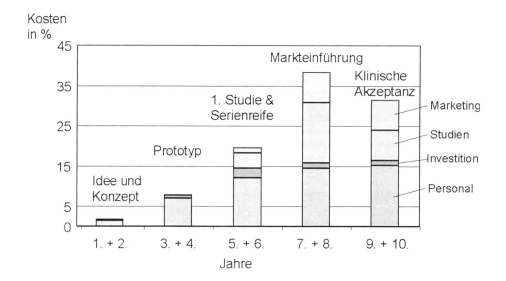

2. Zulassungsprozess

Bevor ein Medizinprodukt in der Breite angewendet werden darf, muss die Wirksamkeit und Sicherheit nachgewiesen werden. Ist das neue Produkt vergleichbar mit bereits zugelassenen Produkten, reichen für den Nachweis häufig Laboruntersuchungen, Tierversuche, Literaturvergleiche u. ä., um die Behörden zu überzeugen. Je innovativer das Produkt oder die Dienstleistung jedoch sind, desto wahrscheinlicher wird die Durchführung einer klinischen Studie als Voraussetzung für die Zulassung. Soweit ist der Markteinführungsprozess der Medizintechnikindustrie seit Jahren vertraut. Die notwendigen Kenntnisse und Verfahren zur Erteilung der Marktzulassung sind vorhanden. Mit der Marktzulassung ist aber nur die Erlaubnis erreicht, das Produkt in den Verkehr zu bringen. Man darf also liefern bzw. das Produkt in der klinischen Anwendung in Betrieb nehmen. Es ist nicht gesagt, dass die Kosten für das Produkt auch von den Krankenkassen erstattet werden. Dafür ist der Nachweis der Kosteneffizienz zu erbringen und ein weiteres Zulassungsprozedere zu durchlaufen.

3. Klinische Studien

Ein wesentlicher Kostentreiber der Studien liegt in der zu untersuchenden Fallzahl. Je größer die erwartete Verbesserung durch ein innovatives Produkt ist, umso weniger Patienten müssen eingeschlossen werden. In der Tabelle 10 sind exemplarisch die Fallzahlen für eine einarmige Studie im Vergleich zu vorhandenen Literatur-Referenzwerten P_0 einer etablierten Therapie dargestellt. Hat bspw. die etablierte Therapie eine Erfolgswahrscheinlichkeit $P\_0 = 0{,}5$, und mit der Innovation strebt man eine 10 %-ige Verbesserung ($P = 0{,}55$) an, so müssten 853 Fälle in die Studien eingeschlossen werden. Würde die angestrebte Verbesserung 20 % betragen ($P = 0{,}6$), so wären nur 211 Patienten einzuschließen.

Tabelle 10: Fallzahlberechnung für eine einarmige Studie

P / P_0	0,55	0,6	0,65	0,7	0,75	0,8	0,85	0,9	0,95
0,5	853	211	92	50	31	20	14	10	6
0,55		837	205	88	48	29	19	12	8
0,6			804	195	83	44	26	16	10
0,65				753	180	75	39	22	13
0,7					686	161	66	33	18
0,75						601	137	54	25
0,8							498	109	40
0,85								378	76
0,9									239

Anmerkung zu Tabelle 10: P_0 ist der Referenzwert für die Erfolgswahrscheinlichkeit einer etablierten Therapie. P ist der Schätzwert für den Erfolg der neuen Therapie. Die Berechnungen gelten für eine übliche Teststärke von 90 %.

InnoMed123 sollte sich also bereits früh darüber im Klaren sein, ob es besser mehr Mittel in die Entwicklung investiert, um einen größeren klinischen Effekt anzustreben und damit die Fallzahl der Studien zu reduzieren. Alternativ kann es wirtschaftlicher sein, nur kleine Verbesserungen anzustreben und eine hohe Fallzahl in Kauf zu nehmen. In jedem Fall braucht InnoMed123 ausreichende Ressourcen, um die klinischen Studien durchzuführen.

4. Markteintritt

Für InnoMed123 stellt sich nun die Frage, wann das neue Produkt in den Markt eingeführt werden sollte. Dazu müssen zwei Fälle unterschieden werden. Erstens: die Innovation bezieht sich auf eine etablierte Produktkategorie, für die bereits eine Kostenerstattung der Krankenkassen vorliegt. Dann kann InnoMed123 sofort zumindest zu dem bestehenden Marktpreis sein Produkt verkaufen. Einen Mehrpreis für das verbesserte Produkt bekommt InnoMed123 natürlich nicht, weil dafür der Kosteneffi-

zienznachweis gegenüber den Krankenkassen fehlt. Aber immerhin kann Inno-
Med123 mit dem neuen Produkt versuchen, Marktanteile zu gewinnen. Sind die Her-
stellungskosten für das innovative Produkt höher, so sinkt der Deckungsbeitrag und
die Lücke muss refinanziert werden.

Zweitens: Im anderen Fall einer völlig neuen Produktkategorie, für die noch keine
Kostenerstattung besteht, kann InnoMed123 das Produkt nur verschenken - und das
ist nicht nur betriebswirtschaftlich, sondern auch wettbewerbsrechtlich sehr bedenk-
lich. Verzichtet InnoMed123 jedoch auf die sofortige Markteinführung und wartet die
Erteilung einer Kostenerstattung ab, so kann dies dem Wettbewerb wertvolle Zeit
geben, mit einer eigenen Produktinnovation nachzuziehen.

5. Gesundheitsökonomische Studien

Wenn InnoMed123 erreichen will, dass seine Innovation von den Krankenkassen
bezahlt wird, muss es Studien zur gesundheitsökonomischen Effizienz aus Kranken-
kassensicht durchführen. Wichtig ist dabei, dass InnoMed123 die Studien allein finanzieren muss, da sich die Krankenkassen in diesem Stadium nicht mit der Innovation befassen und nicht an den Kosten beteiligen. Dabei darf InnoMed123 nicht ü-
bersehen, dass es für die Auswertung und Bewertung der ökonomischen Daten unabhängige Institute beauftragen sollte. Während bei den Studien zur Sicherheit und
Wirksamkeit die etablierten Methoden zur Durchführung von klinischen Studien
(Good Clinical Practice Guidelines) ausreichen und man den verantwortlichen ärztlichen Studienleitern eine Beurteilung der klinischen Daten zutraut, ist das für die Kostendaten nicht der Fall. Auf diese Weise tritt neben den Zulassungsbehörden ein
neuer Teilnehmer in den Innovationsprozess - die gesundheitsökonomischen Forschungsinstitute.

Die Beratungsleistung dieser Forschungsinstitute ist für InnoMed123 von essentieller
Bedeutung. Die entsprechenden Studien dauern i. d. R. mehrere Jahre. Die Daten-
erhebung ist sehr aufwendig, insbesondere wenn die Kosteneinsparung aufgrund
präventiver Effekte der Innovation nachgewiesen werden soll. Werden bei diesen

Studien Fehler gemacht, die zu einer späteren Ablehnung der Ergebnisse führen, sind leicht fünf Jahre vergangen, und alle Entwicklungsanstrengungen von Inno-Med123 waren vergebens. Ohne ausreichende finanzielle Rücklagen könnte dies das Ende für InnoMed123 bedeuten.

Während in Bezug auf die klinische Sicherheit und Wirksamkeit in der Literatur im allgemeinen geeignete Referenzwerte zu finden sind, kann dies wegen des noch jungen Forschungsgebietes HTA nicht in allen Fällen gesagt werden. Das Risiko beim Studiendesign und der Fallzahlberechnung ist folglich höher.

Schließlich muss InnoMed123 bedenken, dass die Kostendaten bei den klinischen Forschungspartnern oftmals nicht vorliegen. Bspw. kann ein niedergelassener Arzt nicht die gesamten ambulanten Therapiekosten eines Patienten angeben. Das können nur die Kassenärztlichen Vereinigungen. Wie aber InnoMed123 als Industrieunternehmen zuverlässig und zeitnah diese Daten zur Nachweisführung in den eigenen Studien erhalten kann, ist bislang nicht bekannt.

Darüber hinaus haben Kosten-Nutzen-Analysen aus Kundensicht enorm an Bedeutung gewonnen. Bspw. kann eine erfolgreiche Markteinführung auch gelingen, wenn dem Kunden mit dem neuen Produkt bei gleicher Kostenerstattung durch die Kostenträger ein positiver Effekt auf seinen Deckungsbeitrag nachgewiesen werden kann. Auch im Zuge der Zulassung zur GKV-Erstattung spielen gesundheitsökonomische Studien zunehmend eine große Rolle.

6. Wege in die Kostenerstattung

Nach der erfolgreiche Zulassung und ausreichendem Studienmaterial auf Basis klinischer und gesundheitsökonomischer Studien muss InnoMed123 seine Strategie zur Erlangung einer Kostenerstattung planen und umsetzen. Dazu stellt sich bei neuen Untersuchungs- und Behandlungsmethoden zunächst die Frage, ob ein Einsatz im ambulanten oder im akutstationären Bereich erfolgen soll. Unter Berücksichtigung der strikten Vorgaben der Kostenträger verbleibt dem Unternehmen nur die Möglichkeit, die Eigenschaften des neuen Produktes oder der neuen Methode realistisch einzuschätzen und der medizinisch sinnvollen Verwendung zuzuordnen.

Falls es sich um ein ambulantes Verfahren handelt bzw. das Produkt im vertragsärztlichen Bereich Anwendung findet, muss eine Zulassung zur Kostenerstattung beim Gemeinsamen Bundesausschuss (G-BA) nach § 91 Abs. 5 SGB V beantragt werden. Die Prüfung erfolgt nach § 135 Abs. 1 S. 1 auf Antrag der Kassenärztlichen Bundesvereinigung, einer Kassenärztlichen Vereinigung oder eines Spitzenverbandes der Krankenkassen im Unterausschuss „Ärztliche Behandlung". Dieser Arbeitsausschuss erhält dafür die Antragsunterlagen gemäß den BUB-Richtlinien und gibt nach einer Bewertung des medizinischen Nutzens, der Notwendigkeit und Wirtschaftlichkeit eine Beschlussempfehlung an den G-BA weiter. Hier kommen die Studien wie etwa HTA-Berichte, Reviews, klinische Studien, evidenzbasierte Leitlinien und gesundheitsökonomische Betrachtungen zur Anwendung.

Falls die Innovation von InnoMed123 im akutstationären Bereich Anwendung findet, existiert - entgegen den Regelungen zur vertragsärztlichen Versorgung - keine Verpflichtung zur Prüfung der GKV-Erstattung durch den G-BA. Es gilt zunächst eine Erlaubnis mit Verbotsvorbehalt durch den G-BA. In diesem Fall ist durch den Hersteller zu prüfen, ob die Innovation unter den DRGs abrechenbar ist. Dafür benötigt die Innovation einen dem technischen Verfahren adäquaten Operationsschlüssel (OPS). Falls dieser noch nicht existiert, muss er beim DIMDI beantragt werden. Erst wenn durch einen existierenden OPS das so genannte Coding sichergestellt ist, kann in einem nächsten Schritt überprüft werden, ob die Gruppierung der Innovation in die richtige DRG mündet. Falls dies nicht gewährleistet ist oder eine der Innovation von InnoMed123 entsprechende DRG noch nicht existiert, so muss diese beim InEK beantragt werden. Anschließend muss InnoMed123 ca. 1 bis 1,5 Jahre warten, bis das neue Produkt im Fallpauschalenkatalog berücksichtigt wird. Das gleiche gilt im Übrigen für die Beantragung eines OPS.

Die technische Abrechenbarkeit unter DRGs vorausgesetzt, muss InnoMed123 in einem nächsten Schritt überprüfen, ob das neue Produkt durch den Fallpauschalenkatalog sachgerecht abgebildet wird. Dafür ist eine gesundheitsökonomische Studie aus Krankenhaussicht unabdingbar. Handelt es sich bei dem Produkt um eine kostensenkende Innovation, so kann sich der Geschäftsführer von InnoMed123 freuen. Bei gleichem DRG-Erlös ist das Verfahren der bislang eingesetzten Alternative durch einen höheren Deckungsbeitrag überlegen. Damit sind Erstattung und Markterfolg gesichert, bis sich nach erfolgreicher Diffusion der Innovation auf dem Markt die gesenkten Kosten auf Klinikseite in den künftigen DRG-Relativgewichten senkend auswirken.

Häufiger handelt es sich bei Innovationen jedoch um im Vergleich zur bereits eingesetzten Alternative teurere Verfahren, die zugleich mit einem Zugewinn an Nutzen einhergehen. Bei einer solchen kostenerhöhenden Innovation muss das Krankenhaus bei den Vertragsparteien auf Bundesebene in Erfahrung bringen, ob das neue Untersuchungs- oder Behandlungsverfahren abgerechnet werden darf. Ebenso können ein Spitzenverband der Krankenkassen sowie die Deutsche Krankenhausgesellschaft (DKG) von sich aus einen Antrag auf Überprüfung des neuen Verfahrens der Firma InnoMed123 beim G-BA beantragen. Bei positivem Bescheid kann die Abrechnung unter der betroffenen DRG erfolgen, allerdings wird die Verkaufsargumentation in einem solchen Fall im Vergleich zur kostensenkenden Innovation schwieriger sein, da jetzt der Vorzug des Produktes trotz sinkenden Deckungsbeitrags für den Kunden herausgestellt werden muss (z. B. Fallzahlsteigerung durch Qualitätsverbesserung). Bei einem negativen Bescheid wird eine sachgerechte Kalkulation des Verfahrens durch den G-BA vorgenommen. Letztlich kann das Krankenhaus auf dieser Basis mit den Krankenkassen individuell ein befristetes Innovations-Zusatzentgelt nach § 6 Abs. 2 KHEntG vereinbaren. Denkbar ist auch, dass die Innovation nicht zur Abrechnung zu Lasten der GKV anerkannt wird und eine Erstattung durch die gesetzlichen Krankenkassen damit wegfällt. InnoMed123 muss bei diesen befristeten Finanzierungen beachten, dass es immer einzelvertragliche Verhältnisse zu gestalten gilt. Eine breite Markteinführung ist durch diesen Umstand praktisch nicht möglich.

Von Beginn der Bemühungen der Firma InnoMed123 um eine Erstattung bis zum erfolgreichen Reimbursement vergehen u. U. viele Jahre. Dabei herrscht von Beginn an eine große Unsicherheit, ob die künftig erzielbare Erstattung der Kunden einen Markterfolg des neuen Produktes überhaupt ermöglicht.

In der langen Übergangszeit bis hin zur adäquaten Erstattung kann eine Innovation auch im Rahmen von integrierten Versorgungskonzepten positioniert werden. So kann in regionalen Modellen eine Erstattung über Verträge nach § 140 a ff. SGB V erreicht werden. Durch das Konstrukt der Einzelverträge muss in diesem Fall nur die Krankenkasse als Vertragspartner von der Vorteilhaftigkeit überzeugt werden und nicht der umständliche und langwierige Weg über die kollektivvertraglichen Gremien gegangen werden. Die Erfahrungen in den Modellregionen können in parallel geführte Zulassungsverfahren des G-BA einfließen. Eine weitere Spielart dieser Idee sind die Integrationsverträge in Verbindung mit § 137 f, g SGB V, den so genannten DMPs. In diesen Fällen kann in ausgewiesenen Zentren ein neues Verfahren implementiert und vergütet werden.

7. Vertrieb und Internationalisierung

Bis zu einer flächendeckenden Kostenerstattung im Rahmen der regulären Vergütungssysteme im vertragsärztlichen oder akutstationären Bereich vergehen u. U. mehrere Jahre. Daraus erwachsen für den Vertrieb neue Herausforderungen. Dies gilt insbesondere auch, wenn - wie oben beschrieben - das neue Produkt im Rahmen von neuen Versorgungsformen positioniert werden soll. Der Vertrieb von Inno-Med123 hat nun die Aufgabe, die Buying Center im Einkauf der Krankenhäuser unter diesen erschwerten Bedingungen mit Argumenten von der Vorteilhaftigkeit des Produktes zu überzeugen. Dabei gilt es, die Informationen differenziert für den Arzt und den Geschäftsführer aufzubereiten und auf das Krankenhaus angepasst Argumente zu finden, die neben den medizinischen auch die ökonomischen Gesichtspunkte beleuchten. Damit wird der Vertrieb der Innovation wesentlich aufwendiger und vermutlich auch teurer. Auf der anderen Seite birgt die neue Strategie die Möglichkeit neue Kundenbeziehungen aufzubauen, die langfristig in Entwicklungspartnerschaften führen. Der Vertrieb von InnoMed123 muss sich dafür des Kunden und seiner medizinischen und ökonomischen Probleme in einer Gesamtsicht annehmen und Lösungsvorschläge ausarbeiten. Diese Erweiterung der Vertriebsaufgaben um ökonomische Fragestellungen und eine professionalisierte Kundenbetreuung erhöht folglich den Finanzaufwand bis zum Rückfluss der Mittel zusätzlich.

Wenn InnoMed123 seine Produkte in mehreren Ländern vertreibt, muss die Kostenerstattung in jedem Land einzeln erlangt werden. Während die Medizinproduktezulassung in Europa harmonisiert ist, gilt dies für die Kostenerstattung ausdrücklich nicht. Jedes Land hat eigene Kriterien und Prozeduren. Inwieweit die gesundheitsökonomischen Studien übertragbar sind, ist fraglich, weil die Rahmenbedingungen und Kostenfaktoren national unterschiedlich sind. InnoMed123 muss also sorgfältig abwägen, in welchen Ländern die Innovation eingeführt werden soll.

8. Zusammenfassung und Ausblick

Wenn InnoMed123 seine Geschäftspläne aufstellt, sollte es nicht nur die Entwicklungszeiten, sondern v. a. auch die Zeiträume bis zur Kostenerstattung einplanen. Die hohen Anforderungen an den Nachweis der ökonomischen Effizienz werden zu einem deutlich späteren Rückfluss der investierten Mittel führen. InnoMed123 braucht nicht nur kreative Entwickler, sondern eine langfristige, solide Finanzierung.

Weiterführende Literatur

Baumann, M./Schommer, R. (2003), Der lange Weg in die Erstattung: Aktuelles G-DRG-System als Innovationshindernis?, in: Krankenhaus Umschau, Heft7/2003, S. 594-597.

Beyer-Rehfeld, A. (2003), Hier ewig Novum, dort schon Standard, in: Krankenhaus Umschau 11/2003, S. 1024-1027.

Gröhl, C. (2004), Innovationen der Medizintechnologie als Chance begreifen, in: DRG 2004, S. 4-5.

Heldt, P. (2003), Immer billiger kann teurer werden, in: Krankenhaus Umschau 11/2003, S. 1028-1032.

Oberender, P./Baumann/M., Schommer, R. (2004), Medizintechnische Innovationen in der DRG-Systematik: Innovationsbremse für Kliniken und Hersteller, in: MTD, 1/2004, S. 48-51.

Roeder, N./Bunzemeier, H./Glocker, S. (2004), G-DRGs 2004: Erreichtes und nicht Erreichtes, in: das krankenhaus, Heft 4/2004, S. 251-260.

5. Ressourcenmanagement

Martin Pfeiffer, Hanno Schauer, Rainer Schommer

5.1 Wissensorientierte Unternehmensführung bei medizinischen Leistungserbringern

Abstract

In Industrie und Handel tradierte Methoden der Geschäftsreorganisation sind auf eine Optimierung standardisierbarer Strukturen und Prozesse ausgerichtet. Nicht zuletzt aus diesem Grund stoßen sie bei der Analyse und Planung schulmedizinischer Behandlungsabläufe an methodische Grenzen. Denn schulmedizinische Behandlungen erweisen sich sowohl als einzelfallspezifisch als auch ex ante schwach strukturiert. Der Ablauf einer Therapie wird im Wesentlichen erst bei der Diagnose bestimmt und im Verhandlungsablauf variabel den Gegebenheiten angepasst. Für das Management schulmedizinischer Behandlungen scheint es somit angeraten, nach Methoden der Planung und Steuerung zu suchen, die geeignet sind, den spezifischen Randbedingungen medizinischer Versorgung Rechnung zu tragen. Die Komplexität der Medizin an sich wie auch die Relevanz der Behandelnden für die Gestaltung von Therapien machen hierbei die Diagnosestellung, also die Fähigkeiten der Planenden und die Unterstützung der Planung selbst, zu einem entscheidenden Erfolgsfaktor und lenken diesbezüglich den Blick auf Methoden wissensorientierter Unternehmensführung, kurz Wissensmanagement. Der folgende Artikel versucht, wissensorientierte Unternehmensführung im Sinne eines Managementansatzes zu erklären, daran anschließend werden drei, für die schulmedizinische Praxis erwägenswerte Instrumente eines Wissensmanagements präsentiert.

1. Motivation und Herausforderungen

Die schulmedizinische Praxis prägt ein hohes Maß an Spezialisierung. Dies gilt für die fachliche Spezialisierung Einzelner wie auch eine Angebots- und Profilschärfung ganzer Einrichtungen. Hiermit verbindet sich, dass Nicht-Bagatellfälle arbeitsteilig und nicht selten durch eine Kooperation verschiedener Einrichtungen behandelt werden. Planung und Koordination der Behandlungsprozesse werden darüber hinaus dadurch geprägt, dass einerseits die medizinische Versorgung von Nicht-Bagatellfällen einzelfallspezifisch, d. h. erst während der Diagnose zu planen ist; Therapiepläne entsprechen ihrem Wesen nach weniger Geschäftsprozessen als patientenspezifisch ausgearbeiteten „Projektplänen". Andererseits sind - verglichen mit handwerklichen Diensten - Medizin wie auch ein Medizinmanagement wissensintensiv; für Behandlungen spielen sowohl schulmedizinische Theorie, Informationen über einen Patienten als auch die Entscheidungen und das Zusammenspiel der Behandelnden eine gewichtige Rolle.

Viele für die Bedarfe von Industrie und Handel entwickelte Methoden der Unternehmensplanung und Reorganisation wie bspw. die Geschäftsprozessanalyse oder Ansätze des Operation Research stoßen bei der Planung und Steuerung medizinischer Versorgungsprozesse an methodische Grenzen. Diese sind im Wesentlichen auf die Analyse und Planung stabiler Strukturen und wiederkehrender Abläufe gerichtet. Für einzelfallspezifische, schwach strukturierte Prozesse der medizinischen Versorgung bieten sie hingegen nur eingeschränkt Unterstützung. Es gibt also gute Gründe für das Gesundheitswesen, nach spezifischeren Organisations- und Führungsmethoden zu suchen. Diesbezüglich sollte sich der Blick auch auf Methoden wissensorientierter Unternehmensführung - kurz Wissensmanagement - richten. Denn Wissensmanagement ist - wenn auch in verschiedenen Facetten - sowohl auf wissensintensive, kollaborative als auch kommunikationsintensive Prozesse und Entscheidungen gerichtet. Diese grundsätzliche Angemessenheit eines Wissensmanagements für das Medizinwesen relativiert sich allerdings dadurch, dass Wissensmanagement nicht eine spezifische Methode ist. Wissensmanagement ist vielmehr ein Baukasten von Planungs- und Managementinstrumenten, aus dem vor Verwendung entsprechend der spezifischen Bedürfnisse einer Unternehmung eine Herangehensweise zusammenzustellen ist.

Der vorliegende Beitrag versucht der hieraus erwachsenden Komplexität durch eine Zweiteilung Rechnung zu tragen. In dem nun folgenden Grundlagenkapitel wird eine ganzheitliche Sicht auf wissensorientierte Unternehmensführung gegeben, ohne hierbei auf die Besonderheiten und Randbedingen des Behandlungswesens gesondert Bezug zu nehmen. Danach werden spezifisch auf die beschriebenen Hürden eines effizienten Medizinmanagements ausgerichtete, praxisgerechte Instrumente eines Wissensmanagements präsentiert. Ein Fazit führt die beiden Teile abschließend zusammen. Die in diesem Beitrag referenzierte Literatur dient - entgegen der Praxis in wissenschaftlichen Veröffentlichungen - nicht als Beleg von Behauptungen, sondern verweist jeweils auf speziell gewählte weiterführende Titel.

2. Wissensorientierte Unternehmensführung

Ein in der Managementpraxis tradierter Grundsatz fordert, die Planung eines Unternehmens jeweils am dringendsten Engpass auszurichten. Der Gegenstand und, wenn man so will, die limitierenden Faktoren, auf die Methoden betrieblichen Wissensmanagements fokussieren, sind menschliche Fähigkeiten und Expertisen, explizit vorliegende Inhalte, sowie der betriebsübliche Umgang mit Daten, Informationen und Wissen. Der Instrumentenkasten wissensorientierter Unternehmensführung umfasst dementsprechend Maßnahmen, die man originär auch der Organisationsgestaltung, dem Personal- oder Informationsmanagement zurechnen könnte. In der Folge ergibt sich für den Organisator ein großer, inhomogener Möglichkeitsraum. Bspw. ist eine Vielzahl von Technologien prinzipiell geeignet, ein Wissensmanagement im Allgemeinen und im Gesundheitswesen im Besonderen zu unterstützen (z. B. Schauer, Frank (2001); Maier, Ronald (2002)).

Aufgabe eines Wissensmanagements ist es dementsprechend, für eine zielgerichtete und koordinierte Selektion, Anpassung und Verwendung geeigneter Steuerungsinstrumente zu sorgen. Methoden wissensorientierter Unternehmensführung sind darauf gerichtet, diesen Managementprozess geeignet anzuleiten und zu strukturieren. Die literaturgängigen Methoden lassen sich Gruppen zuordnen, abhängig davon, welchen Ausgangspunkt der Planung und - damit verbunden - welche Führungsinstrumente die jeweilige Methode vornehmlich nutzt. So hat es sich unter anderem etabliert, Maßnahmen eines Wissensmanagements aus der Analyse von Geschäftsprozessen (z. B. Abecker; Hinkelmann; Maus; Müller (2002), der Analyse der Wissensbasis, d. h. des Informations- und Wissensbestandes einer Unternehmung (z. B. Amelingmeyer (2000), Lehner (2000)), oder durch Ableitung aus explizierten Unternehmenszielen und durch Auswertung von Ergebnissen des Rechnungswesens (z. B. North (1998)) herzuleiten.

Insofern man nicht auf die marktliche Verwertung von Wissen zielt - z. B. in der Medizinberatung –, ist Wissensmanagement nie betrieblicher Selbstzweck, sondern dezidiert Mittel zur Unterstützung betrieblicher Aufgaben. In all diesen Fällen ist Wissensmanagement auf die spezifischen Verhältnisse und Wissensziele im Einzelfall auszurichten. Der sich ergebende Mix verschiedener einschlägiger Maßnahmen ist nicht notwendigerweise homogen. Um ein nachhaltiges Wissensmanagement zu befördern, gilt es mithin einerseits, die verschiedenen Einzelmaßnahmen durch eine übergreifende Instanz gemeinsam zu koordinieren. Langfristig ist diesbezüglich eine Integration der Planung und Steuerung in die allgemeine Betriebsplanung anzustreben. Andererseits gilt es, um Synergien über verschiedene Wissensbereiche bzw. Maßnahmen zu entdecken und zu befördern, die Strukturierung und Vernetzung verschiedener Bereiche der Wissensbasis eines Unternehmens zum dedizierten Gegenstand des Wissensmanagements zu machen. Abbildung 38 veranschaulicht noch einmal die verschiedenen Aufgaben eines Wissensmanagements.

Abbildung 38: Aufgabenfelder des Wissensmanagements

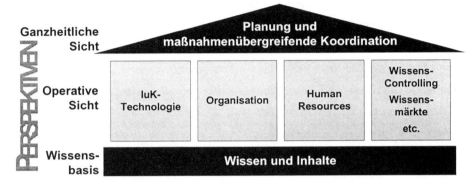

Quelle: In Anlehnung an Schauer; Frank (2002)

3. Pragmatische Instrumente

Die Komplexität der Aufgaben wissensorientierter Unternehmensführung erfordert die Kenntnis der möglichen Maßnahmen und die Verwendung einer geeigneten Methode. Dies allein jedoch genügt in der Regel noch nicht, Wissensmanagement erfolgreich zu betreiben. Vielmehr bedarf es zusätzlich eines Verständnisses der sich stellenden Probleme wie auch der betrieblichen Randbedingungen. Typische Hürden des Medizinmanagements wurden einleitend diagnostiziert. Diesbezüglich werden in den nun folgenden Abschnitten drei pragmatische, von Technologien unterstützte Lösungsvorschläge unterbreitet. Im Einzelnen wird eine an Techniken des Projektmanagements angelehnte Planung von Behandlungsprozessen, ein Dokumentenmanagement sowie ein Netzwerkmanagement dargestellt.

3.1 Projektplanung und -management

Betrachtet man das Behandlungswesen, wie eingangs motiviert, als Projektorganisa-
tion de facto, drängt sich eine Überlegung auf, nämlich Planungsmethoden eines
Projektmanagements in den Betriebsablauf zu integrieren, sowie dies durch geeignete Informationssysteme und Reorganisationsmaßnahmen zu unterstützen. Kliniken,
Krankenhäuser und Praxen lösen bislang ihre Koordinationsaufgaben hauptsächlich
durch ein internes Zeit- und Ressourcenmanagement, vornehmlich darauf gerichtet,
anstehende Diagnose- und Behandlungsschritte mit den vorhandenen oder geplanten Kapazitäten bewältigen zu können. Für die Personal- und Ressourceneinsatz-
planung sind häufig Ärzte, in Kliniken Chefärzte verantwortlich. Eine Therapiepla-
nung erfolgt in der Regel in dezentral gepflegten Patientenakten. Eine patienten-,
respektive kundenorientierte Planung über die jeweilige Erkrankung hinaus, oder ein
fallübergreifendes, indikationsbezogenes Management („Disease Management") und
Controlling trifft man nur in Ausnahmefällen. Eine Umstellung auf eine Projektplanung von Behandlungen scheint überlegenswert. Dies ist unter den beschriebenen
Voraussetzungen allerdings mit methodischen aber vor allem organisationalen Veränderungen verbunden.

Ein Projektmanagement von Therapien würde organisational vornehmlich Veränderungen für den Behandelnden, wie für das Zeit- und Ressourcenmanagement bedingen. Bspw. empfiehlt es sich, um die Arbeitszeit der Ärzte stärker auf ihr Kernge-
schäft aus Diagnose und Behandlung zu konzentrieren, Ärzte dadurch zu entlasten,
dass diese weiterhin Therapiepläne in ihrer fachlichen Notwendigkeit ausarbeiten,
dass allerdings die verschiedene „Projekte" übergreifende Zeit- und Ressourcenpla-
nung kaufmännisch geschultem Personal überantwortet wird - ein infolge der Macht-
verschiebungen nicht zu unterschätzender Strukturwandel.

Um auch bei der verbleibenden verteilt vollzogenen Planung langfristig Behandlungserfolg und Behandlungseffizienz wiederkehrender Indikationen zu steigern, ist
eine behandlungsübergreifende Wissensteilung notwendige Voraussetzung. Dies
organisatorisch zu begleiten, sind verschiedene Maßnahmen prinzipiell geeignet (einen Überblick liefert z. B. Schindler (2001)). Diesbezüglich hat es sich unter anderem

bewährt, den Behandelnden aufzuerlegen, kurze Erfahrungsberichte über jeden nicht standardisiert abgelaufenen Fall zu verfassen („after-action review"), sowie Erfahrungsberichte ähnlich gelagerter Fälle bei Behandlungsbeginn studieren zu müssen („pre-action review").

Bei der Wahl einer (Projekt-) Planungstechnik empfehlen sich solche, die in der Lage sind, sowohl die Ablauflogik einer Behandlung und deren zeitliche Restriktionen als auch die für eine Behandlung nötigen Expertisen und Ressourcen gemeinsam zu betrachten. Visuelle Sprachen der Geschäftsprozessmodellierung und der Projektplanung haben sich diesbezüglich als geeignetes Planungsmittel erwiesen, nicht zuletzt auch, da sie sowohl als Mittel der Kommunikation zwischen Personen als auch zwischen Mensch und Maschine dienen können, ohne spezifische Kenntnisse einer formalen Sprache vorauszusetzen. Das Diagramm in Abbildung 39 beschreibt den fiktiven Ablauf einer Diagnoseerstellung für einen Tumor.

Abbildung 39: Prozessbeschreibung einer Tumordiagnose in MEMO

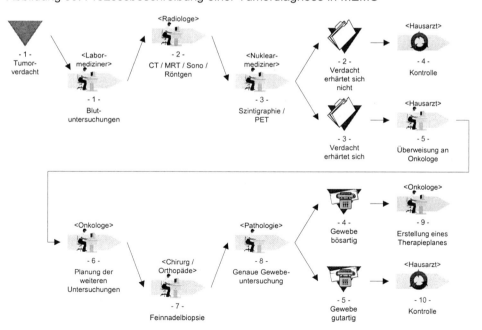

Eine informationstechnische Unterstützung des Fallmanagements wie auch der Dokumentation eines Falles ist prinzipiell möglich und verspricht insbesondere bei ar-
beitsteiliger Planung und Steuerung sowie bei komplexen Ressourcenplanungsprob-
lemen effiziente Unterstützung. Indikationen und Behandlungsleistungen können
zentral abgelegt und verteilt bearbeitet werden. In Projektdatenbanken lassen sich
prototypische Behandlungsabläufe beschreiben, die es im Einzelfall nur noch anzupassen gilt. Allerdings ist die Einführung passender Systeme der Betriebsplanung
und -steuerung nicht trivial und insbesondere mit nicht zu unterschätzenden Anpas-
sungsaufwendungen verbunden. Nicht selten muss nicht nur Software auf spezifische Randbedingungen eines Betriebes eingestellt werden, sondern auch die Be-
triebssteuerung den strukturellen Anforderungen eines spezifischen Systems angepasst werden.

3.2   Dokumentenmanagement

Diagnosestellung und Behandlungsentscheidungen werden nicht aus persönlichen
Eindrücken, sondern auch auf Basis expliziter Inhalte getroffen. Hierbei ist unter anderem an strukturierte Daten wie bspw. Blutwerte zu denken, aber auch an Dokumente, wie die Beschreibung der Anamnese eines Patienten oder Multimediadaten
wie Röntgen- oder Computer Tomografieaufnahmen. Es gibt gute Gründe, diese Informationen elektronisch abzulegen und einen verteilten Zugriff auf diese Informationen zu gestatten. Einerseits können Kosten eingespart, Behandlungs- und Bearbei-
tungszeiten verkürzt und evtl. auch die Behandlungsqualität gesteigert werden. So
lassen sich Mehrfachuntersuchungen vermeiden oder Beschaffungs- und Logistikkosten für Dokumente verringern. Wichtige Informationen vor Operationen wie Aller-
gien, die dem Patienten evtl. nicht mehr bewusst waren, können nicht in Vergessen-
heit geraten. Gewährt man Externen Zugriff auf bestimmte Informationen, lassen sich
unterschiedliche Aktenlagen kooperierender Ärzte vermeiden. Datenverluste, bspw.
durch ausgeliehene Bilder, oder fehlerträchtige Medienbrüche, können vermieden
werden. Letztendlich wird ein einmaliges Erfassen der Patientendaten und ein einmaliges Aufnehmen der Anamnese ermöglicht. Bei originär elektronischen Verfahren
wie der Computer Tomografieuntersuchung entfällt sogar diese Ersterfassung.

Eine gemeinsame Datenverwaltung setzt eine entsprechende technische Infrastruktur voraus. Da die Inhalte in unterschiedlichen Formaten, wie bspw. Bild- oder Textdateien, vorliegen, bedarf es geeigneter Systeme. Zur Verwaltung bieten sich Dokumentenmanagementsysteme an. Diese verwalten alle Dokumentformate in einer Datenbank und erlauben es, Informationen strukturiert abzulegen und so beim Auffinden und Visualisieren von Inhalten beliebiger Formate zu helfen. Eine entsprechende Systemkonfiguration vorausgesetzt, können bspw. alle Informationen zu einem Patienten, zu einem Krankheitsbild oder alle Überweisungen einer Abteilung angezeigt werden. Insoweit Informationen textuell abgelegt sind, unterstützen die meisten Produkte einen um Volltextsuche erweiterten Dokumenten- und Datenbankzugriff. Durch geeignete Zusatzprodukte kann auch das Archiv elektronisch und damit weitgehend automatisch geführt werden.

Dokumentenmanagementsysteme werden mit der elektronischen Patientenkarte, deren Einführung der deutsche Gesetzgeber für das Jahr 2006 vorsieht, nicht obsolet. Unter anderem lassen datenschutzrechtliche Erwägungen oder das Arztgeheimnis es nicht erwarten, dass die elektronische Patientenakte eine ausführliche Anamnese bereitstellen wird. Informationen über den Patienten sind und bleiben also ein nur eingeschränkt transferierbares Gut. In der Folge können - ein entsprechendes Informationsmanagement vorausgesetzt - explizite Informationen über einen Patienten nicht nur zur Qualitätssteigerung und Kostensenkung, sondern auch als Element der Kundenbindung genutzt werden. Unter anderem lässt sich Patienten ein reduzierter Aufwand bei wiederkehrenden oder Folgebehandlungen bieten („Login-Effekt"), zudem können vorhandene Informationen als Grundlage einer geeigneten Kommunikationspolitik, z. B. Erinnerung an Vorsorgeuntersuchungen, genutzt werden.

3.3   Netzwerkmanagement

Kollaboration zwischen verschiedenen Standorten und verschiedenen Organisationen ist tägliche medizinische Praxis. Speziell niedergelassene Ärzte vermögen viele ihrer Behandlungsleistungen nur in Kollaboration mit Fachärzten, Laboren und Kliniken zu erbringen. Die Kollaboration zwischen Ärzten erfolgt hierbei typischerweise durch Absprache im Einzelfall. Kollaborationsbeziehungen ad hoc zu etablieren, ist allerdings mit hohen Transaktionskosten der Expertensuche und Koordination verbunden. Ein Netzwerkmanagement verspricht, durch organisationale Maßnahmen im Vorfeld und technologische Kompatibilität, diese Transaktionskosten zu verringern.

Ein Netzwerkmanagement ist in verschiedenen Ausprägungen vorstellbar. Dies betrifft zum einen die Koordinationsmechanismen sowie zum anderen die Integration der eingesetzten Informationssysteme. Im Folgenden werden drei aufeinander aufbauende Stufen des Netzwerkmanagements unterschieden, nämlich strukturiertes Kontaktmanagement, Schaffung einer Infrastruktur der Kollaboration und Virtuelle Unternehmung.

•   Kontaktmanagement

Ausgehend von der Annahme, dass die häufigste Grundlage der Kollaboration von Ärzten tradierte Kontaktlisten sind, stellt das systematische Führen und Pflegen kombinierter Adress- und Kompetenzverzeichnisse, neudeutsch „Yellow Pages", eine basale Form eines Netzwerkmanagements dar. Im Unterschied zu reinen Adresslisten können strukturierte Adress- und Kompetenzlisten Auskunft über spezifische Fähigkeiten von Ansprechpartnern sowie kurze Erfahrungsvermerke über bestehendes oder vergangenes Zusammenwirken bzw. Referenzen auf entsprechende Unterlagen geben. Angemessen strukturiert und wohl gepflegt helfen Kontaktdatenbanken ceteris paribus einerseits Suchkosten zu verringern und andererseits die Treffergenauigkeit der Suche zu erhöhen. Die diesbezüglich nötige technologische Unterstützung stellt nur geringe Anforderungen. Jede relationale Datenbank stellt die benötigte Funktionalität im Prinzip zu Verfügung. Kommerzielle Datenbanken bieten meist auch prototypische Schemata und Eingabemasken eines Kontaktmanagements. Adresslisten vermögen allerdings nicht, eine Unterstützung für die Kollaboration im eigentlichen Sinne zu leisten.

•   Kollaborationsinfrastruktur

Eine grundlegende Voraussetzung einer räumlich verteilten Kollaboration ist eine gemeinsame Infrastruktur. Hierbei ist einerseits an eine technische Infrastruktur zu denken, um handlungsfähig zu sein, sowie andererseits an geeignete Rahmenbedingungen, die im Ernstfall eine zuverlässige Kollaboration erlauben. Im Vorfeld sollten diese Randbedingungen ausgehandelt und evtl. auch vertraglich fixiert werden, bspw. gilt es, Verfahren für den gegenseitigen Austausch von Informationen und die diesbezüglichen Verwendungsrechte zu regeln. Auch die vertragliche Aushandlung von Preisen für Dienstleistungen und Abrechnungsverfahren müssen vereinbart werden.

Bei Technologien verteilter Kollaboration gilt es, Medien der gleichzeitigen (synchronen) Zusammenarbeit - z. B. in der Telemedizin - und asynchrone Medien zu unterscheiden (Schwabe; Streitz; Unland (2001)). Synchrone Medien wie Videokonferenzen, Chats oder auch das Telefon sind in der Regel nicht auf eine Weiterverarbeitung der übertragenen Daten ausgerichtet, erlauben aber eine effektive Überbrückung räumlicher Grenzen in Echtzeit. Ihrem Wesen nach asynchrone Medien vermögen die gegenseitige Absprache in der Anbahnung und Durchführung von Kollaboration elektronisch zu unterstützen, z. B. durch elektronische Terminverwaltung oder gemeinsam geführte Projektpläne, als auch die gemeinsame Nutzung expliziter Inhalte während der Zusammenarbeit (siehe auch vorangegangenen Abschnitt). Asynchrone Medien sind also eher auf eine Weiterverarbeitung von Inhalten gerichtet, in zeitkritischen Fällen aber oft nicht hinreichend.

Bei der Auswahl von Technologie gilt es einerseits, sich für ein Technologiebündel, also für die grundsätzliche Funktionalität, zu entscheiden. Nicht jede Praxis benötigt Telemedizin. Bei der Auswahl eines bestimmten Herstellers oder eines bestimmten Systems ist es pragmatisch geboten, den Investitionsschutz in den Vordergrund zu stellen. Einerseits muss überlegt werden, wie die Technologie in die eigene Infrastruktur integriert werden kann. Andererseits muss eine Kompatibilität zu dem bei den potentiellen Kollaborationspartnern verbreiteten Systemen gegeben sein („Netzwerkeffekt"). Auf einen kurzen Nenner gebracht heißt dies, dass das Einhalten von

Kommunikationsstandards im Zweifelsfall ökonomisch sinnvoller ist, als die technische Exzellenz eines Systems.

- Virtuelle Unternehmung

Die bislang beschriebenen Kollaborationssysteme überschreiten nicht die Schranken der Selbständigkeit der einzelnen Einrichtung. Dennoch sind verschiedene Formen der Vernetzung vorstellbar und in der Praxis erprobt. Hierbei ist unter anderem an das Teilen patientenbezogener Informationen, ein gemeinsames Zeit- und Ressourcenmanagement oder das Teilen von zentralen Einrichtungen wie einem Schreibbüro zu denken. Eine organisationale Integration einerseits und eine über die Kompatibilität von Systemen hinaus gehende technische Integration andererseits ist in bestimmten Fällen durchaus wünschenswert. Die Gründe für eine organisationale Vernetzung können sowohl ökonomischer als auch medizinisch-fachlicher Natur sein: Gemeinsam betriebene Koordination oder gemeinsam genutzte Infrastruktur ermöglicht es, Kosten zu sparen, zeiteffizienter zu Arbeiten als auch solche Leistungen standardmäßig zu offerieren, die Kollaboration voraussetzen. Die deutlichen Vorteile, die derartige Ärztenetzwerke versprechen, sind sowohl an höhere Anforderungen der technologischen als auch vertraglichen Verbindungen geknüpft. Gleichzeitig ist eine nicht zu unterschätzenden Herausforderung zu meistern, gilt es doch, Autonomie aufzugeben, selbständige Unternehmen mit Blick auf die Zusammenarbeit zu restrukturieren, Prozesse der Zusammenarbeit zu etablieren sowie bestehende Informationssysteme zu integrieren (weiterführend: Picot; Reichwald; Wigand (2001)).

4. Zusammenfassung und Ausblick

Seinem Ansatz entsprechend verspricht Wissensmanagement, für die Ergänzung und Unterstützung eines Medizinmanagements geeignete Methoden zu liefern. Die Methodenvielfalt des Wissensmanagements wie auch der Wunsch nach einzelfallspezifischen Lösungen bedingen komplexe Planungsprobleme. Es gilt, diesbezüglich geeignete Planungsmethoden zu wählen und mit diesen geeignete Maßnahmen eines Wissensmanagements einzelfallspezifisch auszuarbeiten. Die sich hieraus erge-

bende Vielgestaltigkeit führt - unangenehmer Weise - zu hoch komplexen Planungs-
problemen. Einfache, im Einzelfall aber kritisch zu prüfende Heuristiken erlauben oft,
die Komplexität des Planungsproblems zu reduzieren. Diesbezüglich ist zum einen
eine stufenweise Einführung eines Wissensmanagement zu empfehlen. Zum anderen lässt sich Profit aus der Tatsache schlagen, dass Maßnahmen eines Wissensmanagements in aller Regel eng mit einer bestimmten Managementmethodik verknüpft sind: Wenn man ohne dezidiertes Wissensmanagement bereits bestimmte
Managementpraktiken - z. B. ein Disease Management - betrieben hat oder erwägt,
kann es sinnvoll sein, quasi retrograd die dazu passenden Planungsmethoden als
Keim des Wissensmanagements zu wählen. Auch die in diesem Artikel präsentierten
„pragmatischen" Maßnahmen eignen sich als konzeptionelle Grundlage entsprechender Planung: Ein Dokumentenmanagement ist auch Informationsmanagement,
eine Projektplanung und -steuerung kann als Grundlage prozessorientierter Wis-
sensmanagementplanung genutzt werden, ein Netzwerkmanagement eignet sich als
konzeptuelle Grundlage eines an menschlichen Fähigkeiten und damit an Wissen
orientiertem Wissensmanagement.

Weiterführende Literatur

Abecker, A./Hinkelmann, K./Maus, H./Müller, Heinz J. (Hg.) (2002), Geschäftspro-
zessorientiertes Wissensmanagement: Effektive Wissensnutzung bei der Planung
und Umsetzung von Geschäftsprozessen, Berlin; Heidelberg; New York.

Amelingmeyer, J. (2000), Wissensmanagement: Analyse und Gestaltung der Wissensbasis von Unternehmen, Wiesbaden.

Lehner, F. (2000), Organisational Memory : Konzepte und Systeme für das organisatorische Lernen und das Wissensmanagement, München.

Maier, R. (2002), Knowledge Management Systems: Information and Communication
Technologies for Knowledge Management, Berlin; Heidelberg; New York.

North, K. (1998), Wissensorientierte Unternehmensführung: Wertschöpfung durch Wissen, Wiesbaden.

Picot, A./Reichwald, R./Wigand, R. T. (2001): Die grenzenlose Unternehmung: Information, Organisation und Management, 4. vollständig überarbeitete und erweiterte Aufl.. Wiesbaden.

Schauer, H./Frank, U. (2001), Software für das Wissensmanagement: Einschlägige Systeme und deren Einführung, in: WISU - das Wirtschaftsstudium, 2001. Jg., Heft 5, S. 718-726.

Schauer, H./Frank, U. (2002), Vergleichende Buchbesprechung: Einführung von Wissensmanagement und Wissensmanagementsystemen, in: Wirtschaftsinformatik, 2002. Jg., Heft 4, S. 381-386.

Schindler, M. (2001), Wissensmanagement in der Projektentwicklung, Lohmar

Schwabe, G./Streitz, N./Unland, R. (Hg.) (2001), CSCW-Kompendium - Lehr- Handbuch zur computerunterstützten Gruppenarbeit. Heidelberg.

Patrick Da-Cruz

5.2 Den Führungsnachwuchs sichern - zukünftige Herausforderungen für die Personalentwicklung

Abstract

Die Sicherung des Führungsnachwuchses ist für Unternehmen sämtlicher Branchen eine notwendige Voraussetzung für die Kontinuität in der Unternehmensführung und damit die Umsetzbarkeit längerfristig orientierter Strategien. Der folgende Beitrag beschreibt auf Basis der gegenwärtigen Situation und den zukünftigen Anforderungen an Führungskräfte in der Medizinprodukteindustrie, wie sich die Unternehmen den sich hier ergebenden Herausforderungen stellen können.

1. Einleitung

Die Diskussion über die demographischen Veränderungen und deren Implikationen beherrschen derzeit große Teile der öffentlichen Diskussion. Neben den Auswirkungen auf die sozialen Sicherungssysteme ergeben sich hieraus auch für die Unternehmen, v. a. die Personalabteilungen, nachhaltige Konsequenzen. Zum einen müssen die Unternehmen neue Konzepte für den Umgang mit alternden Belegschaften entwickeln, zum anderen ist der Führungsnachwuchs langfristig zu sichern. Auch wenn der zweite Aspekt angesichts gegenwärtiger Arbeitslosenquoten weit hergeholt erscheint, darf nicht vernachlässigt werden, dass die demographische Pyramide bereits in wenigen Jahren „kippt" und der im Internetzeitalter ausgerufene „War of talents" dann wieder beginnen dürfte, wenn auch in abgeschwächter Form. So sind bspw. bei den für die Medizinprodukteindustrie so wichtigen Absolventen der Ingenieurwissenschaften (Elektrotechnik etc.) bereits in wenigen Jahren dramatische Engpässe zu erwarten.

Darüber hinaus muss berücksichtigt werden, dass die Medizinproduktindustrie in verschiedenen Umfragen sowohl von Hochschulabsolventen als auch Quereinsteigern nach wie vor weniger attraktiv beurteilt wird als bspw. Automobil-/Elektroindustrie oder Finanzdienstleistungssektor. Für international mobile Führungskräfte ist der Standort Deutschland aufgrund der hohen bürokratischen Hürden und Abgaben, der vergleichsweise geringen Verbreitung der englischen Sprache im Alltag oder düsteren Beschäftigungsperspektiven für Partner/Partnerin bislang wenig attraktiv.

Eine vorausschauende Personalentwicklungspolitik in den Medizinprodukteunternehmen muss diese Aspekte berücksichtigen, wenn sie zukünftige Führungsengpässe vermeiden und die Entwicklung von unternehmenseigenen Führungskräften stärken möchte.

2. Die deutsche Medizinprodukteindustrie - relevante Personalentwicklungen

Obgleich von ihrer Marktgröße und Mitarbeiterzahl nicht vergleichbar mit Branchen wie Automobil oder Chemie, gehört die deutsche Medizinprodukteindustrie zu den dynamischsten Branchen und stellt für Deutschland ein Aushängeschild im internationalen Healthcare-Markt dar. Zahlreiche deutsche Unternehmen sind in ihren Produktsegmenten Marktführer in Europa und können sich auch im weltweiten Wettbewerbsumfeld gut behaupten. Es finden sich in dieser Branche zahlreiche sog. „hidden champions".

Das Wachstum der letzten Jahre hat bei den meisten Unternehmen v. a. im Ausland stattgefunden. Mit den absehbaren Kostendämpfungsmaßnahmen in der deutschen und europäischen Gesundheitspolitik ist auch in Zukunft damit zu rechnen, dass das Wachstum primär aus dem außereuropäischen (v. a. asiatischen) Raum kommen wird, es sei denn, dass die Firma über ein ausgesprochen innovatives Produktportfolio verfügt und somit in den traditionellen Märkten (Deutschland und ggf. Europa) ein angemessenes Wachstum erzielen kann. Auch dann wird jedoch aus Profitabilitätserwägungen heraus versucht werden, das Marktpotenzial für die innovativen Produkte regional zu erweitern, um Skalenvorteile auszuschöpfen.

In der nach wie vor stark mittelständisch geprägten Medizinprodukteindustrie, wo viele inhabergeführte Unternehmen agieren, wird in den kommenden Jahren immer häufiger das Thema Nachfolgeregelung auf der Agenda stehen. In vielen inhabergeführten Medizinprodukteunternehmen ist bereits jetzt erkennbar, dass keine Mitglieder aus der Eigentümerfamilie in das Management des Unternehmens einsteigen werden. Vor diesem Hintergrund ist es unumgänglich, dass rechtzeitig externe Manager bzw. interne Nachwuchsführungskräfte gewonnen und durch entsprechende Gestaltung der Arbeitsverträge (ggf. mit Beteiligung am Unternehmen) sowie intensive Einarbeitung auf ihre zukünftige Aufgabe im Spannungsfeld Inhaber - Mitarbeiter - Kunden - Management vorbereitet werden.

Beide beschriebenen Entwicklungen haben gemeinsam, dass dem systematischen Aufbau und der Entwicklung eines adäquat ausgebildeten, international mobilen Führungskräftenachwuchses für die Sicherung der Kontinuität in der Unternehmensführung eine wichtige Rolle zukommt.

3. Zukünftige Anforderungen und derzeitiges Ausbildungsspektrum

Ein großer Teil der gegenwärtigen Manager in der Medizinprodukteindustrie besitzt einen ingenieur-/naturwissenschaftlichen bzw. betriebswirtschaftlichen Hintergrund. Nicht selten sind auch Techniker anzutreffen, die sich mit einer bestimmten Produktidee selbständig gemacht haben. Für einen Großteil dieser Manager gilt, dass sie

sich die Spezifika des Gesundheitswesens bzw. der Medizinprodukteindustrie müh-
sam aneignen mussten, sei es im Job oder durch Selbststudium bzw. Grundlagen-
seminare, die seit einiger Zeit von den großen Seminarveranstaltern angeboten werden, z. B. „Grundlagen des Gesundheitswesens" (Euroform) oder „Mini-MBA
Healthcare" (Management Center Europe). Gleichwohl beklagen insbesondere bran-
chenfremde Einsteiger in die Medizinprodukteindustrie die im Branchenvergleich langen Einarbeitungszeiten. Dies liegt nicht zuletzt an den komplexen Strukturen des
Gesundheitswesens mit Herstellern, Entscheidern (i. d. R. Ärzte), Konsumenten (Patienten) und Bezahlern (i. d. R. Krankenkassen), der starken Fragmentierung des
Medizinproduktemarktes sowie den rechtlichen Restriktionen, die z. B. wesentlichen
Einfluss auf die Erstattungsfähigkeit und Preisbildung von Medizinprodukten haben.

Was die Seite der Leistungserbringer anbelangt, ist diesem Manko hochschulseitig
bereits begegnet worden. So gibt es mittlerweile an verschiedenen Universitäten,
Fachhochschulen und Akademien Lehrstühle für Krankenhaus- oder Pflegemana-
gement, die einen frühzeitigen Bezug zum Gesundheitswesen ermöglichen, indem
klassische Inhalte der Betriebswirtschaftslehre um die relevanten Spezifika von Gesundheitseinrichtungen ergänzt werden. Auch hat sich die verfügbare Literatur zu
verschiedensten Fragestellungen des Krankenhaus- oder Pflegemanagements in
den letzten Jahren deutlich ausgeweitet. Absolventen derartiger Studiengänge besitzen, falls sie eine Laufbahn im Gesundheitswesen anstreben, überdurchschnittlich
gute Entwicklungsmöglichkeiten. Diese sind primär darauf zurückzuführen, dass sie
über umfangreiche Praxiserfahrungen verfügen (z. B. Praktika in Gesundheitseinrichtungen, Praxisdiplomarbeiten etc.) und erste Kenntnisse der Spezifika des Gesundheitswesens besitzen. Derartige Erfahrungen und Kenntnisse reduzieren ihre Einar-
beitungszeit und beschleunigen die Einsetzbarkeit in unterschiedlichen Funktionsbe-
reichen der Gesundheitseinrichtungen oder auch, in eingeschränkten Ausmaß, der
Pharma- oder Medizinprodukteindustrie.

Für die Industrie gibt es hier hochschulseitig noch wenige explizite Angebote (abgesehen von einzelnen Lehrstühlen im Bereich Gesundheitsmanagement, die jedoch
eher „allgemeiner" Natur und auf sämtliche Marktteilnehmer des Gesundheitswesens
ausgerichtet sind). Im Postgraduiertenbereich wird in der „Medizinproduktehaupt-

stadt" Tuttlingen seit Kürze erstmalig ein MBA-Programm mit Spezialisierung Medizintechnik angeboten, dessen mittel- und langfristige Akzeptanz in der Wirtschaft sich zum derzeitigen Zeitpunkt noch nicht abschätzen lässt. Gerade die zunehmende fachliche Vernetzung von Fächern wie Medizintechnik, Gesundheitsmanagement, Materialwissenschaften, Biotechnologie, Nanotechnologie und IT kann hier zukünftig interessante Studienfach-Kombinationen erlauben. Im steigenden Wettbewerb zwischen den einzelnen Hochschulen und Hochschulformen (Bachelor- und Master-Abschluss vs. FH-, Uni-, oder Berufsakademie-Diplom) wird es nämlich auch für die einzelne Hochschule immer wichtiger, sich zu differenzieren. Eine Möglichkeit dazu bieten industriebezogene, aber fachübergreifende Studiengänge. Diese können gemeinsam von den Unternehmen und der Hochschule initiiert werden und bieten den Hochschulen auch einen besseren Zugang zu heiß begehrten Drittmitteln.

Warum soll der Student eines ingenieurwissenschaftlichen Studienganges mit Schwerpunkt Medizintechnik in einzelnen Fächern wie Gesundheitsökonomie nicht gemeinsam mit Betriebswirtschaftslehrestudenten des Schwerpunktes Gesundheitsmanagement oder Medizinproduktemanagement unterrichtet werden und gemeinsam Fallstudien und Projekte aus dem Betriebsalltag bearbeiten, wie es später ohnehin der Alltagsfall sein wird? Gerade in der Medizinprodukteindustrie, wo die unterschiedlichsten Berufsgruppen und Nationalitäten anzutreffen sind, macht es Sinn, die fachübergreifende und internationale Zusammenarbeit möglichst früh, auch „unter Laborbedingungen", zu trainieren. Dies würde auch dazu beitragen, die immer wieder beklagten „Praxisschocks" der Absolventen nach jahrelangem Hochschulstudium zu vermeiden.

Eine wesentliche Anforderung an die Manager von morgen ergibt sich schließlich aus der zunehmenden Vernetzung des Gesundheitswesens. Die Grenzen zwischen ambulanter und stationärer Versorgung lösen sich zunehmend auf und die Pharma- und Medizinprodukteindustrie muss mit ihren Produkten schon vor der Zulassung immer klarer herausarbeiten, welchen Kosten-/Nutzen-Beitrag sie im Rahmen der gesamten Behandlungskette leistet. In diesem Zusammenhang sind sogar neue Teil-Disziplinen entstanden, wie bspw. die Pharmakoökonomie oder das HTA. Damit steigen naturgemäß auch die Anforderungen an den Medizinproduktevertrieb. Neben eher technikorientierten Produktbesprechungen müssen zunehmend Informationen zum Krankheitsverlauf, zur Supply Chain Optimierung oder Finanzierung an den Entscheider (i. d. R. Arzt oder Einkäufer) übermittelt werden, um ein attraktives Gesamtpaket aus Produkt und Dienstleistung anbieten zu können. Gerade diese Dienstleistungsangebote bieten heute oftmals bessere Rendite als das eigentliche Produkt.

4. Firmenbezogene Manageraus-/fortbildung

Einige Unternehmen der Medizinprodukteindustrie sind mittlerweile dazu übergegangen, die Aus- und Fortbildung ihrer Manager in die eigene Hand zu nehmen und selbst zu steuern. Da dies insbesondere für klein- und mittelständische Unternehmen mit begrenzten internen Ressourcen nicht immer allein zu leisten ist, wird hier verstärkt mit externen Partnern zusammengearbeitet. Was Schulabgänger anbelangt, sind dies in Baden-Württemberg z. B. die Berufsakademien, die ein 3-4 Jahre dauerndes, berufsbegleitendes Studium anbieten. Die Semesterferien werden für Praktika im Betrieb genutzt. Mittlerweile umfasst ein solches Studium auch immer häufiger einen Aufenthalt in einer Auslandsniederlassung bzw. Partnerhochschule. Besonderer Beliebtheit erfreuen sich in jüngster Zeit auch „Firmenuniversitäten" (Corporate Universities), die in den verschiedensten Varianten existieren. I. d. R. werden von internationalen Universitäten oder Business Schools auf die Firmen zugeschnittene Fortbildungskonzepte erarbeitet, die manchmal sogar in einen anerkannten Abschluss münden (z. B. Master of Business Administration: MBA). Der Vorteil derartiger Programme liegt darin, dass branchen- und firmenspezifische Elemente, z. B. durch Vorträge und Fallstudien von internen Führungskräften, mit neuesten Erkenntnissen der Management-Theorie verknüpft werden können, deren Vermittlung dann entsprechend durch Dozenten der Universitäten/Business Schools erfolgt. Einzelmodule des Programms können hier in zukünftige Wachstumsmärkte oder Märkte mit großen Firmenniederlassungen verlegt werden, um lokale Markt- und/oder Unternehmenskenntnisse/-kontakte bei den Nachwuchsführungskräften zu verbessern. Begleiteffekt dieser Programme ist auch die Präsentation des Unternehmens als attraktiver Arbeitgeber bei potentiellen Bewerbern. Firmenuniversitäten sind für potentielle Interessenten ein klares Signal dafür, dass Aus- und Fortbildung für das betreffende Unternehmen einen zentralen Bestandteil der Unternehmenspolitik darstellt.

Auch wenn die Kosten für derartige firmenspezifische Programme auf den ersten Blick beträchtlich erscheinen, sollte die Kosten-/Nutzenbeurteilung auf lange Sicht erfolgen. Die Entsendung von Mitarbeitern auf externe Seminare ist ebenfalls mit enormen Kosten verbunden und darüber hinaus bieten firmeninterne Programme für die Teilnehmer immer auch die Möglichkeit zum Aufbau von Netzwerken innerhalb der Firma. Diese Netzwerke wiederum tragen nicht selten dazu bei, dass die funktions- und bereichsübergreifende Zusammenarbeit durch den persönlichen „kurzen" Draht der Mitarbeiter verbessert wird. Um den Return on Investment (ROI) derartiger Programme zu sichern ist es gängige Praxis, die Teilnahme an einem solchen Programm mit Rückzahlungsverpflichtungen des Teilnehmers zu verknüpfen, falls dieser in einem bestimmten Zeitraum nach Durchführung des Programms das Unternehmen verlässt.

5. Zusammenfassung und Ausblick

Bereits in wenigen Jahren ist aufgrund verschiedener Veränderungen, z. B. der demographischen Entwicklungen oder Nachfolgeproblematik damit zu rechnen, dass auch in der Medizinprodukteindustrie Nachwuchskräfte im Managementbereich knapp werden. Je früher sich die Unternehmen auf die Situation einstellen und entsprechende Konzepte zur Personalentwicklung, ggf. mit externen Partnern erarbeiten, desto besser wird ihre Positionierung als attraktiver Arbeitgeber sein und desto systematischer können einzelne Potenzialträger auf ihre zukünftigen Aufgaben vorbereitet werden. Die gegenwärtigen Veränderungen in der Hochschullandschaft könne in diesem Zusammenhang als Chance gesehen werden.

Um entsprechend agieren zu können, werden zahlreiche Medizinprodukteunternehmen nicht daran vorbeikommen, ihre Personalabteilungen von einer an „Personaladministration" orientierten Einheit zu einem echten Talentmanagement aufzuwerten und die dafür ggf. erforderlichen Ressourcen zur Verfügung stellen müssen.

Weiterführende Literatur

Delany, K. (November, 2001), Crisis on the Hiring Line, in Pharmaceutical Executive, S. 52-60.

Dieser, R. (1998), Corpoarte Universities - Modeerscheinung oder Strategischer Erfolgsfaktor?, in Organisationsentwicklung 1/1998, S. 36-49.

Eichhorst, W.; Thode, E. (2002), Strategien gegen den Fachkräftemangel: Bd. 1: Internationaler Vergleich, Gütersloh, 2002.

Gottwald, U. (2000), Die mg academy setzt auf Führungskräfteentwicklung, in Personalwirtschaft 4/2000, S. 45-50.

Meister, J. C. (1998), Corporate Universities. Lessons in Building a World-Class Work Force, New York, et. al.: McGraw-Hill.

Töpfer, A. (2000), Corporate Universities: Brücke zwischen Theorie und Praxis, in Personalführung 1/2000, S. 26-31.

6. Wachstumsmanagement

Patrick Da-Cruz, Rainer Schommer

6.1 Strategische Allianzen als Instrument der Unternehmensentwicklung

Abstract

Intelligent gestaltete Allianzen in Bereichen von F&E, Marketing und Vertrieb bieten kleinen und mittelständischen Medizinprodukteunternehmen die Chance Größenvorteile zu realisieren, ohne ihre Eigenständigkeit dabei zu gefährden. Der folgende Beitrag beschreibt nach einer Darstellung möglicher Motive für eine Allianz die grds. Wachstumsoptionen. Anschließend wird erläutert, wie beim Aufbau von Allianzen vorgegangen werden kann.

1. Mittelständler vs. „Big Player"

Wachstum und Erfolg hängen in der Medizinprodukteindustrie v. a. von erfolgreichen Innovationen ab. Die Realisierung dieser wird jedoch immer aufwendiger und komplexer, was nicht zuletzt daran liegt, dass die Zulassungshürden der Behörden immer höher werden. Ein übliches „Erfolgsrezept" besteht in dem Versuch, mit Fusionen die Produktivität im F&E-Bereich zu erhöhen, durch erhöhte Schlagkraft in Marketing und Vertrieb die erforderlichen Marktanteile zu erkämpfen und über Kosten-synergien (z. B. in administrativen Bereichen) die Rentabilitätsziele zu verfolgen.

In diesem Umfeld, in dem Größe oft als Allheilmittel angesehen wird, haben es kleine und mittelständische Medizinprodukteunternehmen (KMMU) strukturbedingt beson-ders schwer, sich zu behaupten (siehe Abbildung 40: Charakteristika von KMMU). Gleichwohl zeigen zahlreiche Beispiele, dass Erfolgsgeschichten (auch aus Kapital-marktsicht) selbst im Mittelstand und auch ohne größere Fusionen erreichbar sind. Wenige Branchen sind durch einen derart hohen Anteil an „hidden champions", d. h. weitgehend unbekannten Unternehmen, die ihrem Segment einen weltweiten Spit-zenplatz einnehmen, gekennzeichnet.

Abbildung 40: Charakteristika von KMMU

- **Fokus:** jeweilige **nationale Märkte**
- Großteil in **Familienbesitz**
- **"Nationales" Produktportfolio** (wenig länderübergreifende Produktzulassungen)
- Eigene **F&E-, Produktions- und Zulassungskompetenzen**
- Guter **Ruf** in den **jeweiligen nationalen Märkten**
- **Begrenzte** Finanz- und Managementressourcen

Ein wesentliches zukünftiges Erfolgsinstrument sind dabei strategische Allianzen unterschiedlichster Natur, wobei hierunter längerfristige Verbindungen mit anderen Unternehmen verstanden werden sollen. Für die großen Spieler der Branche ist es längst nichts Besonderes mehr, strategische Allianzen mit z. B. Nanotech- oder Bio-tech-Unternehmen einzugehen. So können die Forschungsproduktivität gesteigert, Forschungsansätze diversifiziert und Risiken im Sinne einer Portfolioüberlegung minimiert werden. Umfassende Allianzen gehören für die großen Spieler seit Jahren zum Standard-Repertoire der Unternehmensentwicklung. Eine methodische Kompetenz, die bei vielen KMMU noch ausbaufähig ist.

2. Motive für strategische Allianzen

Grundsätzlich können Allianzen in sämtlichen funktionalen Bereichen eingegangen werden, vom Komponenteneinkauf bis zum Vertrieb. Gerade in der jüngsten Vergangenheit sind mit der Einführung der DMPs auch Strategische Allianzen mit Krankenkassen und Disease Management-Dienstleistern in den Vordergrund gerückt. Die folgenden Ausführungen konzentrieren sich jedoch insbesondere auf F&E- sowie Marketing-/Vertriebsallianzen, da sie für KMMU eine besondere Rolle spielen (Herausforderungen in diesen Bereichen für KMMU: siehe Abbildung 41).

Abbildung 41: Herausforderungen mittelständischer Medizintechnikunternehmen

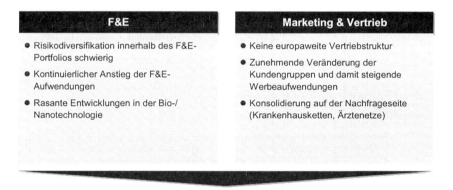

F&E	Marketing & Vertrieb
● Risikodiversifikation innerhalb des F&E-Portfolios schwierig	● Keine europaweite Vertriebstruktur
● Kontinuierlicher Anstieg der F&E-Aufwendungen	● Zunehmende Veränderung der Kundengruppen und damit steigende Werbeaufwendungen
● Rasante Entwicklungen in der Bio-/Nanotechnologie	● Konsolidierung auf der Nachfrageseite (Krankenhausketten, Ärztenetze)

**Typische Herausforderungen im Bereich
economies of scale/economies of scope**

Bei zahlreichen KMMU hängt der zukünftige Unternehmenserfolg ganz wesentlich von wenigen F&E-Projekten ab. Eine effektive Risikodiversifizierung ist bei vielen KMMUs, die nur wenige F&E-Projekte im „Projektportfolio" haben, schlichtweg nicht möglich. Mit Allianzen im F&E-Bereich kann das Risiko zwischen den beteiligten Partnerunternehmen geteilt werden und Kostensynergien realisiert werden, z. B. für Spezialgeräte oder bestimmtes Fachpersonal.

Im Marketing- und Vertriebsbereich geht es zunächst einmal um die Nutzung von Außendienstressourcen des Partners, sei es in bestimmten Ländern, Vertriebskanälen oder Therapiegebieten oder die Ein- und Auslizensierung von Produkten, Projekten und Technologien. Viele Unternehmen sind nur in *einem* Land aktiv. Einige haben zwar Vertriebsgesellschaften in weiteren Ländern, die aber die erforderliche kritische Größe unterschreiten. Eine erhebliche Anzahl an Einlizenzierungsopportunitäten, also zukünftige Umsatz- und Wachstumschancen, kann daher von ihnen nicht wahrgenommen werden.

Über Allianzen können sich geeignete europäische Mittelständler zusammenschließen, die in ihren jeweiligen Märkten bedeutend sind und gemeinsam die wichtigen europäischen Länder abdecken (mindestens also Deutschland, Italien, Frankreich und England). Dieser Zusammenschluss könnte eine Stärke ausspielen, die sonst nur "Big Player" erreichen. Er kann potentiellen Lizenzgebern als eigenständige Einheit gegenübertreten und reduziert so deren Koordinationsaufwand für eine länderweise Auslizenzierung erheblich. Für den Lizenzgeber existiert nur noch ein Ansprech- und Vertragspartner. Des Weiteren kann im Rahmen derartiger europäischer Allianzen auch über gemeinsame Aktivitäten im Zulassungsbereich und die europaweite Ansprache von Meinungsbildnern nachgedacht werden. Viele KMMU verfügen in diesen Bereichen auf nationaler Ebene durchaus über gute Kontakte.

3. Strategische Allianzen als Wachstumsoption für KMMU

Grundsätzlich stehen für KMMU drei Wachstumsoptionen zur Wahl: Das *Greenfield Investment*, also organisches Wachstum aus eigener Kraft gewährleistet volle Entscheidungsautonomie, dauert aber meist ausgesprochen lang und erfordert i. d. R. erhebliche Investitionen. Auch darf die Komplexität eines derartigen Vorhabens nicht unterschätzt werden, insbesondere beim Schritt ins Ausland. Fremde Sprache und

Kultur, lokale Auflagen oder mangelnde Bekanntheit bei Ärzten, Patienten und Arbeitnehmern haben derartige Vorhaben schon häufig scheitern lassen. Gerade KMMU verfügen i. d. R. auch nicht über einen Pool an international erfahrenen Nachwuchskräften, aus dem sie für ein derartiges Unterfangen beliebig schöpfen können.

Akquisitionen sind in den letzten Jahren immer häufiger zur Unterstützung von Wachstumsstrategien eingesetzt worden, mit durchwachsenem Erfolg. Der sich unmittelbar anschließende Beitrag wird das Thema im Detail beleuchten, weswegen an dieser Stelle nicht näher darauf eingegangen wird. Angesichts der ja zumeist überschaubaren Unternehmensgröße im Mittelstand ist das sicher weniger kritisch als bei den imposanten Mega-Mergers, aber es sollte dennoch nicht unterschätzt werden. Praktisch alle verfügbaren Studien zeigen nämlich, dass die meisten Unternehmenskäufe und Fusionen (über alle Branchen hinweg) nicht die gewünschten Ergebnisse zeigten, also ein „schlechtes" Investment waren. Diese Beobachtungen gelten leider auch für zahlreiche Beispiele in der Medizinprodukteindustrie.

Bei *Allianzen* kann man zunächst zwischen informellen (z. B. Industriestandards) und formellen Allianzen unterscheiden (siehe auch Abbildung 42). Eine wesentliche Unterscheidung formeller Allianzen besteht darüber hinaus in der Kapitalbeteiligung. Beim Equity JV wird eine neue Gesellschaft gegründet („NewCo") an der die Partner in bestimmtem Verhältnis kapitalmäßig beteiligt sind. Innerhalb der Equity JVs eröffnet sich eine buchstäblich unbeschränkte Vielfalt an Varianten bzgl. Beteiligungs-/Rechtsform, Stimmrechten etc. Beim Non-Equity JV (oder Contractual JV) findet dagegen keine Kapitalverflechtung statt.

Abbildung 42: Mögliche Gebiete für eine strategische Allianz

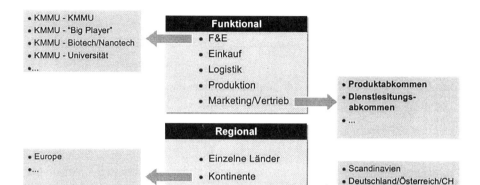

Beispielhaft kann hier eine Einkaufs-Allianz genannt werden. Die finanziellen Risiken sind in diesen Fällen i. d. R. überschaubar. Die Wahl der geeigneten Allianzform hängt letztlich vom Einzelfall ab. Je nach Ziel der Allianz, zu bedienenden Kundengruppen, inhaltlichem Umfang etc. können ganz unterschiedliche Konstrukte Sinn machen. Schubladenlösungen sind hier selten zielführend. Wenn von JVs gesprochen wird haben die meisten das Equity JV vor Augen und denken an gemeinsam zu gründende Unternehmen. Tatsächlich ist das jedoch seltener der Fall. Statistisch ist der Großteil der JVs im Bereich der Non-Equity JVs angesiedelt.

Zusammenfassend stellt folgende Abbildung einen Überblick der drei Wachstumsoptionen für KMMU dar.

Abbildung 43: Grundsätzliche Wachstumsoptionen

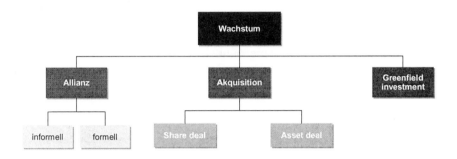

4. Vorgehen beim Aufbau von Allianzen

Für den Aufbau jeder Allianz empfiehlt sich ein systematisches, stufenweises Vorgehen, das im Folgenden umrissen wird. Die Sinnhaftigkeit einer Allianz kann nur vor dem Hintergrund einer klaren Strategie beurteilt werden (siehe Abbildung 44). Der erste Schritt besteht folglich darin, intern vorab klare, transparente und in Folgejahren auch mess- und verfolgbare strategische Ziele zu vereinbaren. Es empfiehlt sich, sehr sorgfältig zu prüfen, welchen *konkreten* Nutzen die Allianz erbringen soll und ob sich dieser nicht evtl. anderweitig, etwa durch eine Akquisition oder internes Wachstum besser erreichen ließe.

In einem zweiten Schritt sollte man sich darüber klar werden, wie ein idealer Partner exakt beschaffen sein sollte. Welche Kriterien (Größe, Eigentümerstruktur, technologische Kompetenz etc.) *muss* und welche *sollte* mein Wunschkandidat aufweisen?

Der nächste Schritt ist die Identifikation geeigneter Partner. Die überdurchschnittlich guten Analysemöglichkeiten im Bereich der Marktforschung, Allianzbörsen von Verbänden oder spezielle Kongresse ermöglichen i. d. R., dass trotz der fragmentierten

Marktstruktur zügig eine umfassende „longlist" mit allen potentiellen Partner zusammengetragen werden kann. Die longlist wird mittels der zuvor zusammengetragenen Kriterien auf eine „shortlist" reduziert. Nur eine harte und belastbare Analyse gewährleistet, auch wirklich den „besten" Partner gefunden zu haben. Und die Wahl des richtigen Partners erweist sich oft als wichtiger als alles andere.

Der Form der Ansprache (Brief, Anruf, Einschaltung von Vertrauten oder externen Beratern etc.), der Wahl der anzusprechenden Person im Partnerunternehmen und die ansprechende Person sollten die erforderliche Sorgfalt gewidmet werden. War die Ansprache erfolgreich und hat der potentielle Partner Interesse an einer weiteren Vertiefung der Gespräche bekundet, stehen die nächsten Punkte auf der Tagesordnung. Auch in dieser Phase werden die Gespräche von einer gewissenhaften Vorbereitung profitieren. Folgende Kernpunkte stehen im Fokus: Vor Beginn der vertiefenden Gespräche sollte man sich Klarheit darüber verschaffen, was exakt vom potentiellen Partner erwartet wird. Es muss geklärt werden, welches Produkt/Projekt/Technologie, für welche Region, welchen Zeitraum und zu welchen Konditionen vom Partner eingebracht werden soll. Darauf aufbauend ist zu definieren, was man bereit ist, in die Partnerschaft einzubringen:

- Welche Verhandlungspunkte sind besonders wichtig?
- Welche Eckpunkte *müssen*, um der Zielerfüllung willen, unbedingt erreichen?
- Welche Punkte *möchte* man gern erreichen, die aber für den Gesamterfolg nicht zwingend sind und zu welchen Eingeständnissen ist man ggf. bereit?
- Wo genau ist bei uns das „Ende der Fahnenstange" erreicht, d. h. in welchem Fall ist eine Allianz nicht mehr interessant, was bedeutet, dass man in diesem Fall die Gespräche abbrechen („deal breaker")?
- Was genau ist die Interessenlage des Partners? Woran wird er interessiert sein? Was sind seine „musts" und „nice to haves" etc.?

Abbildung 44: Vorgehen beim Aufbau einer strategischen Allianz

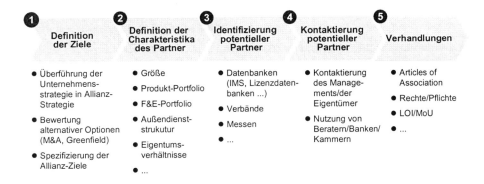

Neben all den harten Fakten, die in den Gesprächen geklärt werden müssen, werden jetzt auch die sog. weichen Aspekte wichtiger. Der kulturelle Fit (siehe Abbildung 45) ist für den langfristigen Erfolg des Vorhabens wichtig und wird gern unterschätzt. Schon beim Erstkontakt, aber auch danach werden vertrauensbildende Maßnahmen daher wichtig. Gern darf man den Eindruck über die kulturelle Eignung des Partners auch mit konkreten Fakten hinterlegen, so dass nicht nur das Bauchgefühl entscheidet.

Abbildung 45: „Cultural Due Diligence" zur Beurteilung des kulturellen Fit

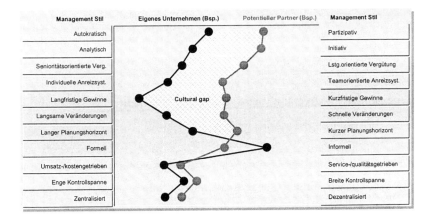

Der Eintritt in konkrete Vertragsverhandlungen erhöht für beide Partner die Komplexität des Vorhabens, da es nun gilt, die unterschiedlichen Interessen der Partner und auch der eigenen Abteilungen in juristisches Vertragswerk zu gießen. Viele Verhandlungen werden durch mangelnde Strukturierung und daher Zähigkeit unnötig erschwert. Das kann sogar zum frustrierten Abbruch des Vorhabens führen. Um das zu vermeiden und den Prozess zu beschleunigen, sollten beide Partner ein mit den nötigen Kompetenzen und Freiräumen ausgestattetes Verhandlungsteam mit einem verantwortlichen Leiter bestimmen, der im Rahmen bestimmter Vorgaben die Verhandlungen weitgehend eigenverantwortlich führen kann.

In den Verhandlungen und Gesprächen sollten mindestens alle im Rahmen der Vorbereitung als wichtig klassifizierten Aspekte geklärt und gemeinsam verabschiedet bzw. fixiert werden (entweder im Vertragswerk oder bspw. durch „Vorpapiere" wie „Memorandum (MEMO) of Understanding" oder „Letter of Intent" oder in Protokollen oder Anhängen zum Vertrag). Aufgrund der Vielfalt der Allianzformen kann die folgende Aufzählung nicht vollständig sein und lediglich ausgewählte Aspekte hervorheben:

- Ziele der Allianz und Strategien zur Zielerreichung
- Strukturierung und Verteilung von Arbeitspaketen bzw. Leistungen
- Businesspläne (Zeiten, Meilensteine, Verantwortungen etc.; wichtiges Thema: Verrechnungspreise)
- Zusammensetzung und Kompetenzen von Gremien
- Besetzung von Schlüsselstellen, Zuständigkeiten, Entscheidungsbefugnisse
- Informations- und Kommunikationspolitik zwischen den Partnern
- Regeln beim Auftreten von Konflikten
- Finanzierungsmodalitäten (bspw. bei Kapitalerhöhung)
- Ausstiegs- und Beendigungsklauseln

Gerade dem hier nur ganz kurz angerissenen Vertragswerk kommt große Bedeutung zu. Im Fall des JVs hat dies sogar eine besondere Note: Es gibt kein eigenes Recht des JVs. Das Recht des JVs ist das Vertragsrecht. Als das entworfen wurde waren JV nicht gerade allgegenwärtig. Überdies sind JV noch eine vergleichsweise junge

Erfindung. Schlussendlich sollte ein geeignetes Controlling den Verlauf der Allianz begleiten. Hierfür ist selbstverständlich auch ein transparentes Berichtswesen zu entwerfen. Die Steuerung der Allianz anhand geeigneter Kenngrößen, der regelmäßige Soll-Ist Abgleich und die geeignete Incentivierung der Allianzmanager sind die hier wesentliche Aufgaben mit kontinuierlichem Charakter.

5. Zusammenfassung und Ausblick

In dem sich weiter konsolidierenden und nach wie vor internationalisierenden Medizinproduktemarkt müssen KMMU ihre Nische finden. Viele Unternehmen haben dies erreicht, indem sie sich auf Nischentechnologien /-indikationen fokussieren und somit den unmittelbaren Wettbewerb mit den größeren Spielern vermeiden. Auch wenn diese Strategie einzelnen Unternehmen zum Erfolg verholfen hat, hat dies nichts an den grundlegenden Entwicklungen geändert, mit denen sich die Medizinprodukteindustrie konfrontiert sieht: Zunehmender Innovationsdruck in Verbindung mit steigenden Zulassungsanforderungen im F&E Bereich sowie steigende Marketingaufwendungen und Konsolidierung im Marketing-/Vertriebsbereich. Intelligent ausgestaltete Allianzen v. a. in diesen Bereichen sind auch für KMMU eine Chance, Größenvorteile zu realisieren, ohne ihre Eigenständigkeit zu gefährden - und dies bei begrenztem finanziellem Risiko. Gerade in der mittelständisch geprägten Medizinprodukteindustrie, wo inhabergeführte Unternehmen die dominierende Unternehmensform darstellen, ein nicht zu unterschätzender Vorteil.

Weiterführende Literatur

Kutschker, M./Schmid, S. (2004), Internationales Management, München Wien.

Müller-Stevens, G. (1992), Motive zur Bildung Strategischer Allianzen: Die aktivsten Branchen, in Bronder, C., Pritzl, R. (Hrsg.): Wegweiser für Strategische Allianzen, Frankfurter Allgemeine Zeitung, Gabler, Frankfurt/Main Wiesbaden.

Probst, G. J. B./Rüling C. C. (1999), Joint Ventures und Joint Ventures-Management, in Schaumburg, H. (Hrsg.): Internationale Joint Ventures: Management, Besteuerung, Vertragsgestaltung, Stuttgart, S. 1-33.

Träm, M. R./Müllers-Patel, K. (1999), Internationale Joint Ventures als Unternehmensstrategie der Zukunft, in Schaumburg, H. (Hrsg.): Internationale Joint Ventures: Management, Besteuerung, Vertragsgestaltung, Stuttgart, S. 35-48.

Wurche, S. (1994), Strategische Allianz, Theoretische Grundlagen und praktische Erfahrungen am Beispiel mittelständischer Pharmaunternehmen, Wiesbaden.

Patrick Da-Cruz

6.2 Aufbau und Implementierung eines strategischen Akquisitionsmanagements

Abstract

Unternehmen der Medizinprodukteindustrie sehen in Akquisitionen zunehmend ein Instrument zur Unterstützung ihrer Wachstumsstrategie. Daraus ergibt sich zwangsläufig, dass man mit typischen Merger & Aquisition (M&A)-Fragestellungen konfrontiert wird. Welche Methoden zur Unternehmensbewertung u. a. eingesetzt werden können und welche Spezifika in der Medizinprodukteindustrie ggf. zu berücksichtigen sind, möchte der folgende Beitrag beleuchten. Darüber hinausgehend wird in einem zweiten Schritt erläutert, wie die Implementierung eines M&A-Prozesses in den Unternehmensalltag erfolgen kann.

1. Einleitung

Die wirtschaftliche Abschwächung der letzten Jahre hat über nahezu alle Branchen hinweg auch das M&A-Geschäft getroffen. Ein Sektor, der von diesen Entwicklungen noch weitgehend verschont worden ist, ist die Healthcare-Industrie. Sowohl in der Pharma- als auch Medizinprodukteindustrie ist das M&A-Volumen zwar rückläufig (wenn man die Megadeals wie z. B. Pfizer/Pharmacia herausnimmt), aber nach wie vor auf einem vergleichsweise hohen Niveau verblieben. So belegte der Sektor Arzneimittel und Medizinprodukte in 2002 lt. Cap Gemini Ernst & Young hinter den Finanzdienstleistungsbereich einen beachtlichen zweiten Platz (siehe Abbildung 46). Auch in 2003/2004 haben spektakuläre Transaktionen stattgefunden, z. B. Roche/Disetronic, Zimmer/Centerpulse oder Synthes-Stratec/Mathys Medizinaltechnik.

Aus verschiedenen Gründen ist damit zu rechnen, dass die M&A-Aktivitäten im Healthcare-Bereich, insbesondere der Medizinprodukteindustrie, auch zukünftig auf einem relativ hohen Niveau verharren werden. Die weitere Konsolidierung auf der Nachfrageseite, z. B. im Kliniksektor durch die Bildung von Klinikketten oder Ärztenetzen, Probleme bei der Nachfolgeregelung und damit bedingte Veräußerung zahlreicher inhabergeführter Medizinprodukteunternehmen, die Abstoßung von Randaktivitäten im Bereich Medizinprodukte seitens der Großkonzerne, die nach wie vor existierende starke Fragmentierung der Medizinprodukteindustrie sowie der Markteintritt ausländischer Anbieter seien hier beispielhaft genannt. Darüber hinaus ist die Erschließung neuer regionaler Märkte in einem überschaubaren Zeitraum immer seltener durch den Aufbau eigener Vertriebsstrukturen rentabel zu realisieren.

Abbildung 46: M&A-Aktivität in einzelnen Branchen

Rank	Industry	Value ($bn)	Average Deal ($m)
1	Banking & Finance	101.9	349.0
2	Drugs, Medical Supplies and Equipment	75.8	309.1
3	Electric, Gas, Water & Sanitary Services	71.0	331.6
4	Communications	48.6	254.6
5	Brokerage, Investment and Mgmt. Consulting	38.5	129.2
6	Miscellanous Services	36.4	68.5
7	Computer Software, Supplies and Services	33.4	49.1
8	Real Estate	31.3	114.2
9	Retail	31.2	124.0
10	Oil & Gas	31.2	234.9

Source: Cap Gemini Ernst & Young analysis based on data from Mergerstat, February 2003

2. Akquisitionen als Instrument der Unternehmensentwicklung

Grundsätzlich kann ein Unternehmen organisch (intern) und extern wachsen. Für beide Wachstumsstrategien als auch Mischformen finden sich in der Medizinprodukteindustrie Erfolgsbeispiele. Es zeichnet sich jedoch zunehmend ab, dass Formen externen Wachstums an Bedeutung gewinnen, sei es in Form von Akquisitionen oder Kooperationen. Nur die wenigsten Medizinprodukteunternehmen scheinen sich ausschließlich auf interne Wachstumsmöglichkeiten beschränken zu wollen. Wesentliche Entwicklungen, z. B. im Bereich Biotechnologie oder Erstattungsänderungen in einzelnen Ländern, erfolgen heute so schnell und unkalkulierbar, dass man ihnen nicht nur mit internen Wachtumsaktivitäten begegnen kann.

Die grds. Sinnhaftigkeit von M&A-Opportunitäten kann nur vor dem Hintergrund einer klar ausformulierten, transparenten Unternehmensstrategie geprüft werden. Idealerweise ist hier z. B. ausformuliert, in welchen regionalen Märkten oder Indikationen man sich engagieren möchte und wie das Engagement bzw. der Einstieg dann konkret aussehen sollen. Durch eine derart klar formulierte Strategie können die sich ergebenden M&A-Opportunitäten klar vorgefiltert und priorisiert werden und man vermeidet eine „Grundsatzdiskussion" über jeden neuen Kauf-/Kooperationskandidaten. Auch wird so das spätere Akquisitionscontrolling vereinfacht.

Die Strategie bzw. ihr Umsetzungsplan muss auch Aussagen darüber enthalten, in welchem Umfang M&A-Aktivitäten hier unterstützen sollen. Hier wäre z. B. an den Eintritt oder Ausbau regionaler Märkte zu denken oder den Zugang zu neuen Technologien. In der Strategie bzw. ihrem Umsetzungsplan kann bspw. festgelegt werden, welche Arten von Akquisitionen oder Kooperationen für die Erreichung bestimmter Ziele in Betracht gezogen werden sollen, welche Ressourcen max. zur Verfügung gestellt werden können, welche Mindesthürden übersprungen werden müssen (z. B. Mindestverzinsung des eingesetzten Kapitals oder maximale Amortisationsdauer). Ebenso hilfreich sind aber auch Festlegungen dahingehend, dass für die Erreichung bestimmter strategischer Ziele Akquisitionen oder Kooperationen explizit ausgeschlossen werden. Derartige Festlegungen verhindern v. a. ein „Verzetteln".

Da die Beschäftigung mit M&A-spezifischen Fragestellungen einen nicht unbeträchtlichen Teil der Managementkapazitäten bindet und die Durchführung einer Due Diligence mit externen Beratern schnell einen sechsstelligen Betrag ausmachen kann, muss gerade in diesem Bereich der Ressourceneinsatz sehr sorgfältig geprüft werden.

3. Der Kaufgegenstand

In der bislang nach wie vor stark zersplitterten Medizinprodukteindustrie finden sich die unterschiedlichsten Geschäftsmodelle. Mit dem Aufbrechen der Wertschöpfungsketten haben sich hier verschiedene Unternehmensformen herausgebildet. Der Trend zu Outsourcing einerseits und die Spezialisierung auf bestimmte Wertschöpfungsstufen andererseits, werden vermutlich auch zukünftig eine Vielzahl verschiedener Geschäftsmodelle zulassen. Umso wichtiger ist es daher, möglichst frühzeitig zu klären, wo genau das Zielunternehmen tätig ist. Ist es ein vollintegriertes Medizinprodukteunternehmen, welches sämtliche Funktionen von der Grundlagenforschung bis zur Marketing-/Vertriebsinfrastruktur abdeckt, oder handelt es sich bspw. um eine reine Vertriebsplattform oder einen Lohnhersteller/-entwickler, der nur vorgelagerte Stufen der Wertschöpfungskette abdeckt. Denkbar ist natürlich auch der Kauf einzelner Business units bzw. Produkte oder Technologien/Patente. Je nach Geschäftsmodell bzw. Kaufgegenstand kann es Sinn machen, bestimmte Verfahren der Unternehmensbewertung einzusetzen bzw. stärker zu berücksichtigen. Spätestens in der Due Diligence müssen diese Fragen daher im Detail geklärt werden.

Eine weitere Differenzierungsmöglichkeit des Kaufgegenstandes bzw. der Transaktionsstruktur besteht in der Unterscheidung zwischen asset und share deal. Während bei asset deals z. B. einzelne Produktionsstätten erworben werden, stehen beim share deal Anteile an einem Unternehmen im Vordergrund, d. h. auch ein Eintritt in sämtliche Verpflichtungen des Unternehmens. Welche Form des Erwerbs zu präferieren ist, hängt letztlich vom Einzelfall ab - steuerliche Aspekte spielen i. d. R. eine wichtige Rolle im Entscheidungsprozess.

4. Mögliche Verfahren zur Ermittlung des Unternehmenswertes

Die in der Medizinprodukteindustrie am häufigsten verbreitete Methode scheinen derzeit Discounted Cash Flow (DCF) basierte Verfahren zu sein. Ausgehend vom Nettoumsatz werden über die Aufwandspositionen hinweg EBIT und Jahresüberschuss für die kommenden Jahre prognostiziert. Wird der EBIT nun um weitere liquiditätsrelevante Positionen (z. B. Abschreibungen oder Investitionen) korrigiert, dann gelangt man zum Free Cash Flow. Dieser bildet dann wiederum die Grundlage für die Abzinsung und die Ermittlung des Barwertes (net present value). Er bringt letztlich zum Ausdruck, was die mit der Akquisition oder Kooperation verbundene Zahlungsreihe bei einem gegebenen Abzinsungsfaktor bezogen auf den Ausgangszeitpunkt wert ist.

Ist die Zahlungsreihe einmal geplant, stellt sich die grds. Frage nach dem Abzinsungsfaktor. Hier bietet sich die Ermittlung eines risikoadäquaten Zinssatzes an, denn je nach spezifischer Akquisitions-Situation (z. B. Region, Land, Risiko des jeweiligen Geschäftssegmentes) können hier verschiedene Zinssätze Sinn machen. Wie der Abzinsungsfaktor grds. ermittelt werden kann, ist in Abbildung 47 exemplarisch dargestellt.

Abbildung 47: Beispielhafte Herleitung des risikoadäquaten Zinssatzes

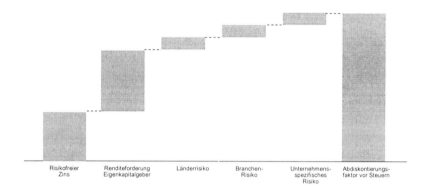

| Risikofreier Zins | Renditeforderung Eigenkapitalgeber | Länderrisiko | Branchen-Risiko | Unternehmens-spezifisches Risiko | Abdiskontierungs-faktor vor Steuern |

Eine Besonderheit in der Umsatzplanung kann sich bzgl. F&E-Projekten ergeben, da hier (abgesehen von z. B. Lizenzeinnahmen) keine aktuellen Umsätze existieren und mögliche zukünftige Umsätze mit hoher Unsicherheit behaftet sind. Für F&E-Projekte, bei denen der Projekterfolg und die ggf. zu erwartenden Cash Flows weit in der Zukunft liegen, kann es sich daher anbieten, die Cash Flows um Erwartungswerte zu ergänzen. Hier werden die einzelnen F&E-Projekte in Phasen und möglichen Ausgänge (im einfachsten Fall „Projekterfolg mit entsprechenden Markt-/Lizenzumsätzen" oder „Projektmisserfolg ohne Markt- /Lizenzumsätze") abgebildet. Die möglichen Ausgänge werden dann mit Eintrittswahrscheinlichkeiten hinterlegt, die die existierende Unsicherheit berücksichtigen. Die daraus berechneten Cash Flows werden durch die Gewichtung mit Eintrittswahrscheinlichkeiten somit an das individuelle Projektrisiko angepasst.

Selten wird bei der Bewertung von F&E-Projekten auf die Optionspreistheorie zurückgegriffen. Sie findet z. B. Einsatz im Bereich von sehr frühphasigen Forschungsprojekten. Für die Bewertung derartiger Aktivitäten im Bereich der „Grundlagenforschung" kann die Optionspreisbewertung ggf. interessante Ergänzungen zu Verfahren wie Barwert und Amortisationsdauer bieten, da sie die Volatilität der Zahlungsströme explizit berücksichtigt. Ihre geringe Verbreitung in der Praxis ist u. a. auf die vergleichsweise komplexen Rechenmodelle und mangelnde Inputinformationen zurückzuführen.

Zur Verprobung des per DCF-Methode ermittelten Unternehmenswertes können Umsatz- oder Gewinnmultiples (aus historischen Transaktionen) oder aktuelle Börsenbewertungen vergleichbarer Unternehmen herangezogen werden. In angelsächsischen und europäischen Ländern sind zahlreiche Medizinprodukteunternehmen börsennotiert. Deren aktuelle Bewertungen bieten dann ebenfalls eine Möglichkeit zum Vergleich.

Gerade bei der Bewertung von Produktionsstätten kommen häufig Buchwerte ins Spiel - vorausgesetzt, dass verursachungsgerecht abgeschrieben wurde, bieten Sie nicht selten eine Untergrenze für den Wert, der durch eine bottom-up Kalkulation für einen Neubau (Anzahl der benötigten Maschinen, Quadratmeterpreise, Personalanzahl etc.) plausibilisiert werden kann.

Darüber hinaus können, je nach Transaktionsgegenstand, auch andere, spezifische Kennzahlen herangezogen werden. Zu denken wäre hier bspw. an den Umsatz pro Außendienstmitarbeiter (falls eine Vertriebsinfrastruktur zur Disposition steht) oder die Wertschöpfung pro Mitarbeiter (falls eine Produktion zur Disposition steht). Sowohl aus der Bewertung des eigenen Unternehmens anhand ausgewählter Kennzahlen als auch der Analyse getätigter Transaktionen, bei denen Informationen in der Öffentlichkeit verfügbar sind, lassen sich hier weitere Vergleichswerte ableiten.

Abschließend muss jedoch festgehalten werden, dass es den einzig „richtigen" Unternehmenswert nicht gibt. Die systematische Berechnung im Rahmen einer detaillierten Business Planung stellt nämlich nur einen Indikator dar. Die allgemeine Konjunkturlage (d. h. insbesondere das Bewertungsniveau von Unternehmen in dem speziellen Marktsegment), die Verhandlungsmacht von Verkäufer und Käufer oder die transaktionsspezifischen Synergien, die sich nur aufgrund der kombinierten Eigenschaften dieser beiden Unternehmen ergeben, rechtfertigen oftmals einen individuellen, d. h. käuferspezifischen Wert für das zur Disposition stehende Unternehmen (siehe Abbildung 48). Dieser wird für unterschiedliche Käufer i. d. R. verschieden sein, was v. a. darin begründet ist, dass sich die Synergien sowohl auf Umsatz- als auch Kostenseite nicht selten von Käufer zu Käufer unterscheiden, je nachdem wie der Käufer im einzelnen aufgestellt ist.

Abbildung 48: Einflussfaktoren auf den endgültigen Wert eines Unternehmens

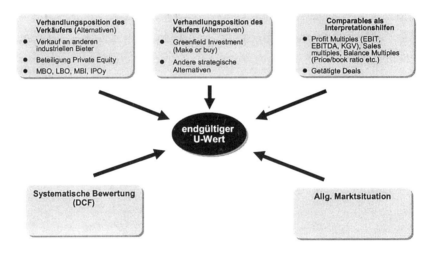

5. Innerorganisatorische Verankerung

Unter Berücksichtigung von Größe und Struktur des Unternehmens sowie Umfang der geplanten M&A-Aktivitäten muss geplant werden, wie der M&A-Prozess organisatorisch verankert werden kann. Es ist eher unwahrscheinlich, dass man mehrere M&A-Transaktionen inkl. Integration mit bestehenden, operativ arbeitenden Abteilungen quasi „nebenbei" abwickeln kann. Gerade dieser Irrglaube bietet die Basis für zahlreiche M&A-Studien, die aufzeigen, dass der überwiegende Anteil an M&As nicht zu den gewünschten Ergebnissen führt.

Häufig sind operative M&A-Aufgaben in Stabsabteilungen aufgehängt. Dies birgt naturgemäß ein gewisses Konfliktpotential mit den Linienmanagern. So ist z. B. denkbar, dass der für Marketing und Vertrieb verantwortliche Geschäftsführer die Akquisition eines Konkurrenten unter allen Umständen „durchbringen" möchte, und das mit guten Argumenten. Gleichwohl könnte das aus Marketingsicht hoch attraktive Unternehmen z. B. über eine Produktionsstätte verfügen, die nur schwer in das bestehende Produktionsnetzwerk integriert werden kann und aus Produktionssicht daher eher unattraktiv ist. Hier muss eine Stabsabteilung ggf. die erforderliche neutrale Position übernehmen und darf auch den Konflikt mit Linienmanagern nicht scheuen. Die Abteilung sollte daher an der höchsten operativen Entscheidungsinstanz aufgehängt sein. Nur dann ist gewährleistet, dass bei dem eben beschriebenen Konflikt eine Entscheidung herbeigeführt wird, die stets die Gesamtunternehmenssicht im Auge behält.

Bei M&A-Aktivitäten handelt es sich um in hohem Maße interdisziplinäre Aktivitäten, die in zeitlich engen Fenstern abzuwickeln sind. Gerade vor diesem Hintergrund kann es Sinn machen, bestimmte Teams im Unternehmen zu etablieren, die sich regelmäßig entsprechenden Fragestellungen widmen. Hier soll kurz ein derartiges Teams beschrieben werden, das M&A-Team. Das M&A-Team wickelt quasi das operative M&A-Geschäft ab. Im M&A-Team sind üblicherweise Teilnehmer aus Stabsfunktionen (z. B. Recht oder Steuern) und der Linie repräsentiert (z. B. Business Development oder Marketing). Mögliche Aufgaben des M&A-Teams umfassen z. B.:

- Aufbau unternehmensinternen M&A-Wissens
- Begleitung jeden Falls von A bis Z
- Zentraler Ansprechpartner für alle internen und externen Anfragen
- Bericht an relevante Entscheidungsgremium (z. B. Geschäftsführung, Gesellschafterausschuss)

Der Verkauf und Kauf von Unternehmen bzw. Unternehmensteilen läuft nicht selten über Intermediäre (Investmentbanken, M&A-Berater oder sonstige Unternehmensberater). Zwar ist die Direktansprache potentieller Käufer bzw. Verkäufer auch keine Seltenheit mehr, doch sollten insbesondere Unternehmen, die eine aktive Ausweitung ihrer M&A-Aktivitäten anstreben, Kontakte zu ausgewählten Intermediären gezielt aufbauen. Wenn diese Intermediäre mit einigen wenigen Informationen zur grundlegenden Unternehmensstrategie versorgt werden und darüber informiert sind, welche Rolle M&A-Aktivitäten hier spielen können, sind sie in der Lage, wesentlich zielgerichteter vorzugehen. Ist man bei den Intermediären „auf dem Radarschirm", dann werden diese bei interessanten Opportunitäten auch eher auf das eigene Unternehmen zukommen. Darüber hinaus erhält man im Rahmen der Kontaktpflege z. T. wertvolle Informationen über generelle M&A-Entwicklungen innerhalb der Branche bzw. das jeweilige Marktsegment.

Zahlreiche Unternehmen der Medizinprodukteindustrie verfügen über ausgefeilte Systeme der Konkurrenzbeobachtung. Die Datenbanken, die hier oftmals verfügbar sind, ermöglichen sehr detaillierte Vergleiche mit den Wettbewerbern. Häufig werden in bestimmten periodischen Abständen, derartige Analysen durchgeführt und Berichte erstellt, die Aspekte wie Marktanteilsentwicklungen in bestimmten Segmenten, Preisentwicklungen oder Neuprodukteinführungen vergleichen. Verantwortlich sind hier v. a. das Marketing bzw. marketingnahe Abteilungen.

Aus M&A-Sicht sollte darüber nachgedacht werden, welche Parameter im Research zusätzlich erhoben werden können. Verschiedene Unternehmen der Medizinprodukteindustrie, z. B. in der Schweiz, England oder den USA sind börsennotiert. Die Bewertungen dieser Unternehmen können Anhaltspunkte dafür liefern, wie die Branche an sich und einzelne Segmente z. Z. bewertet werden.

Eine weitere Quelle stellen Branchenanalysen der Research-Abteilungen von Banken oder Unternehmensberatungen dar, die den Kunden häufig kostenlos zur Verfügung gestellt werden. Darin werden die betrachteten Medizinprodukteunternehmen einer vergleichenden finanzorientierten Bewertung unterzogen.

Ein anderes Instrument in diesem Zusammenhang stellt der Aufbau einer eigenen Deal-Datenbank dar. Fachmagazine und die allgemeine Wirtschaftspresse veröffentlichen heute zahlreiche Transaktionen mit wesentlichen Parametern wie Transaktionsvolumen, Transaktionsstruktur oder Multiples. Die systematische Erfassung dieser Kennzahlen in einer Datenbank verbessert die Transparenz des Unternehmens über M&A-Entwicklungen, gezahlte Preise etc. und liefert damit wertvolles Grundlagenwissen für beabsichtige M&A-Aktivtitäten.

Sind die einzelnen Elemente des M&A-Prozesses einmal festgelegt, dann sollten die wesentlichen Abläufe auch schriftlich fixiert werden, z. B. in einer Geschäftsordnung oder entsprechenden Handbüchern. Dies vereinfacht die Vorgehensweise in Bezug auf die wesentlichen M&A-Aktivitäten, macht den Prozess allen Beteiligten transparent und gewährleistet Idealerweise eine Mindestqualität des Prozesses. Hier ist z. B. festzulegen, wer zu welchem Zeitpunkt eingebunden ist, in welchen Gremien bestimmte Entscheidungen getroffen werden oder wer externe Dienstleister steuert.

Erfahrungsgemäß gelingt die Standardisierung des M&A-Pozesses nicht über Nacht. Es kann je nach Größe des Unternehmens durchaus 1-2 Jahre dauern, bis jeder seine Aufgaben so wahrnimmt, wie es im Standardprozess vorgesehen ist. Man darf realistischerweise nicht erwarten, dass der Prozess direkt bei der ersten Due Diligence optimal läuft. Es müssen sich vielmehr Teams „einspielen", die die Ergebnisse von Due Diligence-Projekten kontinuierlich verbessern.

6. Aufbau Interner Kompetenzaufbau

Grundsätzlich kann man sich zu sämtlichen Fragestellungen, die im Rahmen eines Akquisitionsprozesses (vom Kandidatenscreening über die Due Diligence bis hin zur Integration) auftreten, extern beraten lassen. Die Inanspruchnahme von externen Beratern ist in vielen Fällen auch sinnvoll und ratsam, z. B. für spezifische rechtliche Fragestellungen (beispielhaft seien hier Technologiepatente genannt) oder beim potentiellen Eintritt in Märkte, in denen man nur über begrenztes Know-how verfügt. Mitarbeiter aus verschiedenen Fachabteilungen mögen hier evtl. über erste Erfahrungen aus der Durchführung von Due Diligence Projekten und Firmenkäufen/ -verkäufen verfügen. Ob diese Erfahrungen jedoch ausreichend sind, hängt vom Einzelfall ab.

Es kann an dieser Stelle aber nur davor gewarnt werden, am „falschen" Ende zu sparen. Vergegenwärtigt man sich die Beträge, die für unvorteilhafte Käufe, eine suboptimale Integration oder auch die Inanspruchnahme externer Dienstleister schnell entstehen können, dann wird deutlich, welchen Hebel die Vorhaltung bzw. der Aufbau entsprechender interner Kompetenzen haben kann, und sei es nur zur optimierten Steuerung der externen Dienstleister.

7. Integration als wesentlicher Erfolgsfaktor

Das Screening möglicher Kandidaten, die Due Diligence, die Herbeiführung einer unternehmensinternen Entscheidung und die Ausarbeitung eines entsprechenden Kaufvertrages sind sicherlich fundamental wichtige Schritte im Rahmen einer Akquisition oder Kooperation. Da der sich anschließenden Integration oftmals nicht die erforderliche Aufmerksamkeit gewidmet wird und daher auch die gesteckten Ziele nicht selten unerreicht bleiben, sollen hier noch einige allgemeine Bemerkungen zur Integration gemacht werden. Häufig ist die Aufmerksamkeit des Top-Managements nämlich ab dem Zeitpunkt deutlich reduziert, an dem die Kaufverträge unterschrieben sind - das im Rahmen des Akquisitionsprozesses i. d. R. vernachlässigte Tagesgeschäft will schließlich auch erledigt sein.

Spätestens zu dem Zeitpunkt, zu dem sich das Unternehmen entschließt, ein bindendes Angebot abzugeben (normalerweise kurze Zeit nach Abschluss der Due Diligence), muss man sich detaillierte Gedanken darüber machen, wie die Integration konkret aussehen soll.

Dabei sind z. B. folgende Fragen zu klären und sollten auch entsprechend fixiert werden:

- Wie soll das Integrationsteam kurz- und mittelfristig besetzt sein?
- Wie soll der Kommunikationsfahrplan ggü. Mitarbeitern und externen Partnern (Behörden, Kunden, Lieferanten) aussehen?
- Wie soll die Übergangs- und vorläufige Endorganisation gestaltet sein?
- Wie soll die Überführung von Systemen und Strukturen (IT, reporting, ...) erfolgen?
- Wie sollen Führungsstruktur und Management des zu übernehmenden Kandidaten aussehen?

Unternehmen mit umfangreichen M&A-Erfahrungen haben den Integrationsprozess weitgehend standardisiert und verfügen über spezielle Integrationsteams und – beauftragte, die hier in der Verantwortung stehen. KMMU können derartige Ressourcen nicht immer vorhalten und müssen daher ggf. externe Berater unterstützend heranziehen.

8. Zusammenfassung und Ausblick

Akquisitionen stellen auch für Unternehmen der Medizinprodukteindustrie zunehmend ein mögliches Instrument zur Unterstützung von Wachstumsstrategien dar. Hat sich ein Unternehmen entschieden, an den sich hier ergebenden Opportunitäten zu partizipieren bzw. überlegt es sich, einzelne Unternehmensteile abzustoßen bzw. in Gemeinschaftsunternehmen einzubringen, dann steht es früher oder später auch vor der Frage der Bewertung des zu akquirierenden Unternehmens. Hier bieten sich, je nach Kaufgegenstand, unterschiedlichste Verfahren an.

Gerade Unternehmen, bei den Akquisitionen anderer Unternehmen nicht zum Tagesgeschäft gehören (dies dürfte auch für den Großteil der Medizinprodukteindustrie gelten), müssen entsprechende Systeme und Prozesse aufbauen, die so pragmatisch wie möglich, aber so professionell wie nötig sind. Zahlreiche Praxisbeispiele aus der Medizinprodukteindustrie zeigen dabei, welchen Beitrag ein klar strukturiertes Akquisitionsmanagement für das nachhaltige Unternehmenswachstum haben kann und welche Werte andererseits vernichtet werden können.

Weiterführende Literatur

Berens, W./Hoffjan, A./Strauch, J. (1999), Planung und Durchführung der Due Diligence, in Berens, W./Brauner, H.U.: Due Diligence bei Unternehmensakquisitionen, 2. überarbeitete und erweiterte Aufl., Stuttgart, S. 113-156.

Brandt, S. M. (2002), Die Berücksichtigung der Unsicherheit in der Planung bei der Bewertung von Pharmaunternehmen, Zugl. Diss. Berlin.

Cap Gemini Ernst & Young (Spring 2003), Mergers & Acquisitions: The Consolidation Chase, Perspectives on Life Sciences, Special Edition.

Drukarczyk, J. (1998), Unternehmensbewertung, 2. Aufl., München.

Eccles, R. G./Kersten, L. L./Wilson C. (1999), Are you paying too much for that acquisition?, in Harvard Business Review July-August 1999, S. 136-146.

O.V. (Oktober 2001), Mittelständische Medizintechnik im Wandel, in HVB Consult: M&A Intern Nr. 6, S. 17-26.

Salfeld, R./Wettke, J. (2001), Die Zukunft des deutschen Gesundheitswesens: Perspektiven und Konzepte; Berlin; Heidelberg; New York; Barcelona; Hongkong; London; Mailand; Paris; Singapur; Tokio.

Volker Wetekam, Christian Klas, Rainer Schommer, Andreas Kutschker

6.3 Integrierte Versorgung - Kooperationsbedarf zwischen den Akteuren

Abstract

Dieser Artikel beschreibt das Problem der Sektorentrennung Gesundheitswesen und bietet mit der Gesundheitsreform 2004 (GMG) einen Schritt in Richtung mehr integrierter Versorgung. Dabei können IT-Systeme mit benutzerfreundlicher Anwendung hilfreich sein. Zusätzlich wird ein Praxisbeispiel aus den USA aufgezeigt.

1. Sektorentrennung als Effizienzproblem

Die sektorale Trennung v. a. im deutschen Gesundheitswesen und deren Manifestation in den verschiedenen Vergütungssystemen führen zu qualitativen und ökonomischen Einbußen in der medizinischen Versorgung. Kommunikation und Koordination finden zwischen den einzelnen Sektoren nur im geringen Maße und in nahezu keinem Fall systematisch statt. Dabei steht es außer Frage, dass die Qualität und die Wirtschaftlichkeit der medizinischen Versorgung entscheidend von der Zusammenarbeit der einzelnen Sektoren im Gesundheitswesen abhängen.

Abbildung 49: Sektorale Trennung im Gesundheitswesen

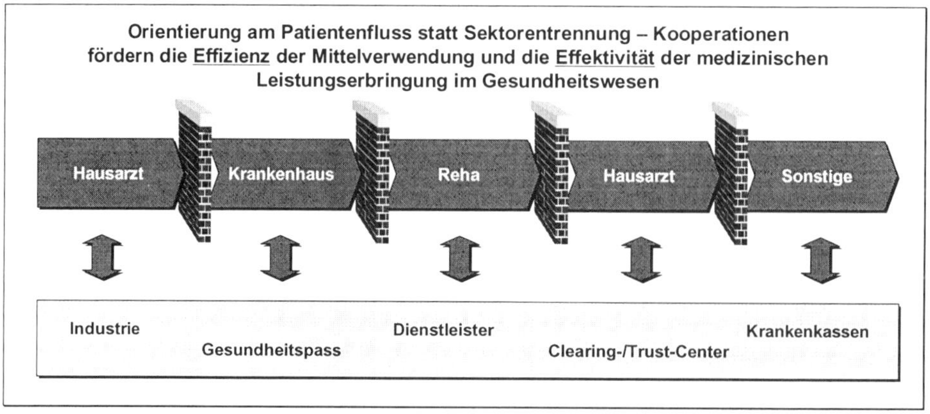

Gleichzeitig machen die über Jahrzehnte gewachsenen Verkrustungen, das Kollektivvertragssystem sowie die wechselseitigen Interessenblockaden der verschiedenen Institutionen das deutsche Gesundheitswesen reformresistent. Es muss konstatiert werden, dass die staatliche Kostendämpfungspolitik sowie die einheitlich und gemeinsamen Regelungen der korporatistischen Akteure bisher nicht in der Lage sind, das System nachhaltig zu reformieren.

Eine Gesundheitsreform hat sich prinzipiell zwei strukturellen Reformansätzen zu verschreiben, welche als zwei Seiten ein und derselben Medaille angesehen werden können: einerseits müssen die Voraussetzungen für sektorenübergreifende Versorgungsmodelle und ein entsprechendes Schnittstellenmanagement geschaffen werden und andererseits muss eine stärker wettbewerbliche Ausrichtung des Gesundheitswesens, insbesondere die Einführung eines Vertragswettbewerbs geschaffen werden.

Versorgungssysteme, welche sich dem Grundgedanken einer Integrationsversorgung verschreiben, versuchen medizinische Versorgungsleistungen möglichst wirtschaftlich sowie bei hoher Qualität zu erbringen. Als konstitutives Element Integrierter Versorgung ist die Möglichkeit des selektiven Kontrahierens zu nennen. Aus diesem Grunde ist den Akteuren, insbesondere den Krankenversicherungen, diese Möglichkeit zwingend zu erteilen, so dass sie mit einzelnen Leistungserbringern oder einzelnen Vereinigungen von Leistungserbringern ggf. unter Beteiligung der Medizinprodukte-/Pharmaindustrie auf einzelwirtschaftlicher Ebene Verträge abschließen können. Damit wird dem Wettbewerb, im Sinne eines ergebnisoffenen Suchprozesses, auf dezentraler Ebene der handelnden Akteure Vorschub geleistet, in der Überzeugung, dass dieser zur Auflösung der bisherigen Steuerungsdefizite einen wesentlichen Beitrag leisten kann.

2. Integrierte Versorgung im deutschen Gesundheitswesen

Das Kollektivvertragssystem kann, in Hinblick auf die bisherige Etablierung von integrierten Versorgungsmodellen oder den Einzug wettbewerblicher Elemente ins deutsche Gesundheitswesen, als gescheitert betrachtet werden. Es bietet den Akteuren nicht die nötige Flexibilität, um innovative Versorgungsmodelle zur Steigerung von Effizienz und Effektivität der medizinischen Versorgung zu ermöglichen.

Mit der Gesundheitsreform 2000 wurde die Integrierte Versorgung in den §§ 140 a-h SGB V eingeführt. Vorherige Versuche, neue Versorgungsstrukturen insbesondere selektive Kontrahierungsmodelle durch Modellvorhaben nach §§ 63 ff. SGB V oder Strukturverträgen nach § 73 a SGB V sind u. a. aufgrund falscher Anreize und einseitiger Beitrittsrechte Dritter gescheitert. Aber auch die Integrierte Versorgung nach

§ 140 a-h SGB V scheiterte an den Interessenskonflikten auf korporatistischer Ebene.

Mit der Gesundheitsreform 2004 (GMG) erhält die Integrierte Versorgung nach §§
140 a ff. SGB V neue Impulse. Zudem sind erstmals zaghafte Versuche einer Struk-
turreform zu erkennen (bspw. Medizinisches Versorgungszentren nach § 95 SGB V,
sog. MVZ) und es wurde die Teilöffnung der Krankenhäuser für die ambulante Versorgung (hochspezialisierte Leistungen sowie im Rahmen der DMPs im § 116 b SGB
V verankert. Insgesamt ist eine Erweiterung des Leistungsspektrums für Krankenhäuser im Zuge des GMG festzustellen. Es ergeben sich hieraus neue Möglichkeiten
der strategischen Positionierung für Leistungserbringer sowie vielfältige neue Ansatzpunkte für Kooperationen zwischen Industrie und Leistungserbringern.

Treiber für die derzeit in Deutschland zu beobachtenden Initiativen zur Gründung
Integrierter Versorgungsnetze sind im Wesentlichen die Änderung der Gesetze zur
Integrierten Versorgung (v. a. § 140 SGB V) und darüber hinaus die Einführung des
neuen Vergütungssystems der DRGs für den akutstationären Sektor in Deutschland.
Die in Zukunft pauschalierte Vergütung der Krankenhäuser in Deutschland verlangt
von wirtschaftlich arbeitenden Häusern eine Minimierung der eingesetzten personel-
len und materiellen Ressourcen, z. B. durch Reduktion der Liegezeiten oder der Reduktion von Untersuchungen. Die Vermeidung redundanter Leistungen durch eine
Übernahme von Untersuchungsergebnissen aus dem ambulanten Bereich kann den
Ressourcenverbrauch im Krankenhaus reduzieren. Eine Optimierung der Schnittstelle Ambulant-Stationär bzw. Stationär-Reha, bspw. durch einrichtungsübergreifende
Behandlungspfade, kann die Effizienz der Behandlungen verbessern und so zur Reduktion der Verweildauer in Krankenhäusern beitragen. Die vertragliche Bindung von
integrierten Versorgungsnetzwerken kann die verbindliche Etablierung von Behandlungspfaden sichern.

Abbildung 50: Wettbewerbliche Elemente des GMG

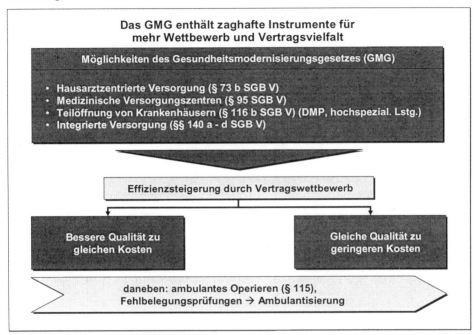

Die oft zitierten Motoren der Integrierten Versorgung, die Einführung der DRGs im stationären Sektor sowie die DMPs, konnten die Integrierte Versorgung bisher jedoch noch nicht beflügeln. Mit der sog. 1 %-Regelung (den Budgets des ambulanten und stationären Bereiches werden jeweils 1 % abgezogen und zweckgebunden als „Startkapital" für die Integrierte Versorgung bereitgestellt) wurde den Akteuren ein finanzieller Anreiz und mit dem Ausschluss der KVen eine wichtige Voraussetzung für die Etablierung integrierter Versorgungsstrukturen geschaffen. Die geschaffenen Handlungsspielräume gilt es nun aktiv zu nutzen und sowohl Leistungserbringer als auch Patienten müssen von den Vorteilen integrierter Versorgungsmodelle überzeugt werden. Es ist davon auszugehen, dass diese auf Basis von Einzelverträgen agierenden Leistungsverbünde –ähnlich der Entwicklung in den USA (Integrated healthcare delivery) - auch in Deutschland an Bedeutung gewinnen.

Kritischer Erfolgsfaktor für die Verwirklichung integrierter Versorgungsstrukturen sind eine gemeinsame Kommunikationsbasis und eine abgestimmte IT. Eine Möglichkeit der Schaffung integrierter Kommunikationsstrukturen stellt die Elektronische Gesundheitsakte dar, wie sie anhand des Praxisbeispieles „Partner for Patients" aus den USA in Abschnitt 4 beschrieben wird.

3. IT Lösungen für Integrierte Versorgungsnetzwerke

3.1   Treiber für die Nachfrage nach IT-Lösungen

Im Mittelpunkt der Integrierten Versorgung steht die einrichtungsübergreifende, koordinierte Behandlung von Patienten. Gegenüber einem Behandlungsprozess in der gegenwärtigen sektoralen Struktur des deutschen Gesundheitswesens, soll mit der Integrierten Versorgung ein Zugewinn an Effizienz und Qualität verbunden sein. Ein wesentlicher Faktor für die effiziente und hochqualitative Behandlung von Patienten an verteilten Orten der Leistungserbringung ist der reibungslose Austausch von Informationen über den kompletten Behandlungsprozess.

Im derzeitigen System mangelt es bei der Informationsübertragung zwischen den Leistungserbringern, die gemeinsam einen Behandlungsfall bearbeiten, erheblich an Effizienz, Schnelligkeit und Qualität der Informationen. Die Kommunikation ist derzeit vor allem durch zahlreiche Medienbrüche gekennzeichnet, die zu Verzögerungen und zum Verlust von Informationen führen. Ein wesentlicher Grund für die teilweise anachronistischen Zustände der einrichtungsübergreifenden medizinischen Informationsverarbeitung in Deutschland ist das bisher fehlende Anreizsystem für eine Optimierung: schnelle und vollständige Informationsweitergabe wurde im bisherigen Vergütungssystem nicht ausreichend honoriert. Durch die Einführung der Integrierten Versorgung wird ein effizientes Informationsmanagement durch die gemeinsame wirtschaftliche Verantwortung der Leistungserbringer für ein Behandlungsergebnis erst sinnvoll und notwendig. Auch die Einführung der DRG stellt einen Treiber für ein besseres Informationsmanagement dar. Krankenhäuser haben nun durch die pauschalierte Vergütung einen Anreiz, durch Übernahme von klinischen Informationen eigene Ressourcen zu schonen sowie durch bessere Koordination mit dem ambulanten Bereich Liegezeiten zu verkürzen.

3.2 Anforderungen an IT-Lösungen für die Integrierte Versorgung

Die Anforderungen an eine IT-Lösung für die Integrierte Versorgung sind vielfältig und darüber hinaus abhängig von der Struktur, dem Leistungsspektrum und dem Geschäftsmodell eines integrierten Versorgungsnetzwerkes.

Im Allgemeinen werden zu einem Behandlungsfall klinische Informationen wie Befunde, Laborwerte, Bilder etc., administrative Informationen wie Krankenkassenzugehörigkeit, Abrechnungsdaten sowie logistische Informationen z. B. Kapazitätsplanung und Terminmanagement übertragen. Bei der Weitergabe von Informationen kann außerdem zwischen gerichteten Informationen an einem dezidierten Empfänger (z. B. in Form eines Arztbriefes) und ungerichteten Informationen (z. B. durch das zur Verfügung stellen einer elektronischen Patientenakte) unterschieden werden. Welche Art von Informationen ausgetauscht wird, hängt stark von den individuellen Bedürfnissen des Netzwerkes ab. IT-Lösungen für die Integrierte Versorgung werden auch als Telematik im Gesundheitswesen bezeichnet.

Eine weitere Anforderung an IT-Lösungen für die Integrierte Versorgung leitet sich aus der vorhandenen IT-Infrastruktur der Leistungserbringer ab. In Krankenhäusern vorhandene Systeme wie Klinikinformationssysteme (KIS), abteilungsspezifische Systeme (z. B. Radiologiesysteme), administrative Systeme etc. müssen mit den entsprechenden Systemen anderer Krankenhäuser und den Systemen von Arztpraxen kommunizieren können, um derzeit bestehende Medienbrüche in Zukunft zu vermeiden. Die Notwendigkeit zur Herstellung von Schnittstellen zwischen den heterogenen Systemen, gilt als eine der am schwierigsten zu lösenden Aufgaben bei der Schaffung einer Telematik-Infrastruktur im Gesundheitswesen. Dem Problem von Schnittstellen und gemeinsamen Kommunikationsstandards haben sich Gremien von IT-Anbietern, Verbänden und der Selbstverwaltung angenommen, die auf Basis einer IT-Rahmenarchitektur („Bessere Informationstechnologie für bessere Gesundheit„ (bIT4health) Initiative des Bundes) derzeit Standards für Telematik im Gesundheitswesen erarbeiten.

3.3   Notwendige Funktionalitäten

Zentraler Bestandteil von Telematikapplikationen wird die elektronische Patientenakte sein. Nahezu unabhängig von Struktur, Größe und behandeltem Indikationsspekt-
rum eines integrierten Versorgungsnetzwerkes besteht die Notwendigkeit, dass jeder
teilnehmende Leistungserbringer auf aktuelle klinische Daten seines Patienten
zugreifen kann. Nur auf Basis aktueller und vollständiger Informationen über den
Gesundheitszustand des Patienten kann eine zielgerichtete und effektive Behandlung mit einem guten medizinischen „outcome" erfolgen. In der Vermeidung redundanter Untersuchungen durch schnellen Zugriff auf bereits vorhandene Untersu-
chungsergebnisse werden außerdem erhebliche Einsparpotenziale gesehen.

Weitere Potenziale könnten im Gesundheitswesen durch eine Verbesserung der
Prozesseffizienz bei einrichtungsübergreifenden Behandlungsprozessen erzielt werden. Hierzu müssen IT-Lösungen vor allem die Koordination der Leistungserbringung
unterstützen. Im einfachsten Fall kann dies durch eine gerichtete Kommunikation
zwischen Ärzten stattfinden. Der schnelle Versand eines Befundes oder eine elektronische Überweisung könnten beim Empfänger bspw. den nächsten Prozessschritt
triggern. Komplexer zu realisieren ist eine Online-Terminplanung. Ein Leistungserbringer, der Koordinationsaufgaben innerhalb eines Netzwerkes erbringt, bspw. der
Hausarzt, könnte damit die Behandlung seines Patienten noch während dessen An-
wesenheit in der Praxis abstimmen und planen sowie später den Behandlungsfort-
schritt überwachen und gegebenenfalls regelnd eingreifen. Innovative IT-Lösungen
arbeiten bereits mit einer Workflow-Engine, die eine prozessorientierte Vorgehensweise ermöglicht und sich an vordefinierte Pfade orientiert.

Die Abbildung einrichtungsübergreifender Behandlungspfade in IT-Systemen könnte
für fest definierbare und planbare medizinische Leistungen die Reibungsverluste an
Schnittstellen reduzieren und für kurze, effiziente Behandlungsabläufe sorgen. Bei
komplexen Krankheitsbildern könnten aktuelle Leitlinien der Fachgesellschaften die
ärztliche Arbeit unterstützen.

Die umfassende Betreuung von Patienten bezüglich komplexer Krankheitsbilder, wie in Disease Management Netzwerken angestrebt, wird in Zukunft durch entsprechende IT-Funktionalitäten unterstützt werden müssen. Ähnlich den aus dem Kundenbetreuungs-Kontext bekannten Customer Relationship Management (CRM) Systemen, werden sich auch hier Systeme etablieren, mit denen Patientengruppen gezielt geeignete Angebote unterbreitet werden können. Denkbar wäre z. B., dass durch Verschlechterung von Laborwerten, wie dem Blutzuckerspiegel oder dem Blutdruck automatisch Aktionen getriggert werden. Patienten mit einem sich verschlechternden Risikoprofil können z. B. zu Kontrolluntersuchungen oder zu Fortbildungsveranstaltungen eingeladen werden.

Die Akzeptanz von IT-Systemen für die Integrierte Versorgung wird wesentlich vom Vertrauen der Patienten und Ärzte in die Datensicherheit abhängen. Ausgefeilte Rollen- und Benutzerkonzepte sowie die Sicherstellung der Datenhoheit durch den Patienten sind essentiell. Ein wesentlicher Baustein zur Datensicherheit wird die elektronische Gesundheitskarte sein, die ab 2006 in Deutschland flächendeckend eingeführt werden soll. Diese Karte wird zusammen mit der entsprechenden Legitimationskarte für Heilberufe den alleinigen Schlüssel zu den sensiblen persönlichen Daten des Patienten darstellen.

4. Praxisbeispiel Partner for Patients

4.1 Ausgangssituation

Die "American Academy of Family Physicians" (AAFP) ist eine nationale Organisation von niedergelassenen Ärzten in den USA. Sie repräsentiert rund 100.000 Ärzte. Ihr Ziel ist es, für Patienten jeden Alters eine hohe Qualität der Gesundheitsversorgung zu vertretbaren Preisen zu gewährleisten. Aufgrund der Erkenntnis über die bedeutende Rolle von IT in der scheinbaren Quadratur des Kreises "Qualität steigern - Kosten senken" hat die AAFP das "Center for Health Information Technology" gegründet.

Das Center for Health Information Technology hat sich zum Ziel gemacht, Lösungen zu entwickeln, die:

- die investiven und operativen Kosten in IT für den Arzt finanzierbar machen
- den Datenaustausch zwischen niedergelassenen Ärzten, Krankenhäusern und Patienten zu ermöglichen (Standardisierung)
- die Anforderungen hinsichtlich Datensicherheit erfüllen
- die Akzeptanz gegenüber elektronischer Patientendatenspeicherung steigern.

Um die genannten Ziele zu erreichen, wurde das Projekt "Partners for Patients" initiiert, in dem AAFP Firmen zusammenführte, die Hardware, Software und Netzwerk-Produkte sowie Dienstleistungen liefern. Im Rahmen von zwei Pilotphasen soll eruiert werden, welche Hürden es beim Einsatz einer Elektronischen Gesundheitsakte zu überwinden gilt und was die Schlüssel für eine erfolgreiche Einführung sind. Und welche Effekte ergeben sich durch den direkten Zugriff auf ubiquitär vorhandene Patienteninformationen in strukturierter Form. Neben der Unterstützung der Industrie erhält das Projekt zudem einen Zuschuss von staatlicher Seite.

4.2   Business Model

In der ersten Phase des Modells "Partner for Patients" wurden sechs Praxen landesweit ausgewählt, in denen bis zu acht Ärzte praktizieren. Außerdem wurde ein Krankenhaus mit eingebunden. Für die Patienten wurden Elektronische Gesundheitsakten erstellt. Die Elektronischen Gesundheitsakten aller Patienten des Piloten werden zentral im Rechenzentrum von Siemens Medical Solutions "gehostet". Das heißt, die Akten liegen auf einem Großrechner im Datacenter in Malvern, Pennsylvania, auf das die Leistungserbringer Zugriff haben. Es handelt sich hierbei um eine Application Service Provider (ASP) Lösung. Der Zugriff erfolgt mittels DSL-Leitung und Kabel-Modem über das Internet. Das Siemens Datacenter hostet insgesamt über 1.000 Kunden - in der Regel Krankenhäuser - und ihre Siemens Applikationen. Mittels definierter Zugriffsrechte können die Teilnehmer des Pilotprojektes landesweit auf die Daten zugreifen. Im Rahmen der ersten Pilotphase erhalten die Leistungserbringer neben der "Hosting-Dienstleistung" kostenlos die erforderliche Hardware und Software zur Elektronischen Gesundheitsakte.

Abbildung 51: Übersicht Business Model

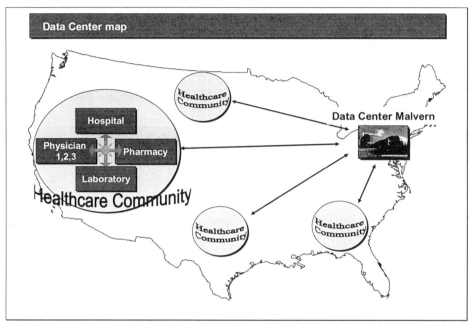

Nach Abschluss der sechsmonatigen Phase I ist Phase II geplant. Sie unterscheidet sich im Wesentlichen von der Phase I durch eine Ausdehnung der Teilnehmerzahl und der stärkeren Einbindung des stationären Sektors und anderer Leistungserbringer in das Projekt. Während in Phase I sechs Praxen eingebunden sind, werden für Phase II ca. 100 Praxen eingeplant. In verschiedenen Städten des Landes sollen Communities aufgebaut werden, die dann auf gemeinsame Daten Zugriff haben und sie elektronisch austauschen. Neben Praxen und Krankenhäusern sollen dabei auch Labore, Apotheken und Kostenträgerintegriert werden. "Mikro-Gesundheitssysteme" haben somit die Möglichkeit, Patientendaten ubiquitär abzurufen, einzustellen und sie zu kommunizieren.

4.3   Nutzen von IT in der Integrationsversorgung

Ein inter- und intrasektoraler elektronischer Datenzugriff wie er im Partner for Patients Projekt gegeben ist, zeichnet sich dadurch aus, dass die Daten im Original zur
Verfügung stehen. Das heißt, sie werden einmal erfasst und können im Original ab-
gerufen werden. Ein weiteres Merkmal ist die Tatsache, dass Informationen ohne
Zeitverzug - sprich unmittelbar - weitergegeben werden können. Außerdem sind Daten ubiquitär, das heißt ortsungebunden verfügbar. Ein viertes wesentliches Merkmal
stellt die Möglichkeit dar, Daten strukturiert, ggf. standardisiert abzulegen. Aus den
vier Merkmalen ergeben sich unterschiedliche Effekte, die letztlich die Wirtschaftlichkeit und Ergebnisqualität der Versorgung verbessern. So führt die Tatsache, dass
Daten im Original und ubiquitär verfügbar sind, dazu, dass redundante Leistungen
aufgrund fehlender, unzureichender oder unzuverlässiger Datenlage vermieden werden können. Des Weiteren bedingt die Originalität, dass es zu keinem Informationsverlust bei der Datenweitergabe kommt. Das „Stille-Post-Phänomen", bei dem durch
mündliche Informationsweitergabe Informationen verloren gehen, Missverständnisse
entstehen, die personengebunden sind sowie bei handschriftlicher Informationsweitergabe Missinterpretationen aufgrund von Unleserlichkeit und unstrukturierter Erfassung nicht vermieden werden können, tritt nicht auf. Die Tatsache, dass die Daten
unmittelbar weitergeben werden können und ortsungebunden verfügbar sind, führt
zu einer nachhaltigen Beschleunigung des Versorgungsprozesses. Das Merkmal der
Strukturiertheit verbessert die Transparenz des Behandlungsprozesses. Die einzelnen Schritte können besser nachvollzogen werden. Aus diesen Primäreffekten ergeben sich weitere Effekte, sog. Sekundäreffekte. So reduziert die Minimierung der re-
dundanten Leistungen die Kosten und Prozesszeiten pro Versorgungsfall. Der origi-
nale elektronische Datenabruf ohne Informationsverlust bedeutet eine hohe Datenvalidität und ermöglicht eine zuverlässige zentrale Archivierung. Die Beschleunigung
des gesamten Versorgungsprozesses führt zu einer Reduzierung der Prozesszeiten
des einzelnen Falles. Außerdem kann in zeitkritischen Fällen schnell reagiert werden. Durch die verbesserte Behandlungstransparenz können die neusten Erkenntnisse der vorgelagerten Versorgungsstufen in die Therapie integriert werden. Außerdem kann sektorübergreifend eine individuelle tatsachenorientierte Behandlung (evi-
dence based medicine) in Abstimmung zwischen den beteiligten medizinischen Leis-

tungserbringern erfolgen. Die Behandlungstransparenz hat auch den Effekt, dass ein koordinierter Behandlungsprozess ermöglicht wird. Dies kann in Form von gesetzlich institutionalisierten strukturierten Behandlungsprogrammen oder durch leitlinienorientierte Ansätze von Fachgesellschaften oder einzelnen Versorgungseinrichtungen erfolgen. Des Weiteren ermöglicht die verbesserte Behandlungstransparenz eine strukturierte Auswertung der erbrachten Leistungen und gewonnenen Erkenntnisse aus der Diagnose und Therapie. Zudem kann der Patient stärker in den Versorgungsprozess eingebunden werden, weil durch die gestiegene Transparenz für ihn die Abfolge in der Behandlung besser nachvollziehbar ist. Aus diesen Sekundäreffekten ergeben sich schließlich konkrete wirtschaftliche Effekte beim medizinischen Leistungserbringer. Durch beschleunigte Prozesse können die Fallkosten und die Verweildauer - bezogen auf das Krankenhaus - reduziert werden. Die hohe Datenvalidität und Möglichkeit der elektronischen zentralen Archivierung senken die Materialkosten (z. B. für Papier und Transport) und die Suchzeiten, was wiederum das finanzielle Budget entlastet. Insbesondere in komplizierten Behandlungsfällen ist es besonders wichtig, Raum und Zeit möglichst rasch zu überbrücken. Dies ist durch den Einsatz vernetzter medizinischer Telematik möglich, die die Gebundenheit des Leistungserbringers an den Ort der Leistungserbringung (sog. „Uno-actu-Prinzip") aufhebt. Angesichts der Tatsache, dass durch die elektronische Übermittlung von Bildern Untersuchungsbefunde bereits innerhalb weniger Stunden durch Spezialisten an einem anderen Ort verifizierbar sind, kann die Versorgungsqualität signifikant gesteigert und Kosten gesenkt werden. Des Weiteren können erlössteigernde Effekte generiert werden. Sie sind zu erwarten, wenn es dem Arzt gelingt, aufgrund der schnelleren Reaktionszeit und einer guten Reputation den Patienten stärker an sich zu binden. Der Patient wird sich nämlich bei der Wahl des medizinischen Leistungserbringers insbesondere von Aspekten wie Reaktionszeit - und damit Verbesserung der Erfolgsaussichten - und Reputation leiten lassen. Medizinische Leistungserbringer, die die Vorteile der elektronischen Kommunikation nicht nutzen, haben einen strategischen Wettbewerbsnachteil. Dies wird forciert, wenn finanzielle Anreize gesetzt werden, die den Einsatz von IT honorieren. So zahlen bspw. Mitarbeiter von Boing (Seattle, USA) im Rahmen des unternehmenseigenen Versorgungsplans eine geringere Eigenbeteiligung, wenn sie Krankenhäuser aufsuchen, die den Leapfrog (http://www.leapfroggroup.org) Kriterien Rechnung tragen. Ein wesentliches Kriterium bei Leapfrog, einem Zusammenschluss von Einrichtungen und Unternehmen im Gesundheitswesen, ist der Einsatz von IT in der medizinischen Leistungserbringung.

4.4   Nutzenbewertung aus dem Projekt "Partners for Patients"

Die teilnehmenden „Partner for Patients" kommen in den Genuss innovativer Technologie mit all ihren oben genannten Vorteilen. Durch das Hosting-Modell können Skaleneffekte realisiert werden, die - auch nach Abschluss des Piloten - den Aufwand fur Software, Schulung und Technischer Support minimieren. Bei den Patienten werden sie als innovative Leistungserbringer wahrgenommen, die die kontinuierliche Verbesserung der Versorgungsqualität verfolgen. Innerhalb der Ärzteschaft werden sie als "Early Adopter" moderner Technologien wahrgenommen und können sich in der medizinischen Community als Meinungsführer positionieren.

Aus der Sicht von AAFP bietet das Projekt die Möglichkeit, in einem Feldversuch die Treiber und Barrieren bei der Einführung einer Elektronischen Patientenakte zu ermitteln. AAFP kann somit systematisch das Roll-out einer flächendeckenden Einführung erproben. Außerdem bekommt sie einen Überblick über Leistungsfähigkeit der Industrie. AAFP kann sich ferner in der Konkurrenz mit anderen Fachorganisationen als Vorreiter für innovative Technologien profilieren und ihre Position stärken.

Die Industrie kann im Rahmen eines solchen Projektes ihre Leistungsfähigkeit unter Beweis stellen und sich als Anbieter für die Implementierung einer Elektronischen Gesundheitsakte profilieren. Außerdem kann sie Erfahrungen sammeln, die im Hinblick auf eine umfassende Marktpenetration hilfreich sind. Die intra- und intersektorale Integration bietet ferner die Möglichkeit, sich einen neuen Markt („Dritter Sektor") zu erschließen.

Die beteiligten Parteien befinden sich in einer Win-Win-Situation; der Arzt kann aufgrund einer besseren Datenlage bessere Entscheidung treffen, die dem Patienten zugute kommt und die Industrie bekommt die Möglichkeit ihre Leistungsfähigkeit gegenüber neuen Marktbedürfnissen unter Beweis zu stellen. Der von staatlicher Seite nachträglich gewährte Zuschuss ist ein Beleg für den Erfolg des Projektes. Für den weiteren Verlauf des Projektes ist es nun entscheidend, die Ausdehnung der Teilnehmerzahl voranzutreiben. Die technischen Voraussetzungen dafür sind geschaffen.

5. Gesundheitsökonomische Bewertung

Die Änderung der ordnungspolitischen Rahmenbedingungen im deutschen Gesundheitswesen lässt Leistungserbringer verschiedener Sektoren Initiativen zur Gründung Integrierter Versorgungsnetzwerke ergreifen. Die Motivation der Leistungserbringer kann dabei durchaus unterschiedlich sein. Entsprechend lässt sich derzeit die Bildung verschiedener Netzwerk-Strukturen beobachten.

Derzeit geht die Initiative zur Netzwerkgründung häufig von Krankenhäusern aus. Krankenhäuser sind durch die Einführung der DRG noch unmittelbarer dem Zwang zu effizienten Behandlungsabläufen ausgesetzt als niedergelassene Ärzte. Darüber hinaus ist originäre Aufgabe von Krankenhäusern die Koordination komplexer Behandlungsabläufe. Die Koordination auch von einrichtungsübergreifenden Behandlungen erscheint daher als eine konsequente Weiterentwicklung der bisherigen Aufgaben. Entsprechend positionieren sich Krankenhäuser derzeit als Gründer, Organisator und treibende Kraft in Integrierten Versorgungsnetzwerken. Angestrebt wird die Zusammenarbeit v. a. mit ausgewählten niedergelassenen Ärzten und Reha-Einrichtungen aber auch mit nicht-ärztlichen Einrichtungen, wie Pflegediensten, Pflegeheimen, Physiotherapeutischen Praxen etc. Darüber hinaus erscheint auch eine Zusammenarbeit zwischen Krankenhäusern sinnvoll, wenn diese z. B. über ein komplementäres Leistungsportfolio verfügen oder wenn eine Behandlung gemeinsamer Patienten häufig ist. Letzteres kommt insbesondere im Verhältnis von Unikliniken und peripheren Häusern des Öfteren vor.

Einer schnellen Etablierung Integrierter Versorgungsnetzwerke steht derzeit entgegen, dass es kaum Erfahrungen in Form existierender Geschäftsmodelle und sektorübergreifender Behandlungspfade gibt. Des Weiteren sind zwar die grundsätzlichen

Anforderungen der Krankenkassen für Integrierte Versorgungsverträge bekannt. Allerdings zögern Krankenkassen und Leistungserbringer wegen mangelnder Erfahrungen trotzdem noch häufig mit dem Abschluss von Verträgen.

Integrierte Versorgung ermöglicht die pauschalierte Vergütung von Behandlungen, an denen mehrere Leistungserbringer beteiligt sind. Leistungserbringer verschiedener Disziplinen oder Sektoren bieten dabei einem Kostenträger gemeinsam die Behandlung eines Falles zu einem festen Entgelt an. Die Vergütung wird durch einen internen Verrechnungsschlüssel auf die Leistungserbringer verteilt. Bei der Behandlung kann es sich um eine fest definierbare medizinische Dienstleistung handeln (z. B. die Implantation einer Hüft-Endoprothese inklusive Nachversorgung) oder es kann sich um die langfristige Behandlung eines komplexen Krankheitsbildes im Sinnes des Disease Managements handeln (z. B. Diabetes Mellitus Typ II). Das Netzwerk trägt durch die fixe Vergütung für ein zuvor festgelegtes Behandlungsergebnis ein erheblich höheres finanzielles Risiko als es bisher der Fall war. Insbesondere bei komplexen Krankheitsbildern stellt das bisher bei den Leistungserbringern nicht vorhandene Risikomanagement eine wesentliche Hürde für den Abschluss Integrierter Versorgungsverträge dar.

Aus Sicht der Kostenträger ist eine derartige pauschalierte Vergütung komplexer Leistungen durchaus zu begrüßen, da sie für die Leistungserbringer einen wesentlichen Anreiz für effiziente Behandlungen und hohe Leistungsqualität beinhaltet.

Mit Integrierten Versorgungsnetzen sind zudem sowohl Vorteile für Leistungserbringer, wie auch für die behandelten Patienten verbunden. Die Integrierte Versorgung ermöglicht es Leistungserbringern, sich durch Verträge mit Krankenkassen auf bestimmte Leistungen zu fokussieren und durch hohe Fallzahlen Effizienz- und Qualitätssteigerungen zu realisieren. Vertraglich vereinbarte Fallzahlen tragen darüber hinaus zur Sicherung und Planbarkeit der Einnahmenseite bei. Vereinbarungen über eine Zusammenarbeit zwischen niedergelassenen Ärzten und Krankenhäusern im Rahmen der Integrierten Versorgung haben für Krankenhäuser außerdem den strategischen Vorteil, Zuweiser intensiver zu binden und sich dadurch langfristig zahlreiche Überweisungen von Patienten zu sichern. Integrierte Versorgung ermöglicht es auch, neue bisher nicht bearbeitete Geschäftsfelder zu erschließen. Durch die Einbindung weiterer ärztlicher und nicht ärztlicher Leistungserbringer (z. B. ambulante Pflege, Bildungsangebote, Heilhilfsmittel etc.) kann ein Krankenhaus sein Leistungsportfolio erweitern und neue Patientensegmente ansprechen. Umfassende, auf bestimmte Krankheitsbilder abgestimmte Leistungsangebote z. B. im Rahmen von DMPs können Patienten langfristig an das Netzwerk binden. Die Abstimmung des Leistungsangebotes von Krankenhäusern innerhalb einer Region oder innerhalb eines Klinikverbundes ermöglicht eine Spezialisierung auf bestimmte Fälle, Disziplinen oder Behandlungsmethoden und damit ebenfalls eine Effizienz- und Qualitätssteigerung.

6. Zusammenfassung und Ausblick

Die Ausführungen, insbesondere das beschriebene Projektbeispiel, zeigen beispielhafte Ansätze, wie durch die Verzahnung der verschiedenen Sektoren Informationsdefizite beseitigt werden, um damit sowohl die Effizienz als auch die Effektivität der medizinischen Versorgung zu verbessern. Trotz vieler Bedenken gegenüber dem amerikanischen Gesundheitssystem, sollten positive und innovative Ansätze auch für das deutsche Gesundheitssystem diskutiert werden. Es muss sich zeigen, ob und inwiefern amerikanische Modelle als „Best Practice" für Deutschland dienen können. Erfahrungen globaler Unternehmen wie Siemens Medical Solutions, die in unterschiedlichen Gesundheitssystemen operieren, gilt es hierbei zu nutzen. Allgemein sollte der deutsche Anspruch korrigiert werden, von Anfang an 100 %-ige-Lösungen präsentieren zu wollen (vgl. LKW-Maut). Die Angst vor Fehlern muss künftig der Erkenntnis weichen, dass der Wettbewerb im Sinne eines Such- und Entdeckungsverfahren auch dezentraler verstanden werden sollte, um neue Lösungen und Modelle zu entdecken. Letztlich werden sich die erfolgsversprechensten Modelle am Markt durchsetzen.

Im selektiven Kontrahieren und der damit verbundenen Etablierung eines Vertragswettbewerbs liegt die Zukunft eines leistungsfähigen Gesundheitssystems - darauf müssen sich sowohl Leistungsfinanzierer und Leistungserbringer, sowie Unternehmen der Medizinindustrie einstellen. Partnerschaften und Kooperationen müssen aktiv gesucht werden, bspw. sollten Unternehmen der Industrie aktiv auf mögliche Partner im Bereich der Krankenversicherer und Leistungserbringer zugehen.

Alle Ansatzpunkte einer Reform der Leistungsbeziehungen im Gesundheitswesen müssen die Anreizwirkungen der Honorierung berücksichtigen. Insbesondere durch die Manifestation der sektoralen Trennung in den verschiedenen Vergütungssystemen wurde der Anreiz geschaffen, Patienten aus dem jeweiligen Finanzierungssystem „heraus zu überweisen" und damit Kosten auf andere Leistungserbringer zu externalisieren bzw. Doppel- und Mehrfachuntersuchungen zu veranlassen. Notwendige Voraussetzung bilden deshalb kombinierte Budgets, die die Budgetverantwortung eindeutig einem integrierten Versorgungsnetzwerk zuordnen.

Abbildung 52: Entwicklung des deutschen Gesundheitswesens

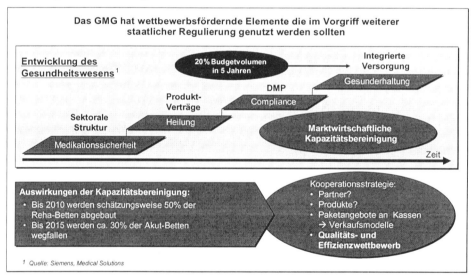

Der Hauptbereich der Integrierten Versorgung ist bisher im stationären Bereich zu finden. Er beschränkt sich in erster Linie auf die Überwindung der Sektorengrenze zwischen akutstationärer und rehabilitativer Gesundheitsversorgung (bspw. in den Bereichen der Endoprothetik oder auch der Kardiologie). Für den Patienten sind derartige Modelle zwangsläufig mit einer Einschränkung der Wahlfreiheit verbunden.

Dementsprechend sind hier die Krankenversicherungen gefragt, über entsprechende Anreizsysteme (bspw. Erstattung oder Reduzierung der Zuzahlung) den Patienten in derartige qualitativ hochwertige Versorgungsnetzwerke zu lenken. Selbstverwaltung sowie Gesetzgeber beabsichtigen darüber hinaus, die hierfür vorgesehenen Mittel mittelfristig deutlich aufzustocken.

Insgesamt kann konstatiert werden, dass mit dem GMG erste Schritte in die richtige Richtung gemacht sind. Durch die Etablierung der Integrationsversorgung als gleichberechtigte Form der Regelversorgung in Deutschland sind Chancen eröffnet, die die Leistungserbringer und die Industrie ohne weitere Regulierung durch die Herausbildung innovativer Modelle ausfüllen sollten. Die Vorteile, die innovative IT bei der Integration von Leistungserbringern bietet, sind hierbei zu nutzen. Dementsprechend sind finanzielle Anreize zu schaffen, die dazu beitragen, den Einsatz innovativer IT voranzutreiben und den Gesamtnutzen im Gesundheitswesen steigern. Erfahrungen aus ausländischen Gesundheitssystemen sollten dabei untersucht und unter Beachtung systemspezifischer Besonderheiten berücksichtigt werden.

Weiterführende Literatur

Hildebrandt, H./Hesselmann, H. (2003), Integrierte Versorgung - die Politik macht Ernst, und die Krankenhäuser müssen rasch handeln, in: f&w, 20. Jg., S. 473–441.

Kutschker, A. (2004), Customer Relationship Management (CRM) an der Schnittstelle Akut-Reha, Schriften zum Gesundheitsmanagement, Bd. 1, Bayreuth.

Oberender, P./Zerth, J. (2003), Bayreuther Manifest: Der Weg in ein freiheitliches Gesundheitswesen, Bayreuth.

Wasem, J. (2003), Wettbewerbliche Weiterentwicklung des Gesundheitssystems an der Schnittstelle von der ambulanten zur stationären Versorgung, http://www.uni-essen.de/medizin-management/Lehrstuhl/Download/first.htm, Juni 2004.

7. Weiterentwicklung des Gesundheitswesens

Günter Neubauer, Roland Nowy

7.1 Ergebnisorientierte Weiterentwicklung der stationären Vergütung in Deutschland

Abstract

Komponenten des deutschen Vergütungssystems und die Problematik der Leistungsbemessung werden in diesem Artikel erörtert. Als Ziel ist eine ergebnisorientierte Vergütung zu sehen. Des Weitern wird noch auf die Positionierung des deutschen Gesundheitswesens mit Hinblick auf Europa eingegangen.

1. Module eines Krankenhausversorgungssystems

Im System der Vergütung von stationären Leistungen sind zahlreiche Payer und Player vertreten. Jeder von ihnen ist darum bestrebt, seinen Vorteil zu maximieren.

Abbildung 53: Bausteine eines Krankenhausversorgungssystems

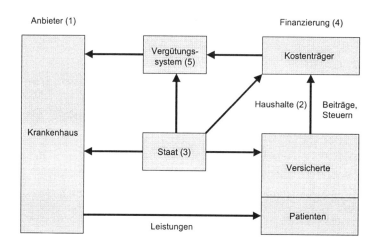

Als zentraler Bestandteil der Krankenhausversorgung wird in obiger Abbildung der Staat gesehen. Dieser übernimmt im System die Koordination zwischen Anbietern, Versicherten/Patienten und den Kostenträgern. Ein Instrument des Staates zur Koordination ist das Vergütungssystem.

Im Finanzierungsmodul werden die Kostenträger abgebildet. Hier werden die Fragen nach Mittelaufbringung bzw. Mittelherkunft beantwortet, d. h. es wird geklärt, welche Finanzierungsquellen zur Verfügung stehen. Grundsätzlich kommen zur Finanzierung von Krankenhäusern - wie auch zur Finanzierung von anderen Bereichen der Gesundheitsversorgung - folgende fünf Quellen in Frage:

- Allgemeine Steuern,
- Krankenkassenbeiträge,
- Prämienaufkommen von Privatversicherungen,
- Spenden von Stiftungen und Privatpersonen,
- Preise, die Patienten direkt entrichten.

Das Vergütungsmodul (5) regelt die „Mittelhingabe". Sie gibt Auskunft über die Art der Vergütung von Krankenhausleistungen und bezieht sich somit auf die innere Finanzierung des Krankenhaussystems.

2. Komponenten eines Vergütungssystems

Grundsätzlich setzen sich alle Vergütungssysteme aus folgenden drei Komponenten zusammen:

Abbildung 54: Drei Komponenten des Vergütungssystems

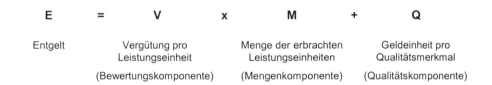

E	=	V	x	M	+	Q
Entgelt		Vergütung pro Leistungseinheit		Menge der erbrachten Leistungseinheiten		Geldeinheit pro Qualitätsmerkmal
		(Bewertungskomponente)		(Mengenkomponente)		(Qualitätskomponente)

Die Mengenkomponente gibt eine Antwort darauf, was in Rechnung gestellt werden kann. Im Krankenhaus besteht die eigentliche Leistung in der Verbesserung des Gesundheitszustandes des Patienten. Da diese Leistung nur schwer gemessen werden kann, bedient man sich i. d. R. verschiedener Leistungsindikatoren. Im Allgemeinen lassen sich die Abrechnungseinheiten nach drei Arten systematisieren:

- Einzelleistungen,
- Leistungskomplexe und
- Gesamtleistungen.

Einzelleistungen können bspw. Arbeitsstunden, Materialverbrauch oder Kosten einer angeordneten Leistung sein. Für das Krankenhaus sind Einzelleistungen als Abrechnungseinheiten aufgrund der Vielzahl einzelner Leistungen und der verschiedenen Leistungserbringer (Ärzte, Pflegekräfte, Verwaltung, etc.) wenig praktikabel. Im nie-

dergelassenen Bereich allerdings können Ärzte gegenüber privaten Krankenversicherungen Einzelleistungen in Rechnung stellen.

Leistungskomplexe können sich auf Pflegetage, Krankheitsfälle, Patientenzahlen
oder Bettenzahlen beziehen. Sehr verbreitet ist die Verwendung von Behandlungs-
tagen als Abrechnungseinheiten. Eine mögliche Abrechnungseinheit ist aber auch
eine Aggregation bestimmter Krankenhausleistungen, wie dies bei den Sonderent-
gelten gemäß der Bundespflegesatzverordnung (BPflV)1995 der Fall ist. Hier werden
sämtliche Leistungen, die im Zusammenhang mit einer Operation im OP-Raum entstanden sind, zu einer Abrechnungseinheit zusammengefasst. Auf einer ähnlichen,
jedoch noch etwas weitergehenden Aggregationsstufe sind gesamte - nach Diagnose und/oder Therapie differenzierte - Behandlungsfälle einzugliedern. Mögliche Abrechnungseinheiten sind hier z. B. Fallgruppenpatienten auf der Basis von DRGs.
Dieses Vergütungssystem ist seit Anfang 2004 für die Krankenhäuser in Deutschland
verpflichtend.

Als höchste Aggregationsstufe können Gesamtleistungen herangezogen werden.
Dabei werden Leistungen über eine bestimmte Periode zusammengefasst und daraus Budgets ermittelt. Denkbar sind Budgets bspw. auf der Basis von Versorgungs-
regionen, eingeschriebenen Versicherten (Versichertenbudgets) oder auf der Grundlage eines Versorgungsauftrages (Vorhaltebudgets).

Die Bewertungskomponente soll eine Antwort auf die Frage geben, wie viel eine Abrechnungseinheit wert ist, also welche Vergütungshöhe festgelegt wird. Die Bewertung von Abrechnungseinheiten kann grundsätzlich

•   retrospektiv auf der Basis der angefallenen und nachgewiesenen Kosten oder
•   prospektiv auf der Grundlage von Preisen

erfolgen. Werden die angefallenen Kosten vergütet, so spricht man auch von einem
Verfahren der Selbstkostendeckung. Die Kosten können sich entweder auf die individuellen Kosten eines einzelnen Krankenhauses, auf die durchschnittlichen Kosten

einer Krankenhausgruppe oder auf normierte Kosten (Sollkosten) beziehen. Bei retrospektiven Verfahren erfolgt eine Abrechnung zeitlich nach Erbringung der Leistung.

Bei prospektiven Verfahren hingegen steht die Höhe der Vergütung vor der Leistungserbringung fest, d. h. ein Anbieter kann sich bereits vorab darüber informieren, welchen Preis er für seine Tätigkeit erhält und ob dieser für ihn kostendeckend ist. Für die Preisfindung existieren unterschiedliche Verfahren. Die Preisfindung kann entweder über Marktpreise, über Verhandlungen (mit lokaler, regionaler oder überregionaler Gültigkeit) oder durch den Staat (administrierte Preise) erfolgen. Eine weitere Möglichkeit der Bestimmung von Preisen besteht in Ausschreibungen. Mit den unterschiedlichen Verfahren sind systematisch ableitbare Anreizwirkungen verbunden.

Schließlich sollte als weiterer Bestandteil von Vergütungssystemen die Qualitätskomponente Berücksichtigung finden. Das Qualitäts- bzw. Ergebnismodul kann im Rahmen eines Vergütungssystems additiv hinzugefügt werden und soll bewirken, dass die Leistungserbringer verstärkt auf die Qualität der von ihnen erbrachten Leistungen achten.

Die einzelnen Akteure sind sich durchaus der verschiedenen Wirkungen der unterschiedlichen Preise bewusst, wenn sie z. B. im Entscheidungsprozess über den ordnungspolitischen Rahmen des neuen Krankenhausvergütungssystems die eine oder andere Position vertreten. Es ist jedoch davon auszugehen, dass der derzeitige Gesetzgeber (2004) nicht dazu bereit ist, eine wettbewerbliche Ausrichtung zu wählen. Denn Planungssicherheit hat im Gesundheitswesen noch immer Vorrang vor Wettbewerb und seinen Risiken.

In der Gesundheitsversorgung Deutschlands hat bislang die Planung gegenüber der freien Preisbildung auf dem Markt dominiert. Die Bundesländer sehen es gemäß dem Krankenhausfinanzierungsgesetz (KHG) als ihre originäre Aufgabe an, über die Krankenhausplanung die Koordination und Steuerung der Krankenhausversorgung zu übernehmen. Preise und Preisbildung über den Markt spielen bislang eine untergeordnete Rolle.

3. Problematik der Leistungsmessung

Dienstleistungen im Krankenhaus sind, wie andere Dienstleistungen auch, von einer Immaterialität gekennzeichnet. Krankenhausleistungen sind deshalb schwer operationalisierbar. Dies führt zu Problemen sowohl bei der Leistungsdefinition als auch bei der Leistungsmessung.

Die eigentliche Leistung eines Krankenhauses liegt in der Verbesserung des Gesundheitszustandes und in der Linderung von Leiden eines Patienten. Diese Leistung ist jedoch nicht eindeutig quantitativ erfassbar. Eine am Ergebnis der Behandlung orientierte Leistungsmessung ist deshalb nur näherungsweise möglich. Daher werden in der Regel prozessorientierte Methoden der Leistungsmessung angewendet. Entscheidend ist dann bei der Leistungsmessung nicht das Ergebnis einer Behandlung, sondern das bloße Tätigwerden mit der Absicht, eine Verbesserung des Gesundheitszustandes eines Patienten zu erreichen.

Als Grundlage für Abrechnungseinheiten dienen deshalb unterschiedliche Leistungsindikatoren, um die Leistungen des Gesundheitsbetriebes möglichst genau nachzubilden. Werden diese Leistungsindikatoren nach der Nähe zur eigentlichen Leistung „Verbesserung des Gesundheitszustandes" geordnet und als Basis für eine Vergütung gesehen, so können folgende drei Gruppen von Abrechnungseinheiten unterschieden werden:

- Inputorientierte Abrechnungseinheiten,
- prozessorientierte Abrechnungseinheiten und
- outputorientierte Abrechnungseinheiten.

In der nachfolgenden Übersicht wird eine mögliche Zuordnung zu diesen Gruppen vorgenommen:

Tabelle 11: Mögliche Abrechnungseinheiten

Inputorientiert	Prozessorientiert	Outputorientiert
• Arbeitsstunden	• Behandlungstag	• Eingeschriebene Versicherte
• Materialverbrauch	• Durchschnittlicher Behandlungsfall	• Gesundheitsergebnisse, z.B. Impfrate, Krankenstand, Überweisungsrate
• Einzelleistungen	• Differenzierter (Diagnose, Therapie) Behandlungsfall	
• Kosten einer angeordneten Leistung	• Durchschnittlicher Betrieb	
• Leistungskomplexe	• Differenzierte Praxis (Fachgebiet, Größe)	
	• Versorgungsregion/Bevölkerung	

Diese Abrechnungseinheiten sind nicht nur auf ein Krankenhaus bezogen, sondern auf alle Leistungserbringer anwendbar. Denn in allen Bereichen - sei es bei der ambulanten oder auch der stationären pflegerischen Versorgung - gilt es, bei der Entwicklung von Vergütungssystemen zunächst das Problem der Leistungsdefinition zu lösen.

4. Zuordnung der derzeitigen stationären Vergütung in Deutschland

Im deutschen System zur Finanzierung der Krankenhäuser wird zwischen der Investitionsfinanzierung und der Finanzierung der laufenden Betriebskosten unterschieden. Man spricht deshalb von einer dualen Finanzierung. Bereits im Jahre 1972 wurde im Rahmen des Krankenhausfinanzierungsgesetzes (KHG) die Verantwortung für die Investitionsfinanzierung der Krankenhäuser teilweise auf die Bundesländer übertragen. Diese finanzieren die Investitionen aus Steuermitteln auf der Basis einer länderbezogenen Krankenhausplanung. Die Betriebskosten finanzieren die gesetzlichen und privaten Krankenversicherungen bzw. die Patienten als Selbstzahler.

Mit der zweiten Stufe des Gesundheitsstrukturgesetzes (GSG) hat der Gesetzgeber ab dem Jahr 1993 das Prinzip der Kostendeckung aufgegeben und ein eher pro-

spektives und leistungsorientiertes Vergütungssystem für Krankenhäuser vorge-
schrieben. Dadurch wurden erstmals wettbewerbliche Steuerungselemente in der
Krankenhausversorgung explizit gesetzlich akzeptiert.

Ab dem Jahre 2003 soll für sämtliche Akutkrankenhäuser eine durchgängige fallbe-
zogene Vergütung auf der Basis von „DRGs" eingeführt werden. Die Effekte der Abrechnungseinheit „Behandlungsfall" sind hinsichtlich einer Ausgabenbegrenzung gegenüber einer tagesbezogenen Vergütung für Deutschland deutlich positiver zu bewerten. Allerdings muss der Gesetzgeber noch das Bewertungsverfahren bestimmen
und eine Entgeltverordnung erlassen, in der die Rahmenbedingungen für die Preisfindung festgelegt werden.

Durch das neue Vergütungssystem für Krankenhausleistungen wird zwar die Mittelhingabe neu geregelt, die Mittelaufbringung durch das duale Finanzierungssystem
und die Krankenhausplanung der Bundesländer bleibt jedoch weiterhin bestehen. Es
müsste also eine Reform des gesamten Krankenhausfinanzierungssystems erfolgen,
um eine vollständig leistungsbezogene Krankenhausvergütung einzuführen.

Auch wenn in den nächsten Jahren Elemente einer leistungsorientierten Vergütung
implementiert werden, so fehlen weiterhin gezielte Vergütungskomponenten, die den
Erfolg und das Ergebnis adäquat berücksichtigen. Dies, obwohl bereits verschiedene
Ansätze weltweit entwickelt wurden, wie Behandlungsergebnisse gemessen und bewertet werden können. In einem nächsten Reformschritt der Krankenhausfinanzie-
rung sollten deshalb Ansätze einer ergebnisorientierten Vergütung implementiert
werden.

5. Ergebnisorientierte Vergütung als Ziel

Bei der Operationalisierung, Messung und Bewertung von Behandlungsergebnissen
tritt sehr häufig das Problem des Informationsvorsprungs des Arztes gegenüber dem
Patienten auf. Aufgrund dessen, dass der Patient meist ein medizinischer Laie ist
und der Arzt die erforderliche Fachkompetenz besitzt, kann der Patient den Behand-

lungserfolg häufig nur unter subjektiven Gesichtspunkten beurteilen. Durch mehr Patientenorientierung, die sich bspw. in einem partnerschaftlichen Modell zwischen Arzt und Patient ausdrückt, und bessere Leistungstransparenz, kann der Patient in die Lage versetzt werden, das Behandlungsergebnis besser zu beurteilen.

Die Outcome-Bewertung kann aus verschiedenen Perspektiven betrachtet werden. Dies bedeutet, dass die Bewertung von Ergebnissen je nach Zielgruppe unterschiedlich ausfällt. Die nachfolgende Abbildung zeigt verschiedene Perspektiven im Gesundheitswesen bezüglich des Outcomes.

Abbildung 55: Perspektiven der Outcome-Bewertung

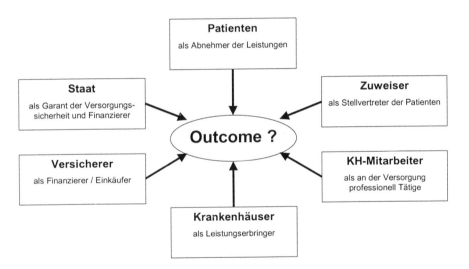

Bei der Bewertung des Outcomes sollte die Perspektive der Patienten Vorrang haben, denn für sie werden die Leistungen im Krankenhaus oder in einer Reha-Klinik erbracht. Grundsätzlich sollte bei der Ergebnisbewertung jedoch nach Möglichkeit eine Gesamtperspektive eingenommen werden.

Versicherte und Patienten sind sehr an Informationen über Leistungserbringer im Gesundheitswesen und deren Qualität interessiert. Jedoch existieren bislang nur wenige Möglichkeiten, qualifizierte Informationen zu erhalten, denn die meisten Leistungsanbieter sind entweder nicht in Lage oder dazu bereit, ausreichende Angaben zur Qualität ihrer Leistungen zu veröffentlichen.

Erste Schritte zu mehr Leistungstransparenz im Gesundheitswesen durch das Magazin „FOCUS" oder die Stiftung Warentest sind zwar auf große Resonanz gestoßen, doch ist sowohl die Vorgehensweise als auch die inhaltliche Konzeption kritisch zu hinterfragen. Nach Ansicht des Sachverständigenrates für die Konzertierte Aktion im Gesundheitswesen sollten diese Entwicklungen durch den Einsatz angemessener Verfahren und Indikatoren verbessert und fortgeführt werden.

Unter bestimmten Voraussetzungen könnten Veröffentlichungen dazu genutzt werden, eine gewisse „Wanderungsbewegung" der Patienten hin zu qualifizierten Leistungsanbietern auszulösen. Dadurch könnte im Gesundheitswesen ein Qualitätswettbewerb durch Transparenz initiiert werden. Instrumente hierzu sind bspw. Zertifizierungsverfahren und Qualitätsmanagementprogramme.

Eine weitere Möglichkeit zur Schaffung von mehr Leistungstransparenz und Wettbewerb ist die regelmäßige Publizierung von Leistungsberichten, die einen Einblick in das Leistungsspektrum von Krankenhäusern erlauben.

Vor allem durch neue Medien, wie das Internet, können relevante Qualitätsdaten aktuell der Öffentlichkeit zugänglich gemacht werden. Auch für Krankenhäuser bietet dieses Medium eine ausgezeichnete Möglichkeit ihre Leistungsfähigkeit und Qualität nach außen darzustellen. Eine indirekte ergebnisorientierte Vergütung von Krankenhäusern und Reha-Kliniken kann dann umgesetzt werden, wenn die Patienten aufgrund veröffentlichter Behandlungsergebnisse von Leistungsanbietern entsprechende „Wanderbewegungen" auslösen.

Gerade die flächendeckende Einführung von DRGs in Deutschland schafft die erforderlichen Voraussetzungen für eine derartige ergebnisorientierte Vergütung. Insbesondere für die wichtigsten Fallgruppen könnten in kurzer Zeit die relevanten Ergebnisparameter der Krankenhäuser veröffentlicht werden. Die Versicherten bzw. Patienten könnten dann auf der Basis dieser Informationen im Bedarfsfall einen Leistungsanbieter auswählen.

Besonders die Kostenträger, also die Krankenversicherungen, sollten diesen Prozess unterstützen und ihren Versicherten diese Informationen zur Verfügung stellen. Denn wenn sie den Leistungserbringern - nach heutiger Planung - Einheitsentgelte entrichten müssen, sollte bei der Auswahl des Krankenhauses die Qualität eine entscheidende Rolle spielen.

Um eine indirekte ergebnisorientierte Vergütung in Deutschland auf der Basis von erhöhter Leistungstransparenz und damit verbundenen „Patientenwanderungen" einzuführen, müssen künftig die Voraussetzungen hierfür verbessert werden. So sollte es den Kostenträgern ermöglicht werden, die Versorgungsverträge mit den Leistungserbringern zu kündigen, die den geforderten Qualitätskriterien nicht genügen oder die die relevanten Ergebnisparameter nicht veröffentlichen. Dadurch würde bei den Leistungsanbietern der Anreiz zu mehr Transparenz erheblich verstärkt werden. Derzeit müssen die Krankenversicherungen noch mit den Krankenhäusern, die in den Krankenhausplänen der Länder aufgeführt sind, Versorgungsverträge abschließen, was für die Krankenhäuser quasi eine ergebnisunabhängige „Belegungsgarantie" bedeutet.

Eine weitere wichtige Voraussetzung in diesem Sinne wäre die Zulassung von Werbung für Krankenhäuser. Derzeit ist es nämlich den Krankenhäusern aufgrund verschiedener gesetzlicher Vorgaben nicht erlaubt, ihre Leistung gegenüber potentiellen Patienten oder einweisenden Ärzten eindeutig zu kommunizieren.

Im Ausland gibt es bereits mehrfach Erfahrungen mit einer ergebnisorientierten Vergütung. Insbesondere findet diese Vergütungsform in den USA im Rahmen der sog. HMOs häufig Anwendung. Entsprechende Vergütungsvereinbarungen sind leider nicht veröffentlicht, da diese Organisationen diese als „Betriebsgeheimnis" im Wettbewerbsprozess ansehen.

Die erfolgsversprechendste Variante zur Implementierung einer ergebnisorientierten Vergütung besteht darin, dass der Staat die Verbände bzw. die gemeinsame Selbstverwaltung damit beauftragt, eine ergebnisorientierte Vergütung für stationäre Leistungen zu entwickeln und zu implementieren. Eine vergleichbare Vorgehensweise wurde von der Bundesregierung auch für die Einführung eines neuen Vergütungssystems für Krankenhausleistungen ab dem Jahre 2003 bzw. 2004 gewählt.

Durch die Implementierung des neuen Krankenhausvergütungssystems ist eine wesentliche Grundlage für eine modulare ergebnisorientierte Vergütung geschaffen. Die DRG-basierte Vergütung von Krankenhäusern kann dann als eine Art Grundvergütung herangezogen werden. Darauf basierend können die Krankenhäuser je nach medizinischem Behandlungserfolg einen Zuschlag bzw. Abschlag erhalten.

Abbildung 56: Modell einer modularen ergebnisorientierten Vergütung von Krankenhäusern

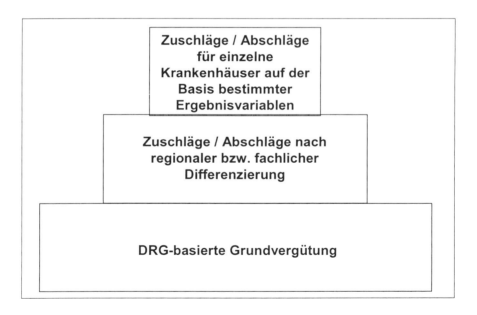

Die auf der Grundvergütung basierenden Zuschläge bzw. Abschläge könnten nach regionalen oder fachlichen Gesichtspunkten differenziert und auf der Basis bestimmter Ergebnisvariablen einzelner Krankenhäuser addiert werden.

Auf fachlicher bzw. regionaler Ebene kann eine Differenzierung der Krankenhäuser nach den verschiedenen Versorgungsstufen vorgenommen werden. So können z. B. bestimmte Letalitätsraten als Standard definiert werden, deren Unterschreitung mit entsprechenden Zuschlägen honoriert wird. In diesem Fall sollte durchaus eine Differenzierung der Krankenhäuser vorgenommen werden, denn Krankenhäuser der Grundversorgung behandeln üblicherweise ein Patientenklientel, welches weit weniger schwerwiegende und komplizierte Erkrankungen aufweist und deshalb ein deutlich geringeres Letalitätsrisiko mit sich bringt. Überdurchschnittlich hohe Letalitätsraten eines Krankenhauses einer bestimmten Versorgungsstufe sollten auch mit adäquaten Vergütungsabschlägen sanktioniert werden. Denn sofern eine Risikoadjustierung vorgenommen wurde, ist diese negative Leistung größtenteils auf das betreffende Krankenhaus zurückzuführen.

Schließlich können Zuschläge bzw. Abschläge auch für ein individuelles Krankenhaus vereinbart werden. Berechnungsgrundlagen hierfür können bspw. Infektionsraten eines Krankenhauses sein, für die bestimmte Standards vorgegeben werden. Infektionsraten geben nämlich einen guten Hinweis auf die Hygieneverhältnisse in den einzelnen Krankenhäusern und bieten deshalb eine gute Grundlage für ergebnisorientierte Vergütungselemente.

6. Ausblick auf Europa

Im Rahmen des europäischen Einigungsprozesses erhalten Patienten zunehmend EU-weite Behandlungsalternativen eingeräumt. Diese werden auch, allein aufgrund der Mobilität in der Freizeit und auch im Beruf, mehr und mehr genutzt. Ein Hochpreisland wie Deutschland kann diesen grenzüberschreitenden Wettbewerb aber nur bestehen, wenn es seine Leistungsqualität sichtbar macht. Von daher wird es zu einer Notwendigkeit für alle deutschen Leistungserbringer, durch nachweisbare hohe

Qualität die hohen Preise zu rechtfertigen. Ein entsprechendes Vergütungssystem kann hier wichtige Schrittmacherfunktionen übernehmen.

Weiterführende Literatur

Neubauer, G. (1989), Von der Leistung zum Entgelt: Neue Ansätze zur Vergütung von Krankenhäusern, herausgegeben von der Robert Bosch Stiftung, Materialien und Bericht 26, Stuttgart.

Neubauer, G. (1997), Wissenschaftliche Grundlagen einer verstärkten Ergebnisorientierung im Gesundheitswesen: Umsetzung und Patientenorientierung, in: Laaser, U./Schwalbe, A. (Hrsg.), Das Gesundheitswesen in Deutschland: Von der Ausgaben- zur Ergebnisorientierung, Reader zum 5. Gesundheitswissenschaftlichen Kolloquium in Bielefeld, Bielefeld, S. 95-106.

Neubauer, G. (1999), Formen der Vergütung von Krankenhäusern und deren Weiterentwicklung, in: G. E. Braun (Hrsg.), Handbuch Krankenhausmanagement: Bausteine für eine moderne Krankenhausführung, Stuttgart, S. 19-34.

Neubauer, G. (2000), Anforderungen an ein leistungsorientiertes Krankenhausentgeltsystem, in: Das Krankenhaus, Heft 3/2000, S. 163-167.

Neubauer, G. (2001), Ordnungspolitische Eckpunkte für eine Krankenhausentgeltordnung. Ziel: Das Verhältnis von Preisen und Leistungen optimieren, in: Krankenhaus Umschau, Heft 2/2001, S. 122-126.

Neubauer, G. (2004), Zur ökonomischen Steuerung der Krankenhausversorgung unter DRG-Fallpauschalen, in: J. Klauber/B.-P. Robra/H. Schellschmidt: Krankenhaus-Report 2003 - Schwerpunkt: G-DRGs im Jahre 1, Stuttgart, New York, S. 101-119.

Neubauer, G./Nowy, R. (2000), Ökonomische Aspekte der Rehabilitation, in: Bengel, J./Koch, U. (Hrsg.), Grundlagen der Rehabilitationswissenschaften: Themen, Strategien und Methoden der Rehabilitationsforschung, Berlin et al., S. 239-251.

Neubauer, G./Nowy, R. (2000), Gesundheitsökonomische Evaluation, in: Gerdes, N./Jäckel, W. H./Weidemann, H. (Hrsg.), Protos-II: Evaluation der Einführung von Fallpauschalen in den kardiologischen und orthopädischen Rehabilitationskliniken der Wittgensteiner Kliniken Allianz, Darmstadt, S. 36-42.

Neubauer, G./Nowy, R. (2000), Wege zur Einführung eines leistungsorientierten und pauschalierenden Vergütungssystems für operative und konservative Krankenhausleistungen in Deutschland. Gutachten im Auftrag der Deutschen Krankenhausgesellschaft, München.

Neubauer, G./Nowy, R. (2000), Analyse der DRG-Fallkostenkalkulation, der Vergütungsfindung und der Zu- und Abschläge in Australien. Gutachten im Auftrag der Deutschen Krankenhausgesellschaft, München.

Neubauer, G./Nowy, R. (2000), Internationale Erfahrungen. Eine Analyse der Verwendungsmöglichkeiten von Patientenklassifikationssystemen, in: Forum für Gesellschaftspolitik, 6. Jg., Juli/August 2000, S. 179-183.

Neubauer, G./Zelle, B. (2000), Finanzierungs- und Vergütungssysteme, in: Eichhorn, P./Seelos, H.-J./Graf von der Schulenburg, J.-M. (Hrsg.), Krankenhausmanagement, München et al., S. 546-557.

Nowy, R. (2002), Ergebnisorientierte fallbasierte Vergütung. Eine methodische und empirische Analyse der Vergütung von stationären Krankenversorgungsleistungen, Dissertation, Bayreuth.

Oberender, P./Hacker, J. (1999), Entwicklungsszenario für Krankenhäuser - Das wettbewerbsorientierte Krankenhaus 2010, in: G. E. Braun (Hrsg.), Handbuch Krankenhausmanagement: Bausteine für eine moderne Krankenhausführung, Stuttgart, S. 343-365.

Oberender, P./Heissel, A. (2000), Die künftige Finanzierung von Krankenhausleistungen, in: Eichhorn, P./Seelos, H.-J./Graf von der Schulenburg, J.-M. (Hrsg.), Krankenhausmanagement, München et al., S. 735-749.

Tuschen, K.-H. (2000), Der Krankenhausvergleich aus der Sicht des Gesetzgebers: Eine Hilfe zur Budgetfindung nach Wegfall des Kostendeckungsprinzips, in: Sieben, G./Litsch, M. (Hrsg.), Krankenhausbetriebsvergleich: ein Instrument auf dem Weg zu leistungsorientierten Preisen im Krankenhausmarkt, Berlin et al., S. 1-7.

Rainer Schommer, Martin Baumann

7.2 Bildung Medizinischer Versorgungszentren

Abstract

Angesichts von Versorgungsdefiziten und der ineffizienten Verwendung von knappen finanziellen Ressourcen ist die Einführung von Medizinischen Versorgungszentren ein notwendiger Schritt zur Effizienzsteigerung. Der Beitrag zeigt Handlungsoptionen zur Bildung von MVZs auf, zeigt Parallelen und Unterschiede zur Entwicklung in den USA auf und stellt Konsequenzen neuer Versorgungsstrukturen für die Industrie dar.

1. Einleitung

Der Markt für Produkte und Dienstleistungen im Gesundheitswesen wird zunehmend stärker umkämpft. Während Leistungserbringer und Industrie Anfang der 1990er Jahre noch unverrückbare und staatlich determinierte Strukturen vorfanden, verändern sich die Strukturen nun wahrnehmbar und viele Akteure haben Schwierigkeiten, sich in einem rasch verändernden Umfeld zu Recht zu finden.

Die wirtschaftliche Lage der deutschen Krankenhäuser verschlechtert sich zusehends und immer weitere gesetzliche Veränderungen machen den Krankenhäusern

das Leben schwer. Die Einführung der DRGs hat bislang zu mehr Transparenz geführt und die Verweildauern deutlich gesenkt. Dagegen steigen v. a. in der Inneren
Medizin die Fallzahlen, was zu einer höheren Behandlungsintensität bei weniger benötigten Bettkapazitäten führt. Doch letztlich brachten die DRGs durch die Beibehal-
tung der Budgets v. a. einen Mehraufwand in der Verwaltung und hatten noch keinen
Einfluss auf der Erlösseite der Krankenhäuser. Erst mit Beginn der Konvergenz im
Jahre 2005 werden die DRGs die ersten Häuser, die sich teilweise noch in Sicherheit
wiegen, hart treffen. Die Konsolidierung des Krankenhausmarktes wird durch die
Verlängerung der Konvergenz von drei auf vier Jahre u. U. leicht gemildert, aber sicher nicht aufgehalten. Die vom Gesetzgeber geforderten Mindestmengen nach
§ 137 Abs. 1 Nr. 3 SGB V sind ein weiteres Damoklesschwert, das in der gegenwärtigen Ausgestaltung noch kaum Auswirkungen auf die meisten Kliniken hat. Doch die
Erweiterung der Liste der Mindestmengen durch eine Ergänzung der Anlage zu
§ 137 Abs. 1 Nr. 3 SGB V, um für die Kliniken schmerzhafte Indikationen, wird kommen. Die Fehlbelegungsprüfungen in Form von Anfragen durch die Krankenkassen
und den Medizinischer Dienst der Krankenkassen (MDK) machen in den meisten
Krankenhäusern bereits 2-3 % aller Fälle aus, was bei steigenden Kosten verhee-
rende Wirkung haben kann. Das ambulante Substitutionspotenzial von Leistungen,
die noch vollstationär erbracht werden, liegt je nach Abteilung zwischen 10 % und
30 % aller Leistungen. Hinzu kommt ein enormer Investitionsstau, da die öffentlichen
Haushalte ihrer Verpflichtung Investitionen zu finanzieren nicht mehr nachkommen
können. Die Jahresfehlbeträge der Krankenhäuser können ebenso aufgrund leerer
öffentlicher Kassen nicht mehr von den Kommunen geschultert werden. Dann geht
es in vielen Kommunen nur noch um die Existenzfrage: Können wir die Krankenhäuser in öffentlicher Trägerschaft halten, wenn wir die Strukturen verändern, verkaufen
wir die Kliniken an private Träger oder müssen wir einen Standort schließen?

In dieser Ausgangssituation für deutsche Krankenhäuser hat der Gesetzgeber den
Krankenhäusern mit dem GMG ab dem 01.01.2004 neue Möglichkeiten gegeben,
sich im Wettbewerb aufzustellen. Als besonders interessant erweist sich die weiter-
gehende Öffnung der Versorgungsstrukturen. Das politische Ziel einer verbesserten
Integration von ambulanter und stationärer Versorgung kann für eine strategische
Neupositionierung der Krankenhäuser genutzt werden. Dazu eignen sich als Instru-

mente v. a. die Renaissance der Integrationsverträge nach § 140 a ff. SGB V, das Ambulante Operieren (AOP) nach dem dreiseitigen AOP-Vertrag (§ 115 b SGB V) sowie die Gründung von MVZ durch einen Krankenhausträger zur Teilnahme an der ambulanten vertragsärztlichen Versorgung nach § 95 Abs. 1 SGB V. Diese Begriffe sind in aller Munde, was bei manchem Akteur bereits Überdruss provoziert hat. Dabei wird eine ablehnende Haltung gegenüber der Integrationsversorgung, dem ambulanten Operieren sowie den MVZ den darin verborgenen enormen Chancen nicht gerecht. Die Gründung eines MVZ ist - die richtige Planung vorausgesetzt - weit mehr als nur ein Ärztehaus am Klinikum. Was nun genau ein MVZ ausmacht und welche enormen Möglichkeiten zur Etablierung von innovativen, integrierten und interdisziplinären Versorgungsstrukturen in den MVZ verborgen sind, wird im Folgenden erläutert.

2. Merkmale von MVZ

2.1 Organisationsform und Zulassung

MVZ sind fachübergreifende ärztlich geleitete Einrichtungen, die nach § 95 Abs. 2 Satz 1 SGB V an der vertragsärztlichen Versorgung teilnehmen. Das MVZ ist als eine Einrichtung der Leistungserbringer, wobei die Versorgung von gesetzlich Versicherten durch freiberuflich tätige Ärzte oder angestellte Ärzte erfolgen kann. Die Ärzte müssen dafür in das Arztregister des Zulassungsbezirkes eingetragen sein. Kennzeichnend für ein MVZ ist der interdisziplinäre Charakter der Versorgung in einheitlicher Trägerschaft.

Ein MVZ darf von einem per Bedarfsplanung oder Vertrag für die GKV zugelassenen Leistungserbringer, also bspw. einem Krankenhaus oder einer Apotheke, gegründet werden. Zulässige und geeignete Rechtsformen sind Körperschaften, wie Kapitalgesellschaften (GmbH oder AG) oder eine Personengesellschaft in Form einer BGB-Gesellschaft (GbR). Andere Rechtsformen sind auf Grund berufsrechtlicher Bestimmungen nicht zulässig oder für die Umsetzung nicht geeignet.

Das MVZ kann von einem Leistungserbringer als Alleingesellschafter gegründet werden. Sofern es gewünscht wird, können auch weitere Leistungserbringer als Mitgründer eines MVZ auftreten. Aus finanzwirtschaftlicher Sicht kann es für ein Krankenhaus als Gründer vorteilhaft sein, finanzkräftige niedergelassene Ärzte als Mitgesellschafter zu gewinnen. Daneben kann es auch vorteilhaft sein, komplette regionale Ärzteverbünde in Form einer natürlichen oder juristischen Person als Gesellschafter in die Gründung einzubeziehen, um von Beginn an die Kooperation mit allen beteiligten Niedergelassenen institutionell abzusichern. Eine Beteiligung von Nicht-Leistungserbringern ist nicht möglich. Lediglich über den Umweg einer Beteiligung von Management-Gesellschaften nach § 140 b SGB V wird es bspw. der Industrie möglich sein, sich an der vertragsärztlichen Versorgung des MVZ indirekt zu beteiligen.

Zur Teilnahme an der Versorgung von GKV-Patienten werden mindestens zwei Zulassungen zur vertragsärztlichen Versorgung benötigt. Sollten in bestimmten Fachdisziplinen im Kassenärztlichen Vereinigungsbezirk offene Vertragsarztsitze vorhanden sein, so kann sich das MVZ beim Zulassungsausschuss um eine Zulassung bewerben. Diese Option ist aufgrund der überwiegend gesperrten Bezirke kaum von realer Bedeutung. Existieren also Zulassungsbeschränkungen, verbleiben dem MVZ zwei Optionen zum Erwerb der erforderlichen und erwünschten Zulassungen im Rahmen des Nachbesetzungsverfahrens nach § 103 SGB V:

- Der niedergelassene Arzt kann in einem zulassungsbeschränkten Planungsbereich auf seine Zulassung verzichten, um sich in einem MVZ anstellen zu lassen (§ 103 Abs. 4 a S. 1 SGB V). Die Zulassung der ehemaligen Praxis verfällt damit.

- Niedergelassene Ärzte oder deren Erben können im Fall des Verzichtes, des Erreichens der Altersgrenze, des Todes oder der Entziehung der Zulassung statt eines Verkaufs der Praxis mit Zulassung, auch nur die Zulassung auf ein MVZ übertragen (§ 103 Abs. 4a S. 2 SGB V). In diesem Fall erwirbt das MVZ die Praxis und führt die vertragsärztliche Tätigkeit durch einen neuen angestellten Arzt im MVZ weiter. Die Zulassung wird de facto an das MVZ verkauft.

Für die Zulassung ergibt sich aus dem Gesetz noch die Forderung, dass es sich bei einem MVZ um eine „fachübergreifende Einrichtung" handeln muss. Bezüglich des Begriffes „fachübergreifend" wird in juristischen Fachkreisen viel spekuliert, welche Mindestanforderung sich daraus ableiten lässt. Auf der sicheren Seite ist das MVZ, wenn mindestens zwei Ärzte verschiedener Fachgebiete ihre Leistungen in dem MVZ anbieten. In diesem Fall werden also mindestens zwei Zulassungen benötigt, wodurch die Zulassung des MVZ, als Institution zur Abrechnung von Leistungen, auf jeden Fall gewährleistet ist.

2.2 Personalbesetzung

In der Besetzung einer von der Kassenärztlichen Vereinigung (KV) durch Zulassung erhaltenen Arztstelle ist das MVZ grundsätzlich frei. Es können mehrere Angestellte desselben Fachgebietes in beliebigem Umfang diese eine Stelle besetzen. Einzige Einschränkung ist, dass der bisherige Praxisumfang dieser einen Zulassung nur un-wesentlich überschritten wird (Punktzahlanforderung nur 3 % höher im Vergleich zum Gesamtpunktzahlvolumen des Vorjahresquartals). Eine Doppelbeschäftigung von angestellten Ärzten in Krankenhaus und MVZ wäre sehr wünschenswert, ist aber im Moment rechtlich nicht möglich. Allerdings sind die Diskussionen in diesem Punkt noch nicht abgeschlossen. Bei nichtärztlichem Personal ist eine Doppelbeschäfti-gung grundsätzlich problemlos umzusetzen. Zweckmäßiger ist es jedoch, die admi-nistrativen Aufgaben des MVZ an das Personal der Krankenhausverwaltung zu über-tragen oder eine eigene Gesellschaft für Shared Services zu gründen, die Aufgaben sowohl für das Krankenhaus als auch das MVZ übernimmt. Mediziner in einem MVZ können folglich administrative Aufgaben abgeben und ausschließlich medizinische Aufgaben wahrnehmen.

Darüber hinaus zeigt Abbildung 57 weitere Gründe, warum es für einen niedergelassenen Arzt sinnvoll ist, sich als Angestellter oder Freiberufler in einem MVZ zu engagieren.

Abbildung 57: Vorteile einer Tätigkeit im MVZ für Niedergelassene

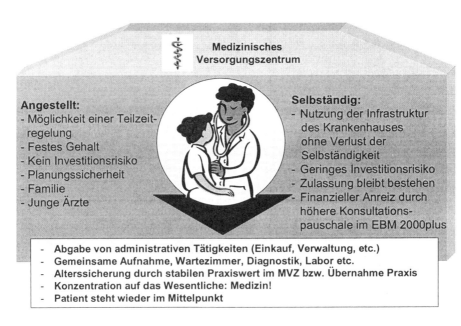

Oberender & Partner

So haben angestellte Ärzte die Möglichkeit im Rahmen einer Teilzeitregelung zu arbeiten und erhalten gegenüber der unsicheren Situation in einer Einzelpraxis ein festes Gehalt. Je nach Ausgestaltung entfällt insbesondere für junge Ärzte das hohe Investitionsrisiko, das mit der Eröffnung einer Praxis verbunden ist. Generell ist das Anstellungsverhältnis für Ärzte geeignet, die feste Arbeitszeiten favorisieren und wenig unternehmerisches Risiko eingehen möchten. Freiberufler haben im MVZ den Vorteil, dass sie die Infrastruktur des MVZ und des Krankenhauses nutzen können, ohne ihre Selbständigkeit zu verlieren. Gerade bei teuren diagnostischen Geräten gibt es hier die Möglichkeit sich das Investitionsrisiko zu teilen. Die eigene Zulassung der Freiberufler bleibt bestehen, während sich aus der engen und intensiven Zusammenarbeit zwischen Klinikum und MVZ hohe Synergiepotenziale heben lassen.

Somit sorgt die gemeinsame neue Struktur für eine höhere Attraktivität bei den Patienten (Erlöswirkung) und durch die Nutzung gemeinsamer Ressourcen zu Effizienzvorteilen (Kostenwirkung). Für viele Ärzte wird es aber besonders wichtig sein, dass sie sich im Rahmen der Arbeit im MVZ wieder auf die Patientenversorgung kümmern können und administrative Aufgaben von zentraler Stelle erledigt werden.

2.3 Leistungsabrechnung

Die Vergütung des MVZ erfolgt aus dem Bereich der Gesamtvergütung über den Honorarverteilungsmaßstab der jeweiligen Kassenärztlichen Vereinigung. Die Grundlage der Leistungsberechnung ist der Einheitliche Bewertungsmaßstab (EBM), wobei das MVZ die Abrechnung über eine eigene KV-Nummer abwickelt. Darüber hinaus kann das MVZ auch individuelle Gesundheitsleistungen (IGel) der so genannten IGeL-Liste abrechnen. Soweit bei Selbstzahlern eine Berechnung der ärztlichen Gebühren auf Basis der Gebührenordnung der Ärzte (GOÄ)/Gebührenordnung der Zahnärzte (GOZ) erfolgt, dürfte auch einer Erstattung der Behandlungskosten durch die privaten Krankenversicherer nichts im Wege stehen. Optional könnte ein MVZ-Arzt die Patienten privatärztlich behandeln, wenn das MVZ eine Nebenbeschäftigung zulässt und eine Regelung über ein Nutzungsentgelt getroffen wird.

Zusätzliche Erlöse können im Rahmen von Integrationsverträgen nach § 140 a ff. SGB V gemeinsam mit dem Krankenhaus erwirtschaftet werden. Schließlich eignen sich die Strukturen eines MVZ am Krankenhaus durch die gemeinsame Trägerschaft hervorragend für sektorenübergreifende Versorgungskonzepte.

2.4   Grundtypen von MVZ

Auf der Basis der gesetzlichen Rahmenbedingungen ist mit drei grundsätzlich verschiedenen Ausprägungsformen von MVZ zu rechnen:

*   MVZ als ehemalige Polikliniken,
*   MVZ als isolierte Ärztehäuser und
*   in den Krankenhausbetrieb integriertes MVZ

Auf dem Gebiet der ehemaligen DDR wurden poliklinischen Einrichtungen sowie bestimmte Fachambulanzen nach § 311 Abs. 2 SGB V zur ambulanten vertragsärztlichen Versorgung zugelassen, soweit sie am 01.10.1992 noch bestanden. Diese bestehenden Einrichtungen nehmen kraft Gesetzes auch ab dem 01.01.2004 an der
vertragsärztlichen Versorgung teil, wobei die Regelungen für MVZ für diese Einrichtungen Anwendung finden. Eine neue bedarfsbezogene Zulassung der ehemaligen
poliklinischen Einrichtungen ist nicht mehr erforderlich. Aus diesem Grund nehmen
die ehemaligen Polikliniken eine Vorreiterstellung ein und sind die ersten MVZ. Einen
Überblick über die immer noch an der Versorgung teilnehmenden ehemaligen Polikliniken im Land Brandenburg, gibt der Bundesverband der Gesundheitszentren und
Praxisnetze e. V. auf seiner Homepage (http://www.gesundheit-im-netz.de). Hier finden sich auch Links zu einigen der Gesundheitszentren, wie bspw. dem Gesund-
heitszentrum Potsdam mit seinen 26 Ärzten aus 11 verschiedenen Fachdisziplinen.

Darüber hinaus waren die ersten zugelassenen MVZ v. a. auf Initiative von Gemeinschaftspraxen und Apothekern gegründete Einrichtungen, die vor dem GMG schlicht
als Ärztehaus bezeichnet worden wären. Diese ersten fachübergreifend vertragsärzt-
lich geleiteten Einrichtungen sind v. a. dadurch gekennzeichnet, dass gerade neuen
Möglichkeiten der MVZ gegenüber von Gemeinschaftspraxen und Ärztehäusern
(Trägerschaft, Anstellungsverhältnisse, Doppelbeschäftigung von administrativem
Personal, Synergien durch die Integration möglichst vieler Niedergelassener u. v. m.)
zunächst nicht genutzt werden. Bspw. ist in Wiesbaden das erste zugelassene MVZ
Hessens aus einer Gemeinschaftspraxis von zwei Augenärzten ausgegangen. Mit
einer Allgemeinärztin und einer angestellten Augenärztin arbeiten nur vier Mediziner

zweier Fachrichtungen auf 400 Quadratmeter Fläche im Artemis Versorgungszentrum Wiesbaden. Auch das erste MVZ in Kiel nutzt die Idee des MVZ nicht zur interdisziplinären Versorgung, da hier nur Internisten und Allgemeinmediziner organisatorisch zusammen geführt wurden. Dennoch kann die Etablierung solcher Ärzte-MVZ in entsprechender Ausgestaltung und Größe eine deutliche Verbesserung der Versorgungsqualität darstellen, was eine hohe Attraktivität auf Patienten ausübt. Zudem ergeben sich große Spielräume zur Steigerung der Effizienz. Damit kann diese Form eines MVZ dem Krankenhaus in unmittelbarer räumlicher Nähe sehr gefährlich werden. Die niedergelassenen Ärzte bauen eine große Marktmacht auf, indem sie als organisierte und abgestimmt agierende Zuweiser auftreten. Damit muss sich das Krankenhaus u. U. dem Diktat solcher Organisationen unterwerfen. Darüber hinaus besetzt ein solches Ärzte-MVZ das Segment der ambulanten Leistungen, das dem Krankenhaus dann nicht mehr zur Generierung zusätzlicher Erlöse zur Verfügung steht. Aus diesem Grund ist vom Krankenhaus-Management schnelles Handeln gefordert, wenn Planungen von niedergelassenen Ärzten zur Gründung eines MVZ bekannt werden.

Deutlich mehr Möglichkeiten zur Etablierung innovativer Versorgungsstrukturen ergeben sich bei der Gründung eines MVZ durch einen Krankenhausträger. Mitgesellschafter können hier selbstverständlich auch einzelne Niedergelassene sein oder sogar ganze Ärztenetze. Die Integration von bereits zusammengeschlossenen Niedergelassenen in ein MVZ am Klinikum ist an einigen Stellen in Deutschland in Vorbereitung. Erst diese MVZ am Krankenhaus erschließen das gesamte Potenzial, das der Gesetzgeber durch die Änderung des § 95 Abs. 1 SGB V zu heben beabsichtigte.

Es ist der ideale Nährboden für die Schaffung fach- und sektorübergreifender Versorgungsstrukturen, die an einem Ort die Patienten von der Prävention bis zur Nachsorge in allen Belangen verschiedener Indikationen interdisziplinär versorgen können. Die so oft geforderte Versorgung aus einer Hand kann mit den MVZ ohne Interessenkonflikt realisiert werden, da es sich um einen sektorübergreifend agierenden Träger handelt. Durch eine klar definierte Fallsteuerung und Integration aller Niedergelassenen der Region in das Versorgungskonzept, können auch die Niedergelassenen mit an Bord geholt werden, die nicht im MVZ arbeiten. Somit kann eine Auflehnung der Ärzteschaft gegen das MVZ und die mit dem Krankenhaus kooperierenden Ärzte verhindert oder zumindest im erträglichen Umfang gehalten werden. Es ist anzuraten, von Anfang an die niedergelassenen Ärzte in den Konzipierungsprozess des MVZ einzubeziehen und auch das Gespräch mit der KV zu suchen. Wenn die Win-Win Situation für die Niedergelassenen klar dargelegt werden kann, ist auch mit Unterstützung von Seiten der KV zu rechnen. Allen wird man es aber nicht Recht machen können, ohne Konflikte ist ein solches Vorhaben nicht umzusetzen. Aber der Einsatz lohnt sich: die integrierten Versorgungsstrukturen sichern nicht nur mittelfristig die Erlöse für die Beteiligten, es ist bereits ein großer Schritt hin zur Bildung von sektorübergreifenden Gesundheitskonzernen in einer Region, die mit Hilfe ihrer Marktmacht in der künftigen Welt der Einzelverträge eine Gegenmacht zu den Krankenkassen aufbauen können. Für ein solches Konzept gibt es zum Zeitpunkt des Verfassens des vorliegenden Beitrages noch keine umgesetzten Beispiele. Private Klinikträger haben für großes Aufhorchen gesorgt, indem zahlreiche überregionale MVZ-Firmen gegründet wurden. Bis zur Zulassung zur Versorgung und der Integration in die Krankenversorgung der privaten Ketten ist es allerdings noch ein weiter Weg. Die Krankenhäuser müssen aber bereits heute die Weichen hin zu diesen neuen Versorgungskonzepten stellen und strategische Entscheidungen treffen, bevor die Wettbewerber Tatsachen geschaffen haben und die Zuweiser an konkurrierende Versorgungsstrukturen verloren werden. Viele Krankenhäuser sind bereits aus den Startlöchern und bereiten die Gründung der ersten vollintegrierten MVZ vor.

3. Versorgung aus einer Hand - Integrierte Versorgung

Das Ergebnis der Bemühungen ist eine neue Versorgungsstruktur im Umfeld des Krankenhauses, die sich an den Bedürfnissen der Patienten orientiert und nicht an den Sektorgrenzen halt macht. Die Qualität der Versorgung ist - darüber besteht seit längerem ein breiter Konsens - massiv vom Schnittstellenmanagement der Krankenbehandlung abhängig. Aus diesem Grund kann auch nur in wenigen Ländern nachvollzogen werden, warum im deutschen Gesundheitswesen eine Trennung der Akutmedizin von der Reha sowie eine Differenzierung in die ambulante und stationäre akutmedizinische Leistungserbringung existiert, die durch verschiedene Budgets eine integrative Versorgung unmöglich macht.

Die Behandlung des Patienten steht in einem integrierten Versorgungskonzept im Mittelpunkt. Durch ein MVZ am Krankenhaus können erstmals die Grenzen zwischen vollstationärer, teilstationärer, ambulanter Behandlung am Krankenhaus und vertragsärztlicher Versorgung fließend und bedarfsgerecht gestaltet werden. Dem Patient muss kommuniziert werden, dass er bei bestimmten Indikationen, von der Prävention bis zur Nachsorge, hervorragend in der Einheit Krankenhaus und MVZ aufgehoben ist und von dem jeweils kompetentesten Mitarbeiter betreut wird (siehe Abbildung 58). Sobald dieses Angebot positiv von den Patienten wahrgenommen wird, wird eine Patientenbindung an die Versorgungseinheit erreicht und somit eine Sicherung der Patientenströme und der Erlöse.

Abbildung 58: Umfassende Versorgung durch Klinik und MVZ

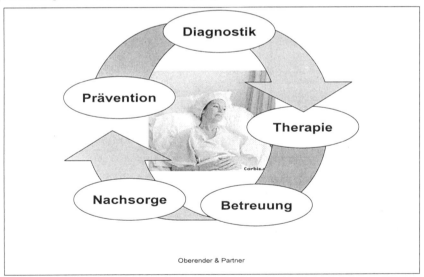

In diesen Strukturen übernehmen Krankenhausärzte Aufgaben im vertragsärztlichen Bereich und niedergelassene Ärzte (angestellt oder freiberuflich) nehmen Aufgaben im vollstationären Bereich wahr, wobei die Regelungen zur Doppelbeschäftigung berücksichtigt werden müssen. Diese Zusammenarbeit zwischen Klinik und MVZ kann in beliebigen Abstufungen erfolgen. Sie bildet dabei die ideale Voraussetzung zum Abschluss von Integrationsverträgen mit den Krankenkassen. In diesem Fall werden die Träger von Klinik und MVZ von den Krankenkassen zusätzlich dafür belohnt, dass tatsächlich den Bedürfnissen der Versicherten angemessen Rechnung getragen und die Integrationsversorgung gelebt wird und nicht nur auf dem Papier existiert.

Die Integrationsversorgung kann direkt dazu genutzt werden, mit den Krankenkassen einen Vertrag nach § 140 a ff. SGB V abzuschließen. Dabei kann das Angebot auch auf die speziellen Bedürfnisse des Vertragspartners zugeschnitten werden. Auch beim ambulanten Operieren können innerhalb der beschriebenen Strukturen sowohl die Krankenhausärzte als auch die Niedergelassenen gemeinsam die Operationskapazitäten in Anspruch nehmen, unabhängig davon, wo der AOP-Trakt räumlich installiert ist.

Abbildung 59: Versorgung aus einer Hand - Kernkompetenzen verbinden

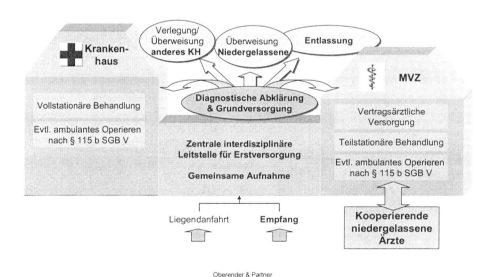

Oberender & Partner

Weitere Vorteile ergeben sich aus der Tatsache, dass sich jede Teileinrichtung auf die Aufgaben konzentrieren kann, die sie am besten beherrscht (siehe Abbildung 59). Dementsprechend können die Unternehmensprozesse optimiert werden, indem die vor- und nachstationären Leistungen sowie die Ambulanzleistungen im MVZ erbracht werden. Auch die teilstationären Leistungen können organisatorisch im MVZ untergebracht werden. Damit konzentriert sich die Krankenhausorganisation auf seine eigentliche Aufgabe und Kernkompetenz: die vollstationäre Behandlung.

Neues Denken erfordert auch die Raum- und Funktionsplanung. So können ambulante Eingriffe durch die Niedergelassenen auch im Krankenhaus stattfinden und die freien Bettenkapazitäten in der Klinik können für andere Zwecke eingesetzt werden, wie bspw. Beobachtungsbetten für Patienten von den niedergelassenen Ärzten im MVZ sowie Kurzzeitpflegeplätze. Selbstverständlich sind im konkreten Fall bei solchen Überlegungen die Rückzahlungsforderungen des Ministeriums zu berücksichtigen.

4. Ausblick: Integrierte Versorgungssysteme in den USA

Die zuvor gezeichnete Perspektive einer Versorgung aus einer Hand durch die Integration von Krankenhaus und niedergelassenem Arzt ist bei einer Betrachtung des US-amerikanischen Gesundheitsmarktes grundsätzlich nichts Neues. Unter dem Begriff der so genannten Integrated Delivery Systems (IDS) werden Versorgungsstrukturen zusammengefasst, bei denen mehrere Leistungserbringer verschiedener Versorgungsstufen zusammen die Gesundheitsversorgung organisieren und Einzelverträge mit den HMOs, Preferred Provider Organisations (PPOs) oder Krankenversicherungen zur Versorgung derer Versicherten abschließen. Dabei ist die Vielfalt der integrierten Versorgungsstrukturen groß.

Ein integriertes Versorgungsmodell bestehend aus einem Krankenhaus und einem MVZ entspricht in der Außenstruktur den Physician Hospital Organisations (PHOs) oder Group Model HMOs in den USA. Im Folgenden wird nur von PHOs gesprochen, da in der Praxis zwischen den beiden Organisationsformen der PHO und der Group

Model HMO keine Unterschiede auszumachen sind. Die PHOs sind v. a. dadurch gekennzeichnet, dass der Krankenhausträger und die Krankenhausärzte gemeinsam Anteilseigner sind und gemeinsame Interessen verfolgen. Dies ist in den USA deshalb von besonderer Bedeutung, da die Krankenhausärzte i. d. R. nicht per Angestelltenverhältnis in die Organisationsstrukturen des Krankenhauses eingebunden sind, sondern i. d. R. als unabhängige Belegärzte auftreten. Doch auch weitere Ärzte aus dem ambulanten Bereich der Region werden häufig zum Zwecke der vertikalen Integration mit in diese Organisation einbezogen. Die ursprüngliche Motivation zur Gründung einer PHO ist stets die Bildung von regionaler Marktmacht, um den Managed Care Organisations (MCOs) bei den Vertragsverhandlungen entsprechend stärker entgegentreten zu können. Vorbildcharakter für Deutschland haben diese US-amerikanischen Organisationsformen nicht in jeder Ausprägungsform. Häufig dienen PHOs nur als Vehikel für Vertragsverhandlungen mit den Kostenträgern. Nach abgeschlossenem Vertrag, zu den durch die PHO ausgehandelten Bedingungen, rechnet i. d. R. jeder Leistungserbringer separat ab. Bei dieser Ausprägung einer PHO findet durch die ausgeprägte Autonomie der einzelnen Ärzte keine Abstimmung der Versorgungsabläufe statt. Allerdings gibt es v. a. im Westen der USA auch Gegenbeispiele, wie die Mayo PHO. Auch weitere PHOs wie Lahey, Cleveland Clinic und Ochsner haben sich durch die erfolgreiche Zusammenarbeit der beteiligten Ärzte einen sehr guten Ruf erarbeitet. Das wohl bekannteste Beispiel für eine erfolgreiche Group Practice oder PHO ist der Permanente-Zweig von Kaiser Permanante. I. d. R. sind die PHO aber nicht landesweit vertreten, sondern organisieren die Versorgung in kleinen Regionen. Bei den erfolgreichen PHOs wird das enorme Potenzial dieser Organisationsform genutzt, um die Koordination der Versorgung durch einen Informationsaustausch auf Basis eines einheitlichen EDV Systems zu verbessern. Darüber hinaus werden in vielen PHOs auch die Leistungserbringung zwischen praktizierendem Arzt und der Versorgung im Krankenhaus gemeinsam definiert und aufeinander abgestimmt. Ein gemeinsames Qualitätsmanagement und Utilization Management sind die verwendeten Instrumente zur Verbesserung der Qualität der Leistungserbringung.

Die Erfahrungen in den USA zeigen, dass eine stärkere Integration der Leistungserbringer in Verbindung mit Einzelverträgen ein großes Potenzial zur Verbesserung der

Versorgungsqualität bietet, wenn die Organisation dementsprechend ausgestaltet ist. Für ein erfolgreiches Agieren am Markt müssen die Leistungserbringer den Qualitätskriterien der MCOs genügen. Damit werden die Bedürfnisse der Konsumenten über die MCOs als Agenten der Versicherten zum Maßstab der Versorgungsqualität. Der Bürger hat damit weit mehr Einfluss auf die Versorgungsqualität als es in Deutschland durch gesetzliche Vorgaben oder eine Steuerung durch die Selbstverwaltung der Fall ist. Allerdings zeigen die Erfahrungen in den USA auch, dass bei integrierten Versorgungsformen in aller Regel nicht mit Effizienzsteigerungen zu rechnen ist. Dies liegt v. a. darin begründet, dass jede IDS meist Verträge mit mehreren MCOs unterhält. Der Verwaltungsaufwand steigt damit enorm, da jede MCO individuelle Vertragsklauseln und Regelungen vereinbart, die von der IDS erfüllt werden müssen. Darüber hinaus führt jede MCO zur Steuerung der Versorgung eigene Utilization Reviews durch, die bei der Bearbeitung im Alltag der Leistungserbringer äußerst aufwendig sind und regelmäßig zu Verwerfungen zwischen den Kostenträgern und Leistungserbringern führt.

Die Strukturen in den USA sind sicherlich nicht in jeder Hinsicht nachahmenswert. Aus den Erfahrungen in den USA lassen sich jedoch interessante Aussagen ableiten, die bei der Einführung neuer Versorgungsformen und der Etablierung von Einzelverträgen in Deutschland zu beachten sind. In aller Regel orientiert sich die Versorgungsqualität in den USA aufgrund des wettbewerblichen Einzelvertragssystems im Vergleich zu Deutschland stärker an den Bedürfnissen der Bürger, allerdings gehen damit höhere Transaktionskosten in der Abwicklung der Versorgung einher und die Effizienz erhöht sich nicht unbedingt.

5. Auswirkungen für die Medizinprodukteindustrie

Mit den Regelungen des GMG hat der Gesetzgeber zunächst nur einen kleinen Schritt hin zu einer Neustrukturierung des Gesundheitswesens in Deutschland getan. Doch die Richtung der Gesundheitspolitik ist mit einer Substitution der sektoralen Versorgung durch neue Versorgungsformen parteiübergreifend auszumachen. Als Ursache der mangelnden Qualität der Versorgung und der ineffizienten Verwendung der knappen finanziellen Ressourcen werden die sektorale Trennung des Versorgungssystems und das unkoordinierte Nebeneinander unterschiedlicher Steuerungsmechanismen ausgemacht. Ein wichtiger Schritt hin zu mehr Qualität ist folglich die Überwindung der Trennung von ambulanten und vollstationären Versorgungsbereichen und ihren Grenzen. Aus diesem Grund sollen integrierte Versorgungskonzepte aus einer Hand forciert werden und die überkommenen Strukturen ablösen. Ob durch integrierte Versorgungskonzepte neben der Qualität tatsächlich auch die Effizienz des Systems gesteigert werden kann, hängt sehr von der konkreten Ausgestaltung einer gemeinsamen Leistungserbringung über mehrere Versorgungsstufen hinweg ab und bleibt abzuwarten.

Speziell der Krankenhausmarkt in Deutschland ist in einer entscheidenden Umbruchsphase. Dabei verwischen sich insbesondere die Grenzen zwischen stationärer und ambulanter Versorgung. Es findet durch die Möglichkeiten der §§ 116 a Abs. 1 SGB V, 116 b Abs. 1 SGB V und 116 b Abs. 2 SGB V eine Teilöffnung der Krankenhäuser für die ambulante Versorgung statt, die bisher relativ zaghaft von statten geht. In der Option zur Gründung medizinischer Versorgungszentren durch die Kliniken und somit der regulären Teilnahme an der vertragsärztlichen Versorgung steckt allerdings der Kern einer Revolution. Diese wird gegenwärtig nur noch durch die institutionellen Hindernisse gebremst, wie bspw. die Zulassungsregelungen. Doch auch für die niedergelassenen Ärzte ist das MVZ eine Möglichkeit sich im zunehmend verschärfenden Wettbewerb zu behaupten. Die Gründung eines MVZ ist die bessere Alternative zum herkömmlichen Ärztehaus, da nun erstmals Ärzte im Angestelltenverhältnis für die Eigentümer arbeiten können. Durch die Attraktivität des MVZ ist es wahrscheinlich, dass v. a. in den Ballungsgebieten auch bei den niedergelassenen Ärzten eine zunehmende Konzentration in solchen Ärzte-MVZ stattfinden wird.

Die Medizintechnikindustrie muss sich an diese veränderten Bedingungen anpassen. Der Preis eines Produktes ist kein Aktionsparameter mehr, mit dem ein Unternehmen vorstoßen und im Wettbewerb bestehen kann. Der Lieferant muss sich vom Produkt- zum Lösungsanbieter wandeln und durch die neue Positionierung langfristige Vertrauensverhältnisse zu den Kunden aufbauen. Dafür ist eine Segmentierung der Kunden A-, B- und C-Kunden Voraussetzung. Es ist sinnvoller eine enge Kooperation zu einem A-Kunden zu etablieren, als die Marktpreise durch zähe Preisverhandlungen bei C-Kunden zu drücken. Das Key Account Management sollte vielmehr bei den A-Kunden versuchen, sich durch eine strategische Partnerschaft als Vorzugslieferant des Kunden zu etablieren. Durch die Schaffung kooperative Strukturen mit den Leistungserbringern muss die Industrie zeigen, dass sie in der Lage ist dem Kunden einen hohen Nutzen zu stiften, der über die Lieferung eines Produktes hinausgeht. Die Gründer der MVZ benötigen dringend Unterstützung bei der Definition der Schnittstellen zwischen den einzelnen Facharzt-Disziplinen und der Abstimmung der Arbeitsteilung zwischen MVZ und Klinikum. Die Industrie sollte den Kunden Konzepte für die Abstimmung der interdisziplinären Versorgungskonzepte mit auf den Weg geben und gemeinsam klinische Behandlungsleitpfade definieren. Für viele Krankenhäuser wird auch ein Outsourcing der Diagnostik in das MVZ - als der vollstationären Versorgung vorgelagertem Bereich - eine Rolle spielen. Hier kann sich die Industrie als Partner bei der Umsetzung positionieren, wie auch bei der Schaffung ambulanter OP-Zentren in MVZ.

Durch die wahrscheinliche Konzentration der vertragsärztlichen Versorgung durch die MVZ eröffnen sich neue Absatzmöglichkeiten. Die Bedeutung der Einzelpraxis als Kunde nimmt ab, während dem Vertrieb zunehmend Konglomerate gegenüber stehen. Damit steht ein höheres privates Investitionsvolumen bereit und auch die Banken sind bei sinnvollen MVZ-Konzepten wieder bereit Kredite für Investitionen zu billigen.

Eine direkte Beteiligung an einem MVZ ist hingegen für die Industrie nicht möglich. Lediglich über den Umweg einer Gemeinschaft von Leistungserbringergemeinschaften nach § 140 b SGB V ist eine indirekte Beteiligung an MVZ denkbar. Die so genannten Managementgesellschaften sind nicht selbst Versorger, sondern sie bieten eine Versorgung durch dazu berechtigte Leistungserbringer an. Neben Leistungserbringergemeinschaften zur Erbringung integrierter Versorgungsangebote kann auch die Industrie an diesen übergeordneten Managementgesellschaften beteiligt sein. Inwiefern es einer Managementgesellschaft, deren Gründungszweck ein spezieller Integrationsvertrag nach § 140 a ff. SGB V ist, eine Beteiligung an einem MVZ erwerben kann, ist noch unklar. Diese Option sollte von Seiten der Industrie aber unbedingt weiterverfolgt werden.

Weiterführende Literatur

Amelung, V. E./Schuhmacher, H. (2000), Managed Care. Neue Wege im Gesundheitsmanagement, 2. Aufl., Wiesbaden 2000.

Deutsche Krankenhaus Gesellschaft, Hinweise zur Gründung Medizinischer Versorgungszentren nach § 95 SGB V, Düsseldorf 2004.

Lüngen, M. et al. (2004), Für welche Krankenhäuser lohnen sich Medizinische Versorgungszentren, in: f&w, Heft 3/2004, S. 254-256.

Mühlbacher, A. (2002), Integrierte Versorgung: Management und Organisation, Bern et al. 2002.

Orlowski, U./Wasem, J. (2004), Gesundheitsreform 2004, Heidelberg.

Quaas, M. (2004), Medizinische Versorgungszentren als Bestandteil der integrierten Versorgung, in: f&w, Heft 3/2004, S. 304-309.

Jan Hacker, Christine Kern, Hartwig Bauer, Enno Bialas

7.3 Klinische Behandlungspfade - geeignete Organisationsformen zur Effizienzsteigerung im Gesundheitswesen?

Abstract

Klinische Behandlungspfade können etabliertes ärztliches Wissen systematischer darstellen und deutliche Verbesserungen der Prozesstransparenz ergeben. Sie bilden die diagnostischen und therapeutischen Maßnahmen in zeitlicher und örtlicher Abfolge sowie personeller Zuordnung ab. Andererseits besteht die Gefahr einer negativen Beeinflussung des Behandlungsergebnisses durch Rationierung. Auch die Industrie hat Möglichkeiten sich bei der Entwicklung von Behandlungspfaden als Partner der Kliniken einzubringen.

1. Einleitung

Clinical Pathways (Synonyme: Behandlungspfade, Klinikstandards, klinikinterne Leitlinien, Diagnose- und Therapieschema, ärztliche Dienstanweisungen, Verfahrensanweisungen) werden bspw. als Instrument im Qualitätsmanagement, zur Effizienzsteigerung, aus haftungsrechtlichen Überlegungen und eben auch zur Kostensenkung eingesetzt. Durch Standardisierung z. B. durch den Verzicht auf unnötige Leistungen

wird der Behandlungsprozess für den Patienten, aber auch für den Ressourceneinsatz günstiger gestaltet und damit optimiert.

Seit der industriellen Revolution wurden im verarbeitenden Gewerbe erhebliche Effi-
zienzverbesserungen durch Standardisierung erreicht. Die fortschreitende Arbeitsteilung und die detaillierte Definition und Abstimmung einzelner Arbeitsschritte ermög-
lichte schrittweise eine deutliche Reduktion des Personal- und Materialeinsatzes zur
Herstellung eines Produktes. Auch der Herstellungsprozess und sein Ergebnis wurde
durch die Normierung transparenter. Hierdurch wurde ein informationsbasiertes Qualitätsmanagement im heutigen Sinne überhaupt erst möglich. Durch die Verankerung
von Qualitätszielen auch innerhalb einzelner Teilschritte des Produktionsprozesses
und die Verringerung von Fertigungstoleranzen konnten in Folge auch die Produkte
insgesamt verbessert werden.

2. Standardisierung in der Medizin

Die Übertragbarkeit dieser Erkenntnisse auf den „Produktionsprozess Medizin" ist
sehr umstritten. Neben der Befürchtung, sog. „Fließband-Medizin" entmenschliche
das sehr persönliche Verhältnis Arzt-Patient bzw. Pflegekraft-Patient, wird insbesondere die grundsätzliche Standardisierbarkeit der Einzelleistung Patientenbehandlung
in Frage gestellt. Es wird argumentiert, dass der individuelle Fall zu spezifisch sei
und die Anzahl der möglichen Varianten zu groß, als dass eine Gruppenbildung auf
einem vertretbaren Komplexitätsniveau möglich sei. Damit sei eine nicht vertretbare
Einengung der ärztlichen Behandlungsfreiheit verbunden. Ein weiteres Gegenargu-
ment im klinischen Alltag lautet, dass es sich um eine bloße Beschreibung längst
funktionierender Vorgaben handle und dass dabei lediglich Selbstverständlichkeiten
formalisiert dargestellt werden. Weiterhin wird befürchtet, dass die Festlegung eines
definierten medizinischen Vorgehens eine inhärente Innovationsfeindlichkeit in sich
berge, da die Anpassung des Pfades bei Vorliegen neuer Erkenntnisse aufwendiger
sei als die Änderung nicht formalisierter Verfahren.

Dem stehen Argumente der Befürworter gegenüber. Erstens seien Behandlungspfade die umfassende Anwendung bereits etablierten ärztlichen Wissens in systematischer Form. Zweitens sei der Standardisierungsgrad deutlich niedriger als im produzierenden Gewerbe und erfordere nicht den Einschluss aller möglichen Patienten und Varianten. Abbildung 60, ein Ausschnitt aus einem chirurgischen Pathway aus Australien, zeigt bspw., dass das komplette postoperative Wundmanagement mit nur drei ja/nein-Elementen abgehandelt wird.

Abbildung 60: Clinical Pathway for knee Arthroscopy Day Surgery

POST PROCEDURE		
Assessments	Post-op observations on return to ward. Limb obs	
Activity	☐ Bed rest 1/24 post op ☐ crutches required	
Diet	Diet as tolerated	
Output	Record post-op void	
Wound care	☐ observe for bleeding ☐ elevate leg ☐ change dressing if wound oozing	
Medications	Analgesia as per doctors orders (script)	
Patient & Family Teaching	Discuss the following: ☐ wound management ☐ pain management ☐ leg exercises	
Discharge Planning	☐ Discharge medications ☐ Medical certificate if required ☐ Physio if required/ crutches ☐Follow-up appintment,rooms/ OPD ☐ Book transport if required ☐ Discharge summary completed by MO	
RN Signature: (Print name)	AM_____ PM_____	

Quelle: St. Vincent Hospital, Sydney, Australien (Ausschnitt)

Drittens werden Erfahrungen zunächst in den Bereichen gesammelt, die sich am leichtesten standardisieren lassen. Dies sind erfahrungsgemäß v. a. chirurgische bzw. invasive Verfahren, deren Varianz in aller Regel geringer ist als bei konservativ zu behandelnden Indikationen. Auch werden zunächst eher Erkrankungen mit großen Patientenzahlen aufgenommen, um möglichst spürbare medizinische und ökonomische Effekte zu erzielen. Hier sei dann meist ausreichend Erfahrung vorhanden, um homogene Untergruppen bilden zu können, die in einem Pathway abbildbar sind.

Mit der Etablierung von Clinical Pathways in der Medizin ist eine deutliche Verbesserung der Prozesstransparenz verbunden. Auf dieser Basis können für einzelne Teilprozesse Prozessverantwortliche definiert sowie der diagnostische, therapeutische und zeitliche Umfang je Teilprozess festgelegt werden. Dadurch ist eine verbesserte Planbarkeit und Optimierung des gesamten Behandlungsprozesses möglich. Als erwünschter Nebeneffekt für das Krankenhausmanagement erhöht sich auch die ökonomische Transparenz einer Krankenhausbehandlung. Im Rahmen der unter DRG-Bedingungen zwingend erforderlichen Prozesskostenbetrachtung können so gezielt einzelne Prozesse auf Wirtschaftlichkeit überprüft und zur mittel- bis langfristigen Entscheidungsunterstützung im Klinikmanagement herangezogen werden.

In der klinischen Praxis ermöglicht die Definition von Clinical Pathways eine erleichterte Einarbeitung neuer oder noch in Ausbildung befindlicher medizinischer oder pflegerischer Mitarbeiter. Behandlungspfadspezifische Kenntnisse können schrittweise auf weitere Indikationen ausgedehnt werden. Damit verbunden ist die Sicherheit, Diagnose- und Therapiemethoden anzuwenden, die durch medizinisch-wissenschaftliche Fachgesellschaften entwickelt und geprüft wurden und damit dem aktuellen Stand der medizinischen Erkenntnisse entsprechen. Dies bekommt auch durch die Rechtsprechung im Bereich des Arzthaftungsrechts zunehmende Bedeutung. Die einrichtungsübergreifend einheitlichen Leitlinien spiegeln in gewisser Weise den aktuellen Stand des medizinischen Wissens zu einem bestimmten Zeitpunkt wider. Sie definieren dadurch einen Standard, den der Arzt zur Einhaltung seiner Sorgfaltspflichten berücksichtigen kann.

Die Umsetzung einheitlicher Leitlinien im Krankenhaus erfolgt dann im Rahmen von klinischen Behandlungspfaden. Damit wird nicht nur das grundlegende Vorgehen definiert, sondern auch die zeitliche und räumliche Abfolge mit personeller Zuordnung an die jeweiligen Leistungserbringer sowie der geplante Ressourceneinsatz definiert. Der Unterschied zwischen Leitlinie und klinischem Behandlungspfad besteht demnach in der individuellen Anpassung der Leitlinie auf klinikinterne Prozessabläufe und dem höheren Konkretisierungsgrad.

3. Interdependenz von Kosten und klinischen Ergebnissen

Einer der Haupteinwände gegen Clinical Pathways ist die Vermutung, dass die erwartete Standardisierung der medizinischen Leistungserbringung der Komplexität des Patienten und seiner Krankheit nicht ausreichend Rechnung tragen würde. Daher wird immer wieder, um Haftungsfälle auszuschließen, mit einem eher zu hohen Aufwand diagnostiziert und therapiert. Weiterhin wird gelegentlich der Versuch der Kostenträger unterstellt, durch die Definition rein ökonomisch motivierter Standards einen Leistungsausschluss und damit verbunden kurzfristige Einsparungen zu realisieren. In jedem Fall werde so die Qualität der Behandlung durch Rationierung negativ beeinflusst.

Der Beweis, dass diese Einwände in jedem Einzelfall unzutreffend sind, wird schwer zu erbringen sein. Die im Anschluss an diesen Artikel aufgeführten Literaturbeispiele zeigen jedoch, dass zumindest steigende Fallkosten in aller Regel nicht zu erwarten sind. Hierfür ist als Ursache eine gestiegene Behandlungsqualität zu vermuten. Denn ein weiteres wichtiges Ziel der Clinical Pathways ist es, Varianzen in der Behandlungsqualität zu verringern, aber auch unerfahrenen Leistungserbringern Hilfestellungen an die Hand zu geben bzw. Qualitätsdefizite nicht nur deutlich zu machen, sondern auch zu deren Abbau beizutragen. Damit einher geht häufig eine Reorganisation der Abläufe hin zu einer Patientensteuerung durch möglichst erfahrene Ärzte. All dies senkt regelmäßig die Eintrittswahrscheinlichkeit besonders kostenintensiver Komplikationen. Beim Eintritt von Komplikationen wird aus Patientensicht immer häufiger nach der Indikation für die den Schaden verursachende Medizinische Leistung gefragt. Die Definition von Indikationen zur Durchführung medizinischer Maßnahmen erleichtert insbesondere dem unerfahrenen Arzt die Abschätzung von Nutzen und Risiken des geplanten Eingriffs und dient damit dem Schutz des Patienten vor einem Zuviel an Leistungen.

Auch die Diskussion über Mindestmengen, bei denen eine Korrelation zwischen Häufigkeit der Leistungserbringung und Ergebnisqualität postuliert wird, steht in engem Zusammenhang zu den Behandlungspfaden. Ein stringenter Behandlungsablauf ist eine wesentliche Voraussetzung für eine valide Beurteilung derartiger Fallzahlkorrelationen. In der Medizin wie in anderen Märkten immer wieder beobachtbar ist die negative Korrelation zwischen Behandlungsmenge und -kosten. Hier können durch Fixkostendegressions- und Lernkurveneffekte mit höheren Patientenzahlen die Kosten pro Fall gesenkt werden (Abbildung 61).

Abbildung 61: Zusammenhang zwischen Behandlungsmenge und -kosten

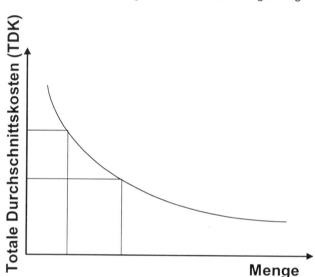

Skaleneffekte

Insgesamt kann also davon ausgegangen werden, dass höhere Behandlungsquali-tät, soweit sie nicht durch massiv erhöhten Aufwand erzielt wird, kostensenkend wirkt. Kostensenkende Effekte lassen sich in den gezeigten Beispielen auch beim Einsatz von Clinical Pathways beobachten.

4. Anwendung der Behandlungspfade in der Integrierten Versorgung

Ein Behandlungspfad bildet die diagnostischen und therapeutischen Maßnahmen in zeitlicher und örtlicher Abfolge ab. Prästationäre Diagnostik und Maßnahmen des

Krankenhauses von der Aufnahme bis zur Entlassung des Patients werden im Behandlungspfad im Idealfall ebenso dargestellt wie die interdisziplinäre Einbindung und Abstimmung verschiedener Fachdisziplinen. Behandlungspfade dienen damit auch dem Abbau von Schnittstellenproblemen. Clinical Pathways sollten deshalb nicht nur klinikintern, sondern sektorübergreifend auch im Rahmen der Integrierten Versorgung Anwendung finden. So kann durch den Behandlungspfad der Zeitpunkt der Überweisung des Patienten und die Befundübermittlung zwischen niedergelassenem Arzt, Krankenhaus und Reha-Einrichtung definiert und organisiert werden. Dadurch erfolgt eine Standardisierung von Umfang und Qualität der Leistungserbringung und Informationsweitergabe beim jeweils vorgelagerten Leistungserbringer. Überflüssige diagnostische oder therapeutische Maßnahmen (wie z. B. Doppeluntersuchungen) sowie Kommunikationsdefizite können auf diese Weise vermindert werden. Insgesamt kann dadurch der Behandlungsablauf sektorübergreifend optimiert werden.

5. Die Rolle der Industrie als Partner stationärer Leistungserbringer

Mit der Definition standardisierter Prozessabläufe findet häufig auch eine Festlegung der für bestimmte diagnostische oder therapeutische Maßnahmen zu verwendenden Produkte oder Produktgruppen statt. So wird z. B. im Rahmen eines Behandlungspfades für eine unkomplizierte Geburt die Anpassung von Stützstrümpfen veranlasst und deren Anwendung beobachtet oder bei einem Oberschenkelhalsbruch das im Routinefall zu verwendende Implantat festgelegt, von der nur aufgrund definierter medizinischer Parameter abgewichen werden soll.

Die Etablierung von Leitlinien wird i. d. R. von den medizinischen Fachgesellschaften vorangetrieben und findet im Leitlinien-Clearingverfahren, einer Zertifizierung für Leitlinien, ihren Abschluss. Im Rahmen der Zertifizierung der Leitlinien sind Qualitätskriterien definiert, die die Wirksamkeit und Wirtschaftlichkeit diagnostischer und therapeutischer Maßnahmen belegen. Es ist daher ein zunehmender Qualitätswettbewerb um die in Leitlinien empfohlenen Maßnahmen und Verfahren zu erwarten.

Dezidiertes Ziel eines Medizinprodukteherstellers sollte es sein, im Rahmen von Studien den Mehrwert seines Produktes unter Beweis zu stellen und so die Anwendung des Produktes im Rahmen von definierten Standards voranzutreiben. Bei vorliegenden evidenzbasierten Studien ist auch das Ziel einer Anwendung des entsprechenden Medizinprodukts im Krankenhaus oder im Rahmen eines integrierten Versorgungsmodells leichter zu erreichen. Der einzelne Medizinproduktehersteller sollte hierbei zunehmend in die Rolle eines Partners stationärer Leistungserbringer hineinwachsen. Gerade im Rahmen Integrierter Versorgungsmodelle bieten sich hier vielfältige Möglichkeiten einer Kooperation an. Diese könnte bspw. in einer Unterstützung der Konzeptentwicklung, Partnersuche oder Evaluation bestehen. Darüber hinaus ist auch die Vereinbarung von Garantien möglich, bei dem Leistungserbringer und Medizinproduktehersteller gemeinsam für den Erfolg einer Behandlung gegenüber dem Kostenträger haften.

Weiterführende Literatur

Dudley, R. A. et al. (2000), Selective Referral to High-Volume Hospitals: Estimating Potentially Avoidable Deaths, JAMA 283, S. 1159-1166.

Healy, W. L. et al. (2002), Impact of Cost Reduction Programs on Short-Term Patient Outcome and Hospital Cost of Total Knee Arthroplasty, Journal of Bone and Joint Surgery 84-A, Nr. 3, S. 348-353.

Macario, A./Lubarsky, D. A. (1998), Why Are Hospitals Enamored With Clinical Pathways?, http://www.asahq.org/NEWSLETTERS/1998/10_98/Why_1098.html#gen22.

Tabelle 12: Ausgewählte Quellen zu Kosteneffekten von Clinical Pathways

Quelle	Land	Krankheitsbilder	Kosteneffekt	Maßnahmen	Anmerkungen
Schwing, Claus: „Klinikum Aschaffenburg: Vorurteil Billigmedizin überwunden " in: KMA, Oktober 2001	D	•Leistenhernie •Steingeplagte Gallenblase •Dickdarmtumor	•Zwei Drittel der Laborkosten eingespart •Liegedauer von 6,2 auf 4,7 Tage minimiert	•Konsequente Ablaufpfade	•Leitlinien müssen sektoren übergreifend vorhanden sein
Healy, William et al.: "Impact of cost reduction programs on short -term patient outcome and hospital cost of total knee arthroplasty " in: The Journal of bone & joint surgery, Volume 84 -A, Number 3, March 2002	USA	•Knie Arthroplastie	•Kosten konnten um 19% gesenkt werden •Verweildauer von durchschnittlich 6,79 auf 4,16 Tage reduziert	•Clinical Pathway (Standardisierung und Verbesserung der Pflege, Verkürzung der Verweildauer, Reduzierung der Krankenhauskosten) •Knie- Implantations - Standardisierungsprogramm (Reduzierung der Variation bei der Auswahl der Implantate und Reduzierung der Kosten für die Implantate)	•in der Kontrollgruppe wurden 39% der Patienten in Reha- Kliniken überwiesen, der Rest wurde nach Hause entlassen •in der study group wurden so gut wie alle Patienten (99%) in Reha- Kliniken überwiesen
Hanna, Ehab et al.: "Development and Implementation of a Clinical Pathway for Patients Undergoing Total Laryngectomy -Impact on Cost and Quality of Care " in: Archives of Otolaryngol Head & Neck Surgery, 1999; 125:1247 -1251	USA	•Laryngektomie	•Verweildauerverkürzung um 2,4 Tage •Reduzierung der Kosten um 14,4%	•Die Standardisierung der Pflege eliminierte unnötige Abweichungen und unnötigen Ressourcenverbrauch	

Quelle	Land	Krankheitsbilder	Kosteneffekt	Maßnahmen	Anmerkungen
Chen, Amy Y. et al.: "The Impact of Clinical Pathways on the Practice of Head and Neck Oncologic Surgery" in: Archives of Otolaryngol Head & Neck Surgery, 2000; 126:322-326	USA	•Einseitige neck dissection •Zusätzliche Verfahren: Laryngektomie , Ösophagusspiegelung, und/oder dentale Extraktionen	•Durchschnittliche Verweildauer verkürzte sich über die drei Gruppen hinweg von 4,0 auf 2,0 Tage •Reduktion der Kosten im Vergleich historische Kontrollgruppe von $8459 auf $6227 •Reduktion der Kosten im Vergleich historische Kontrollgruppe mit der gleichzeitigen Nicht - Pathway Gruppe von $8459 auf $6885	•Clinical Pathway	•Drei Vergleichsgruppen: historische Kontrollgruppe; gleichzeitige Nicht Pathway Gruppe; Pathway Gruppe
Calland JF et al.: "Outpatient laparoscopic cholecystectomy patient outcomes after implementation of a clinical pathway" in: Annals of Surgery 2001 May, 233 (5): 704-15	USA	•ambulante laparoskopische Cholezystektomie	•Entlassungen, die am gleichen Tag stattfanden stiegen nach der Einführung der Clinical Pathways von 21% auf 72% •Verringerung des Ressourcenverbrauchs		
Choong Peter et al.: "Clinical pathway for fractured neck of femur : a prospective, controlled study" in: Medical Journal of Australia 2000 172: 432-426	Austr alien	•Oberschenkelhalsbruch	•Verweildauer von durchschnittlich 8,0 auf 6,6 Tage reduziert	•Der Gebrauch von Clinical Pathways bei multidisziplinären Verfahren kann zur Verweildauerverkürzung führen, ohne die Morbidität der Patienten zu erhöhen	

Quelle	Land	Krankheitsbilder	Kosteneffekt	Maßnahmen	Anmerkungen
Isla-Guerrero, A. et al."Design, Implementation, and results of the clinical pathway for herniated lumbar disk " in: Neurocirurgia(Astur) 2001 Oct; 12(5): 409-18	Spani en	•Bandscheibenvorfall	•Reduzierung der Verweildauer von 5,6 auf 4,0 Tage		•Clinical Pathways sind immer noch in der Entwicklungsphase und verändern sich kontinuierlich •Dennoch tragen sie zur Verbesserung der Patientenversorgung und -zufriedenheit bei •Es ist eines der Hauptziele an deren Verbesserung weiterzuarbeiten.
Aizawa T. et al. : "Impact of clinical pathway in cases of transurethral resection of the prostate" in: Nippon Hinyokika GakkaiZasshi2002 Mar; 93(3): 463-8	Japan	•transurethrale Resektion der Prostata (TURP)	•Reduzierung der Verweildauer von durchschnittlich 14,7 auf 12,7 Tage		•Im Rahmen der Clinical Pathways wird die Individualität des einzelnen Patienten nicht aus den Augen verloren.

Schlusswort der Herausgeber

Medizinproduktestandort Deutschland - ein Innovationsmotor für das Gesundheitswesen!

Deutschland ist für die Entwicklung, Herstellung und Vermarktung von Medizinprodukte nach wie vor ein attraktiver Standort und wird auch auf absehbare Zeit den dritten Platz auf dem Weltmarkt nach den USA und Japan belegen. Unternehmen wie Aesculap, B. Braun, Dräger, Fresenius, Siemens oder Paul Hartmann, stehen weltweit für qualitativ hochwertige Medizintechnik „made in Germany". Institute wie etwa das Fraunhofer-Institut für Systemtechnik und Innovationsforschung (ISI) Karlsruhe oder das Institute for Scientific Information in Philadelphia bescheinigen der Medizintechnik exzellente Zukunftsaussichten. Eine Vielzahl mittelständischer Unternehmen aus den Innovationsclustern Tuttlingen, Martinsried, Erlangen sowie die Aktivitäten zahlreicher Venture Capital Gesellschaften in diesem Segment sprechen für den hohen Innovationsgrad dieser Branche auch in Deutschland.

Innovationen und damit neue Produkte erwachsen aus spezifischen Unternehmenskulturen, Pioniergeist, Risikobereitschaft und einem qualifizierten Mitarbeiterstamm, der auch weiterhin gefordert und gefördert werden muss.

Neu entstehende regionale Absatz- und Sourcing-Märkte, Markterweiterungen durch innovative Technologien und Dienstleistungen bieten dabei Chancen für zusätzliches Wachstum. Diese Chancen gilt es zu nutzen, sei es durch organisches Wachstum oder Formen der Unternehmensentwicklung wie bspw. M&A oder Allianzen.

Die kontinuierliche Steigerung der Produktivität muss, gerade in einem Hochlohnland wie Deutschland Begleiter aller Unternehmensaktivitäten bleiben. Die Frage, welcher Teil der Wertschöpfungskette intern oder extern erbracht wird und an welchem Standort dies ggf. stattfinden soll, wird daher immer häufiger gestellt werden.

Die Vernetzung mit Marktpartnern, sei es aus Supply Chain-Sicht mit Lieferanten und Abnehmern oder aus Disease Management-Sicht mit Leistungserbringern bzw. der Pharmaindustrie, bietet für die Medizinprodukteindustrie noch enorme Potenziale.

Bei all den Instrumenten, die weitestgehend in der Verantwortung des Managements liegen, darf nicht übersehen werden, dass die Politik mit den von ihr gesetzten Rahmenbedingungen einen wesentlichen Einfluss auf die mittel- und längerfristige Wettbewerbsfähigkeit der Medizinprodukteindustrie nimmt. (Noch) nicht jedes Unternehmen ist international so aufgestellt, dass es Eingriffe in den deutschen Markt durch andere Märkte angemessen abfangen kann. Vielmehr sind zahlreiche Unternehmen gezwungen, über die in Deutschland und ggf. weiteren europäischen Märkten erzielten Cash Flows weitere Innovationen oder regionale Expansion zu finanzieren.

Die Fortsetzung des weltweiten Standortwettbewerbs wird hier sowohl auf Unternehmensebene als auch auf der Ebene der gesamtwirtschaftlichen Rahmenbedingungen Kräfte freisetzen.

Innovative Marktteilnehmer und Staaten werden sich behaupten können. Dabei wird mit entscheidend sein, in welchem Umfang es gelingt, die Fähigkeiten der Menschen zu aktivieren und auf neue Wertschöpfungsbereiche auszurichten. Innovatoren werden immer Abnehmer finden, solange sich Kunden souverän z. B. für ein Behandlungsverfahren aussprechen können. Ist diese Voraussetzung bspw. durch staatliche Regulierung und Rationierung von Innovationen nicht gegeben, so sind Marktprozesse außer Kraft gesetzt und Fehlallokationen unausweichlich die Folge.

Warum wird in einem Markt, in dem immer mehr Menschen bereit sind, eigene Mittel für ihre Gesundheit auszugeben und das Alter bei guter Gesundheit zu erleben, permanent von Kostenexplosion statt von einem Wachstumsmotor gesprochen?

Noch haben wir in der mittelständisch geprägten Medizinprodukteindustrie zahlreiche Weltmarktführer, die - in Deutschland nicht zuletzt aufgrund des hohen Anteils von inhabergeführten Unternehmen - einen längerfristig orientierten Planungshorizont haben und nicht nur auf die nächsten Quartalszahlen schielen.

Weniger im Mangel an unternehmerischen Ideen als in der fehlenden Planbarkeit gesundheits*politischer* Entwicklungen liegt damit die Sorge begründet, dass sich auch die Medizinprodukteindustrie zu einer Krisenbranche entwickelt. Um einen schleichenden Niedergang, wie in der benachbarten Branche Pharma zu vermeiden, sollten die Chancen im Wachstumsmarkt Gesundheit durch die Akteure rechtzeitig genutzt und durch staatliche Rahmenbedingungen gefördert werden - eine Herausforderung sowohl für das Management als auch die Politik.

Ansatzpunkte für eine unternehmerische Gestaltung der Weiterentwicklung in der Medizinprodukteindustrie, auch und gerade am Standort Deutschland, war das Ziel dieses Buches.

Autorenverzeichnis

Dr. Frank Anton

Leitung Vertrieb Europa
Siemens AG Medical Solutions

Henkestr. 127
91052 Erlangen

Email: frank.anton@siemens.com

Prof. Dr. Hartwig Bauer

em. Chefarzt der chirurgischen Abteilung
und Ärztlicher Direktor
Kreisklinik Altötting

Fischervorstadt 61
84524 Altötting

Email: prof.bauer@t-online.de

Martin Baumann

Oberender & Partner
Unternehmensberatung im Gesundheitswesen

Nürnberger Str. 38
D-95448 Bayreuth

Email: martin.baumann@oberender-online.de

Dr. Andreas Bermann

Business Manager Solutions
Siemens AG Medical Solutions

Henkestraße 127
91052 Erlangen

Email: andreas.bermann@siemens.com

Dr. Enno Bialas

Kuhredder 38
22397 Hamburg

Email: drebi@t-online.de

Christoph Da-Cruz

Universität Paderborn

Warburger Str. 100
33098 Paderborn

Email: christoph-da-cruz@gmx.de

Patrick Da-Cruz

Friedensstraße 27
89231 Neu-Ulm

Email: patrick_da-cruz@gmx.de

Dr. Sidonie Golombowski-Daffner

Sanofi-Synthélabo
Director Business Operations

Potsdamer Straße 8
10785 Berlin

Email: sidonie.golombowski@de.sanofi-synthelabo.com

Jan Hacker

Oberender & Partner
Unternehmensberatung im Gesundheitswesen

Nürnberger Str. 38
95448 Bayreuth

Email: jan.hacker@oberender-online.de

Marc Jasper

Oberender & Partner
Unternehmensberatung im Gesundheitswesen

Nürnberger Str. 38
95448 Bayreuth

Email: marc.jasper@oberender-online.de

Susanne Kellner

Product Manager
IMS Consumer Health
IMS HEALTH GmbH & Co. OHG

Hahnstrasse 30-32
60528 Frankfurt

Email: skellner@de.imshealth.com

Christine Kern

Oberender & Partner
Unternehmensberatung im Gesundheitswesen

Nürnberger Str. 38
95448 Bayreuth

Email: christine.kern@oberender-online.de

Dr. Christian Klas

Director Market Research and Business Development Global Marketing
Siemens AG Medical Solutions USA Inc.

51 Valley Stream Parkway
Malvern, PA 19355

Email: christian.klas@siemens.com

Andreas Kutschker

Oberender & Partner
Unternehmensberatung im Gesundheitswesen

Nürnberger Str. 38
95448 Bayreuth

Email: andreas.kutschker@oberender-online.de

Univ.-Prof. Dr. Günter Neubauer

Direktor
IfG Institut für Gesundheitsökonomik

Nixenweg 2b
81739 München

Email: ifg605198@aol.com

Dr. Roland Nowy

Allianz Private Krankenversicherungs-AG
Abteilung Leistungs- und Gesundheitsmanagement
Referat K3-I-st1

Fritz-Schäffer-Straße 9
81737 München

Email: roland.nowy@allianz.de

Univ.-Prof. Dr. Dr. h.c. Peter Oberender

Lehrstuhl für Volkswirtschaftslehre IV – Wirtschaftstheorie

Oberender & Partner
Unternehmensberatung im Gesundheitswesen

Nürnberger Str. 38
95448 Bayreuth

Email: peter.oberender@oberender-online.de

Martin Pfeifer

Institut für Wirtschafts- und Verwaltungsinformatik
Universität Koblenz-Landau

Postfach 201602
56016 Koblenz

Email: upfeifer@uni-koblenz.de

Hanno Schauer

Institut für Wirtschafts- und Verwaltungsinformatik
Universität Koblenz-Landau

Postfach 201602
56016 Koblenz

Email: hanno.schauer@uni-koblenz.de

Joachim M. Schmitt

Geschäftsführer/Mitglied des Vorstands
BVMed - Bundesverband Medizintechnologie e. V.
Reinhardtstr. 29b
10117 Berlin

Email: schmitt@bvmed.de

Rainer Schommer

Oberender & Partner
Unternehmensberatung im Gesundheitswesen

Nürnberger Str. 38
95448 Bayreuth

Email: rainer.schommer@oberender-online.de

Raphael Ujlaky

Universität der Bundeswehr München
Fakultät für WOW

85577 Neubiberg

Email: raphael.ujlaky@unibw-muenchen.de

Dr. Volker G. Wetekam

Group Vice President Global Marketing
Siemens AG Medical Solutions

Henkestraße 127
91052 Erlangen

Email: volker.wetekam@siemens.com

Dr. Hans-Jürgen Wildau

Leiter Geschäftsbereich Health Services
BIOTRONIK GmbH & Co. KG

Woermannkehre 1
12359 Berlin

Email: hans-juergen.wildau@biotronik.com

Roman Ziegler

Key Account Manager
IMS Health GmbH & Co. OHG
- GPI Hospital Services -

Hahnstraße 30 - 32
60528 Frankfurt/Main

Email: rziegler@de.imshealth.com

Veröffentlichungen des P.C.O.-Verlages

Bodenseering 73, 95445 Bayreuth
Tel.: 0921/3 02 56, Fax: 0921/3 94 03
Internet: www.pco-verlag.de

Schriften zur Gesundheitsökonomie

(Hrsg.: Prof. Dr. Eckhard Knappe, Prof. Dr. Günter Neubauer und
Prof. Dr. Dr. h.c. Peter Oberender)